毎日の

4スタンス理論で

痛み、つらさが消える本

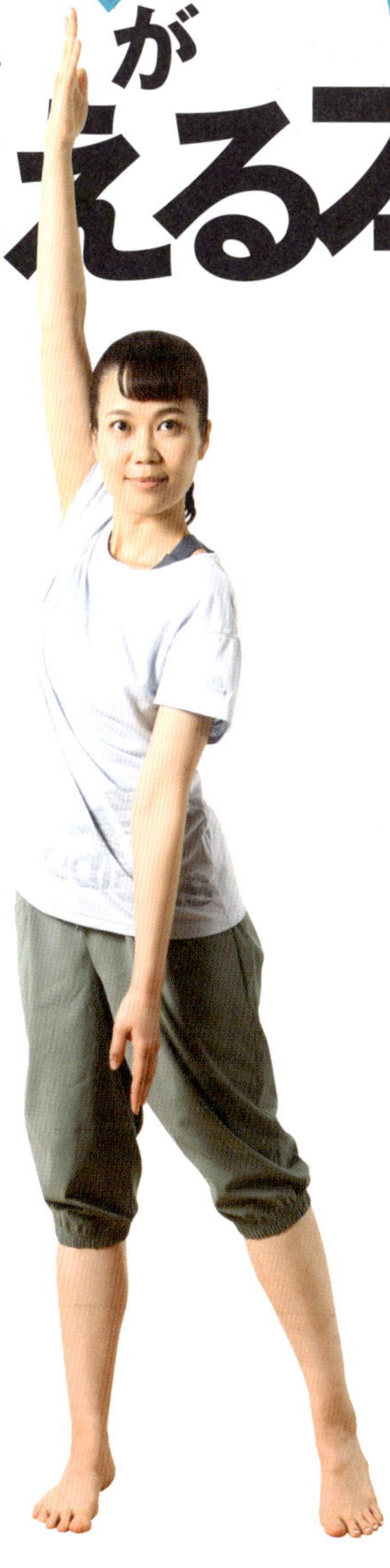

廣戸聡一 著

（廣戸道場／一般社団法人レッシュ・プロジェクト代表）

マイナビ

プロローグ

PROLOGUE

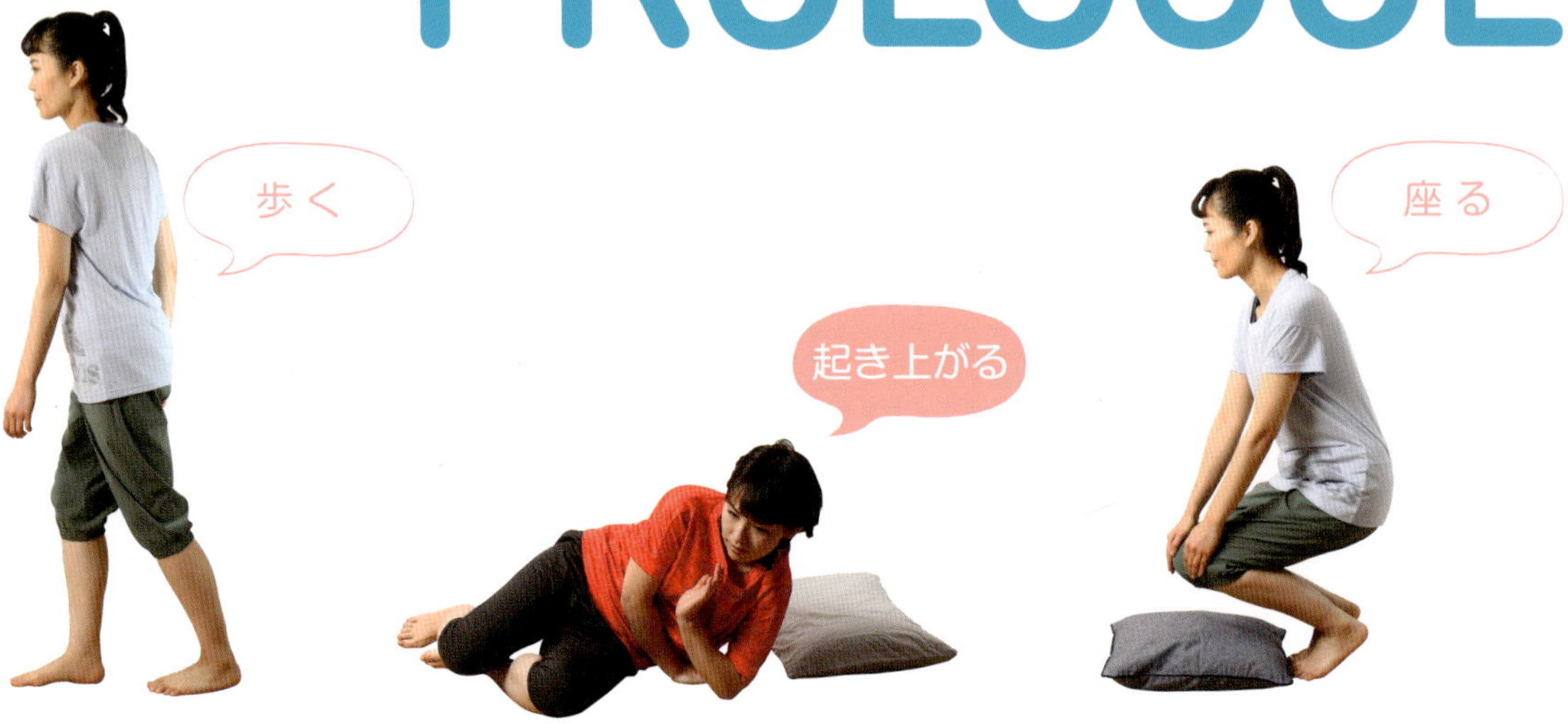

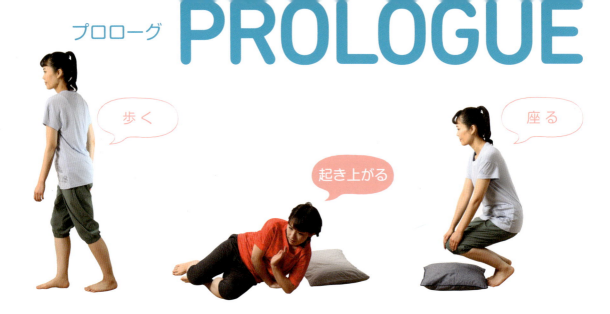

つらさを生む原因なのを知っていますか？

「日々の暮らしのなかで、カラダを正しく使えていますか？」

こんな質問を投げかけられると、答えに窮してしまう人がほとんどではないでしょうか。スポーツなどの技術的な動きならまだしも、「立つ」「座る」「歩く」といった日常的な動作に意識をはらうことなく、正しい動き方が、どのようなものか分からないという人も多いことでしょう。

では、もう1つの質問をします。

「日々の暮らしのなかで、カラダに違和感を覚えたことはありませんか？」

こう聞かれると、日頃のカラダの状態に気付く人も多いはずです。

「最近、腰に痛みがある」

「慢性的に肩が凝っている」

「階段の上り下りで、ひざに痛みがある」

カラダの痛みや違和感、疲れは、年齢を重ねるなかで自覚している人が多いようです。そして、諦めてもいます。「年を取ったためだ」と。

でも実は、これらの原因は加齢よりも、日常生活の中での『間違ったカラダの使い方』にあります。この部分を改善すれば、あなたのカラダはもっと健康になることでしょう。

カラダの改善法と聞くと、面倒なことと思う人もいるかもしれませんが、本書で紹介する方法はそんなに複雑なものではありません。とてもシンプルなことでさらにエクササイズも、意識を変えることでスムーズに行えます。

自分のカラダに合った正しい動作の仕方を知るために役立つのが『4スタンス理論』です。『4スタンス理論』とは、動作時の『軸』の作り方をベースに、人の動き方

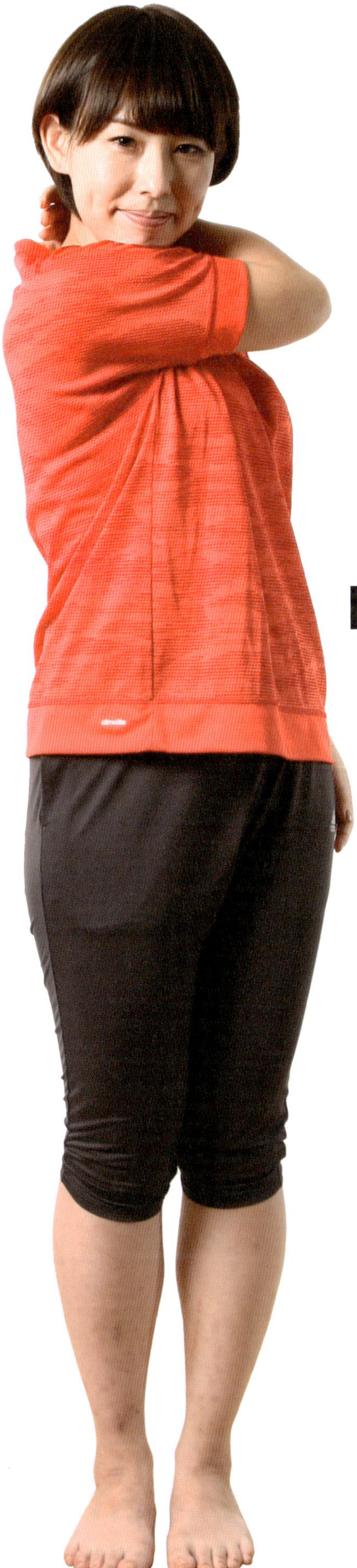

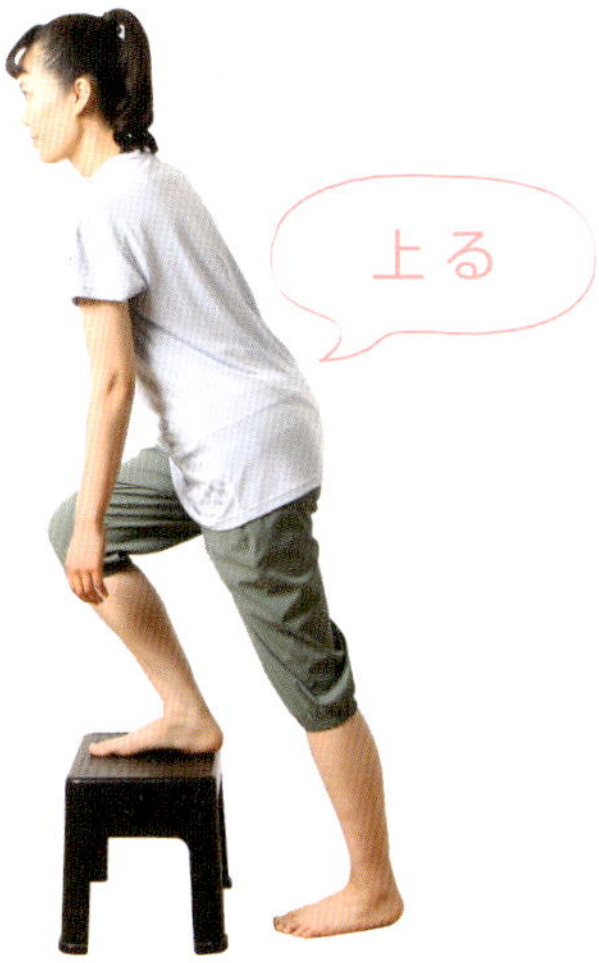

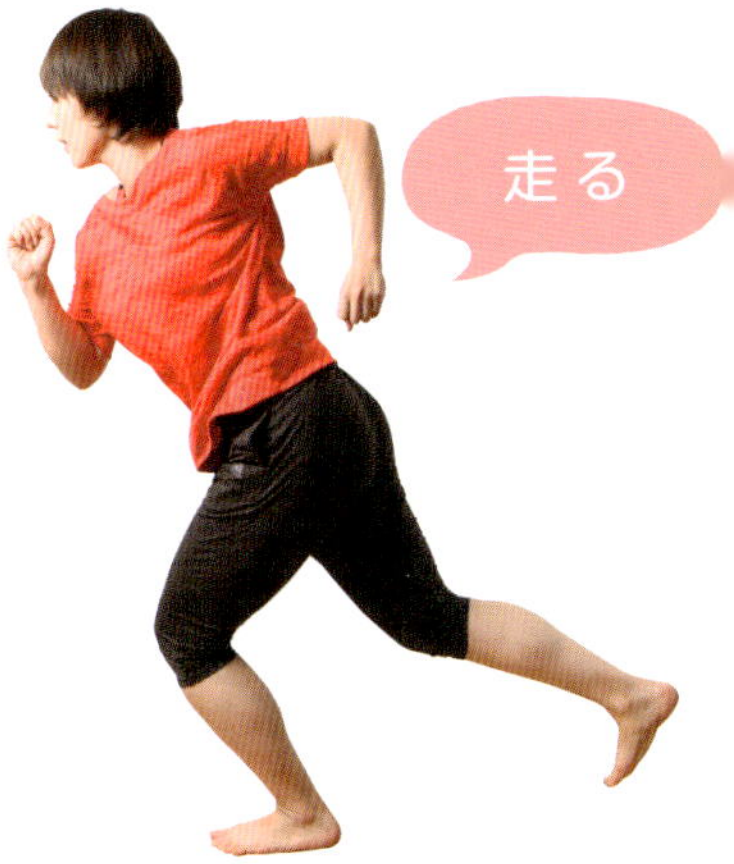

日常の無意識な動作が痛み、

の種類を４つのタイプに分類した考え方です。自分のタイプを知り、その特徴に適した動き方を知ることで、自然に無理なくカラダを動かせるのです。

まずは自分のタイプを知りましょう。その上で、自分のタイプに合った動き方ができているかどうかを確認してみてください。

きっと、自分がこれまで無意識にどれほどカラダに負担をかけていたのかが、実感できるでしょう。

また、４スタンス理論を用いると、他者のカラダの負担を軽減できる場面があります。

例えば介護の場面などでは、自分と相手の動作タイプを知っておくことで、双方に負担をかけずに相手を抱き起こしたり、立たせたりすることができます。

繰り返しになりますが、毎日、カラダに過度な負担をかけて生活をするのは、とても無駄なことです。

カラダにとって一番無理のない、自然な「立ち方」「座り方」「歩き方」を身に付けることができれば、あなたを苦しめている首や肩、腰、ひざの悩みや不安から、解放されるのです。

CONTENTS

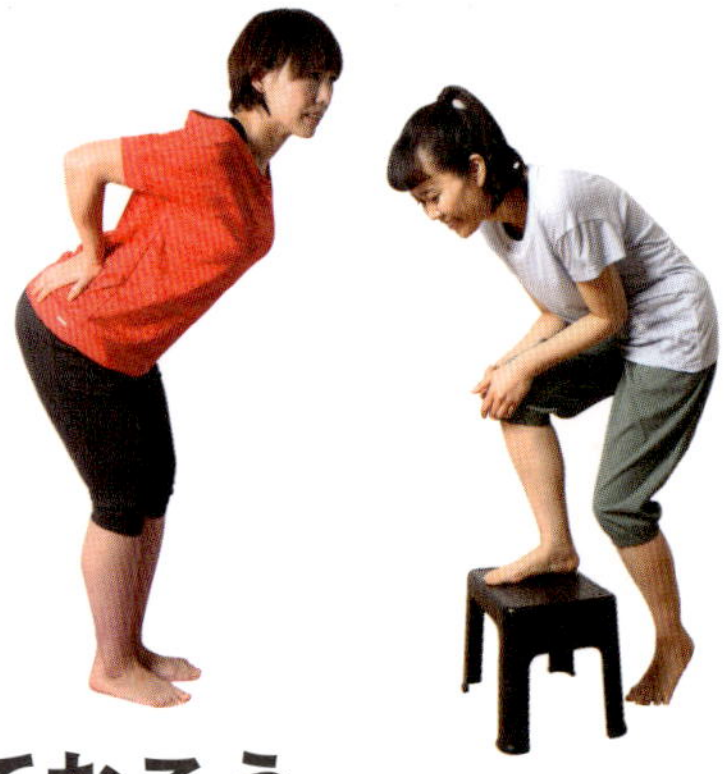

プロローグ……… 2

PART 1

正しいカラダの動かし方を知っておこう

カラダの痛みはなぜ生じるのか 9

01 なぜ、腰痛、ひざ痛、肩凝りなどに悩まされるのか?
その根本的原因とは…… 10

02 本来あるべき位置に骨格が収まっていれば、カラダに痛みは生じない 12

03 肩凝り、腰の張りを感じた時は、
カラダを「ニュートラルゾーン」に戻すこと! 14

04 無理なストレッチは避けて「リポーズ」でカラダの緊張を解く!
筋肉は伸ばさなくてもゆるめることができる 16

05 肉体と脳を安定させる! 一生疲れないカラダを作る!
「軸」を知ろう「軸」を作ろう! 18

06 正しい動きを身に付けるために知っておこう 動作を支える5つの基点…
「5ポイント」をシンクロさせれば「軸」が作れる 20

07 「4スタンス理論」自分のタイプを知れば、もっとラクにカラダを動かせる
あなたは「Aタイプ」? それとも「Bタイプ」? 22

自然な動きを心掛けて行う 4スタンス・チェック 25

4スタンス理論で 毎日の痛み、つらさが消える本

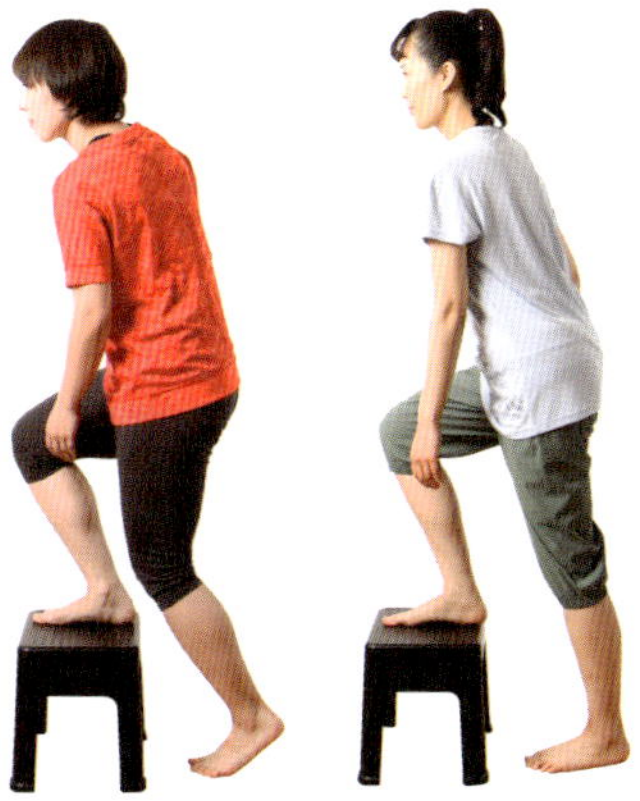

PART 2

本来のカラダの動きを再確認！

カラダの痛みを解消・予防する 27

01 自然体で正しく立つ 28

02 肺を上手に膨らませて呼吸する 32

03 重力に負けることなく座る 34

04 カラダを委ねて寝る 40

05 寝た状態から無理なく起き上がる 44

06 土踏まずの向きを意識して跳ぶ 48

07 頭の位置をぶらさずに歩く 50

08 胸郭を柔軟に動かして走る 54

09 階段をスムーズに上る 58

10 脚の力を使い物を持ち上げる 60

11 自分のタイプを知って正しく握る 62

COLUMN 相手のタイプを知って動けばもっとラクに介護ができる！ 64

CONTENTS

PART 3

筋肉は伸ばさずゆるめる！
痛みを解消・予防するエクササイズ 67

エクササイズを始める前に 68

CHAPTER 1 69

持っていた能力を取り戻す! 基本の動き

01 左右に転がる 69
02 前後に転がる 70
03 しがみつき 72
04 両腕上げ下げ 73
05 前方に出し入れ 74
06 床に座って自然開脚 75
07 前方に屈む 76

CHAPTER 2 77

体幹部を自在に動かすためのコアシックス

08 前後ウェーブダウン 77
09 前後ウェーブアップ 78
10 前後ウェーブ手首回転 79
11 左右ウェーブ 80
12 左右ウェーブ回転 81
13 １軸センタライズ 82
14 ２軸センタライズＡ 84
15 ２軸センタライズＢ 85
16 ワイパー 86
17 片手サークリング 87
18 両手サークリング 88

4スタンス理論で 毎日の痛み、つらさが消える本

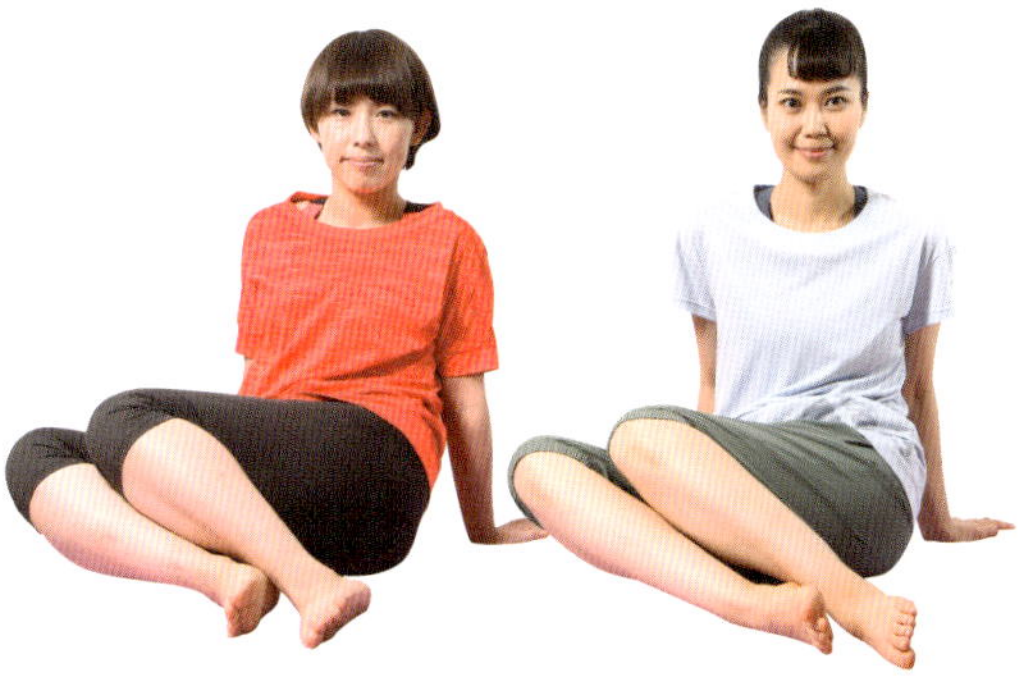

CHAPTER 3 90

特定の部位を固定して動くピンニング

19 上体回し 90
20 上体回し（中腰） 91
21 全身回し 92
22 全身回し（中腰） 93
23 左右にステップ 94
24 左右にステップ（中腰） 95
25 両手を止めて全身回し 96
26 両手を止めてジャンプ 97
27 両手を止めて左右にステップ 98
28 両手を止めて下半身ひねり 99

CHAPTER 4 100

筋肉は伸ばさずにゆるめるリポーズ

29 かかと上げ下げ 100
30 細かくジャンプ 101
31 C字体側ゆるめ 102
32 横を向いて寝る 103
33 前方に屈む（椅子） 104
34 お尻上げ下げ 105
35 骨盤上げ 106
36 片脚上げ 107

CONTENTS

CHAPTER 5　108

体幹部をダイナミックに動かすキャット&ドッグ

37 キャット&ドッグ　108
38 片腕上げ　110
39 片脚上げ　111
40 ２点バランス（交差）　112
41 ２点バランス（同側）　113

CHAPTER 6　114

カラダに軸を作り上手にシフトさせる軸トレーニング

42 片脚上に軸を作る　114
43 軸を作り上体を回す　115
44 片脚を開いて側屈&側前屈　116
45 上体起こし　118
46 上体起こし（I字軸キープ）　119
47 上体起こし（U字軸キープ）　120
48 自然開脚からL字開脚　121
49 自然開脚での側屈&側前屈　122
50 自然開腕開脚での軸シフト　124
51 軸シフトからの側屈、前屈　125

著者紹介………126

毎日の4スタンス理論で
痛み、つらさが消える本

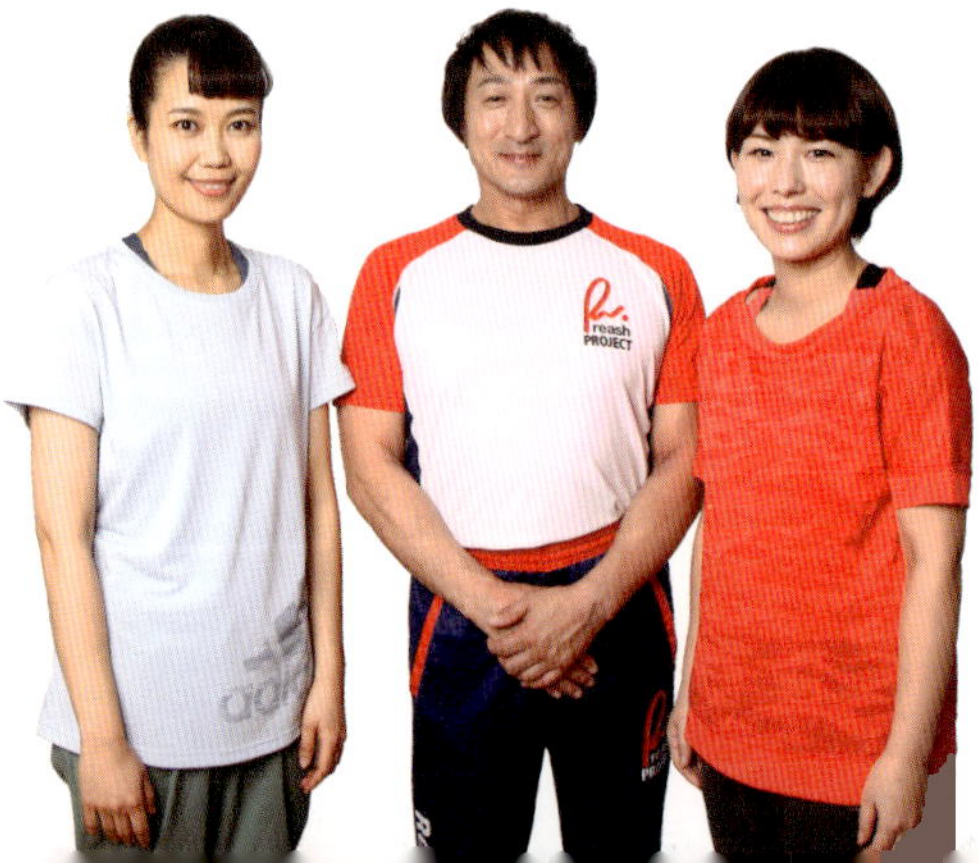

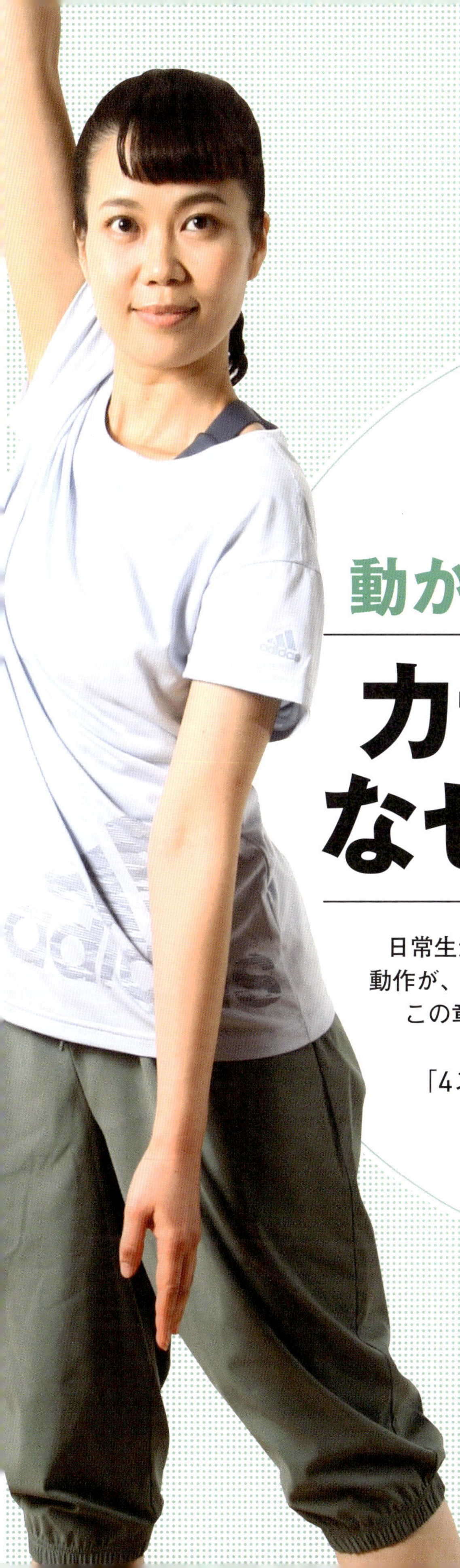

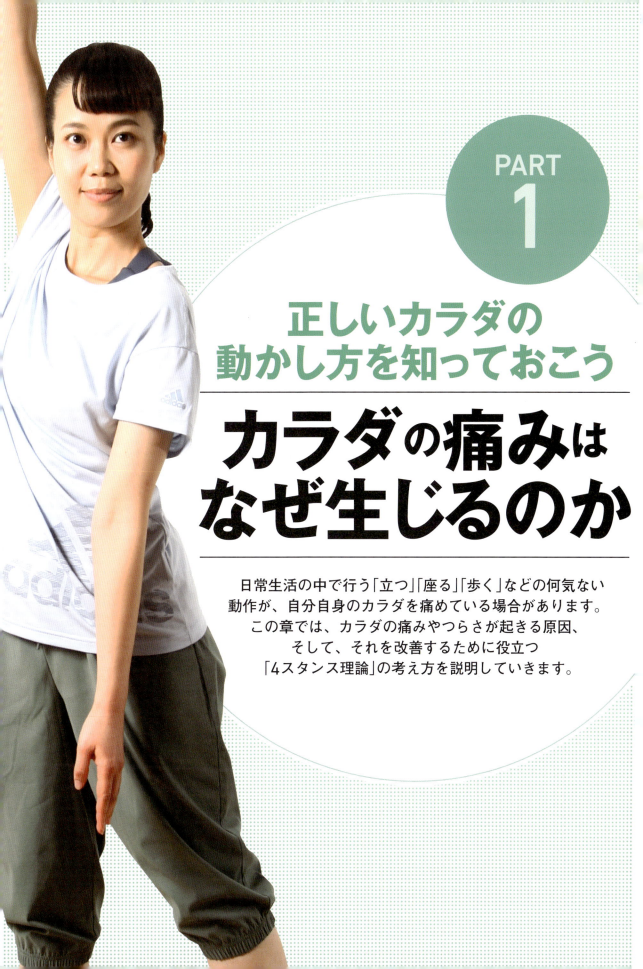

PART 1

正しいカラダの動かし方を知っておこう

カラダの痛みはなぜ生じるのか

日常生活の中で行う「立つ」「座る」「歩く」などの何気ない動作が、自分自身のカラダを痛めている場合があります。この章では、カラダの痛みやつらさが起きる原因、そして、それを改善するために役立つ「4スタンス理論」の考え方を説明していきます。

01

なぜ、腰痛、ひざ痛、肩凝りなどに悩まされるのか？その根本的原因とは……

年齢を重ねて筋力が衰えたから……。それがカラダに不調を引き起こす根本的原因ではありません。痛みを解消するために必要なことを知り実践しましょう。

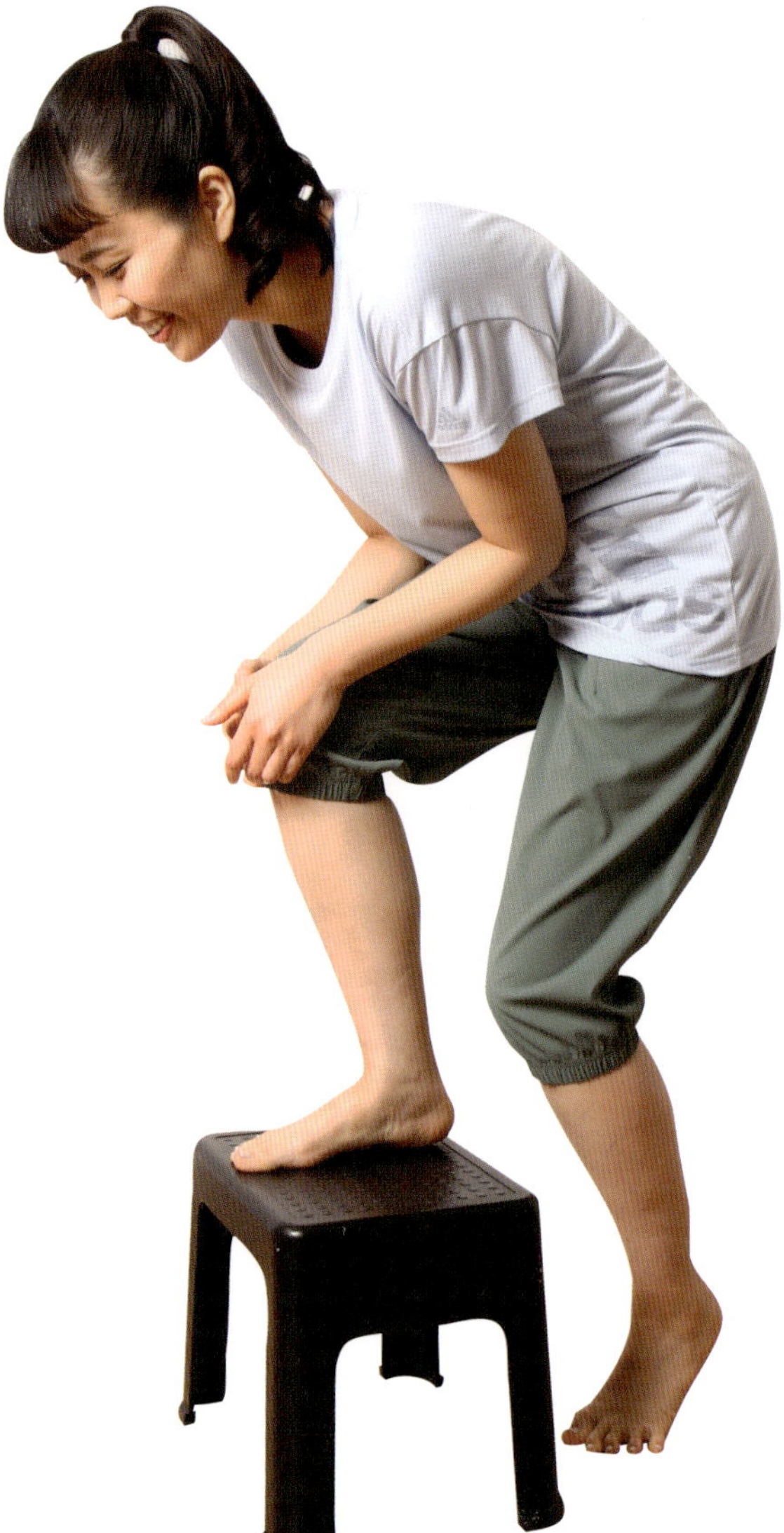

筋力の低下が原因ではない 子供のころの動きを取り戻す

人間は誰もが年齢を重ねる。

そのなかで肉体も変化し、ある時期から衰えていく。

だから年を重ねれば、腰痛、ひざ痛、肩凝りなどに悩まされるのも仕方のないこと、あらがえないこと。

あなたはそんなふうに考えてしまってはいませんか？

もし、そう考えているのであれば、それは明確に否定されるべきことです。

30代、40代、50代、60代と年齢を重ねれば、子供のころ、10代のころとはカラダのコンディションが大きく変わったと感じることがあるでしょう。例えば、「でんぐり返し」や「起き上がりこぼし」のような動きは、子供のころには無理なく普通にできていました。

でも、40代、50代の人が、子供のころと同じようにできるかといえば、「ノー」というケースがほとんどでしょう。

では、なぜ、そうなってしまったの

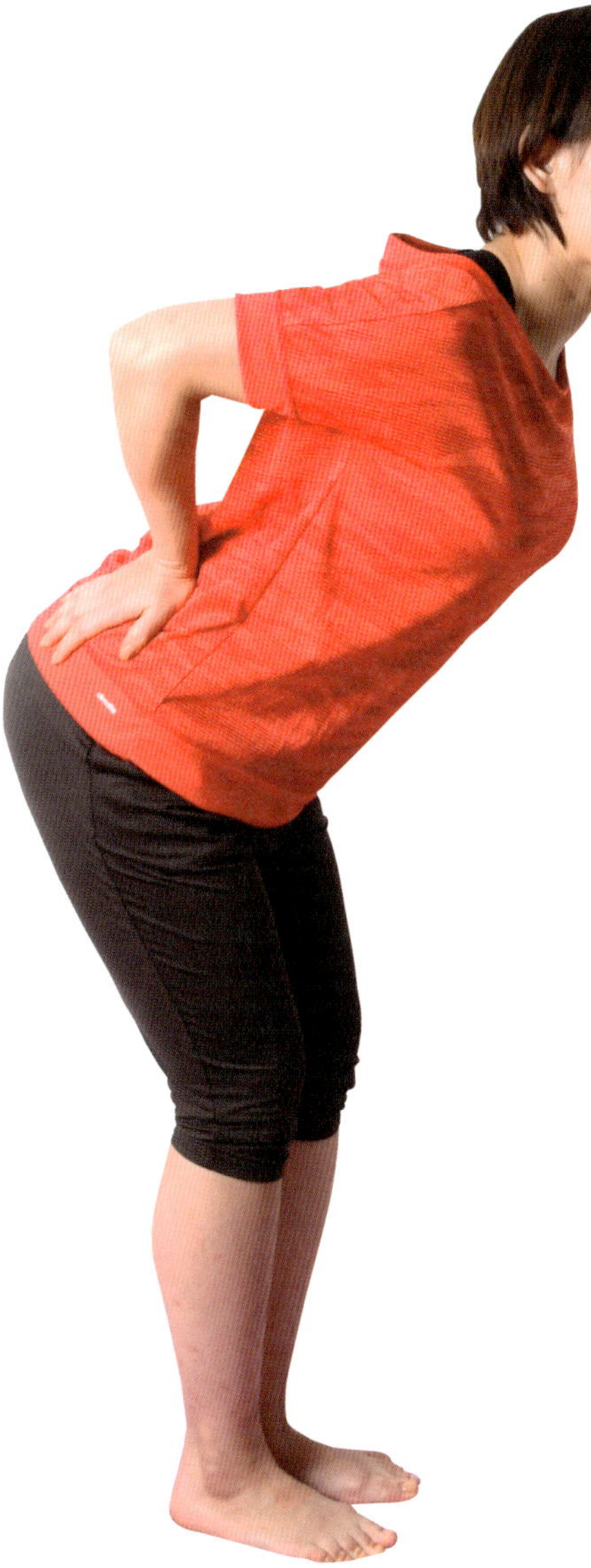

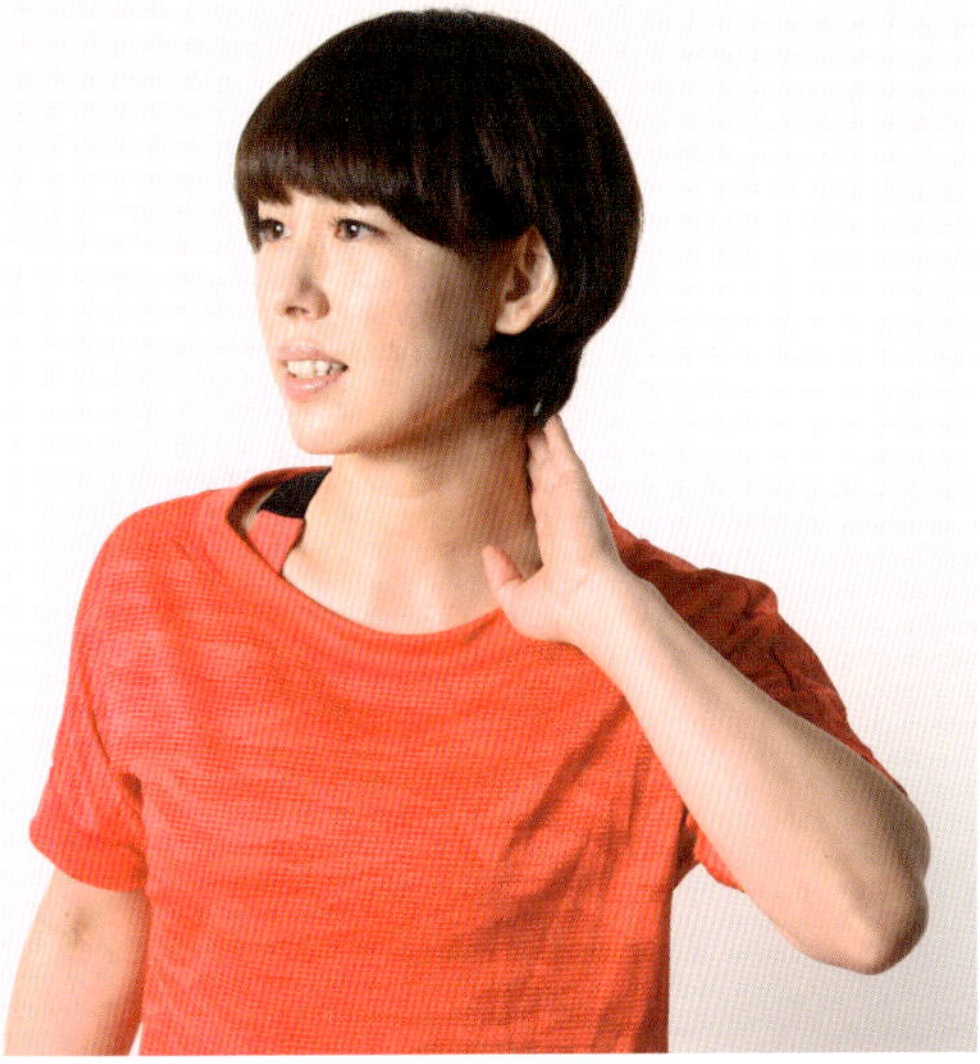

でしょうか？

　答えは、体幹部を活用せずに、カラダの末端部だけに頼る横着な動きを長年、続けてきたからです。そのために体幹部の柔軟性を失い、局所部位の筋力に頼り動いてしまっているのです。

　このような状態では、カラダに痛みを伴うことは決して不思議なことではありません。なぜならば、骨格にゆがみが生じてしまっているからです。

　にもかかわらず、間違った解釈をしてしまっている人がいます。

「年を重ねて脚などの筋力が弱ってきたから、ひざや腰が痛くなってきました。これは仕方のないこと。一生、上手に付き合っていきます」

　筋力が低下したからカラダの動きが悪化し、カラダに痛みが生じたわけではありません。

「骨格にゆがみが生じ、理想的に骨格が連鎖しなくなった」というのが、痛みの真の理由です。

　痛みと一生付き合っていく必要などありません。

　カラダに柔軟性を宿し、体幹主導の動きを取り戻すことができたならば、必ずカラダの痛みは改善されます。

　まずは、人間が本来、持ち得ていたはずの動きを取り戻すことから始めましょう。カラダが硬くなっていると自覚できたならば、筋力の強化を考える前に、カラダの柔軟性を得る必要があるのです。本書ではカラダの痛みやつらさを解消、予防する正しい動作の仕方、そしてカラダ本来の機能を取り戻すエクササイズなどを紹介していきますので、ぜひ取り組んでみてください。

02

本来あるべき位置に骨格が収まっていれば、カラダに痛みは生じない

「自然体」。それは、骨格が本来あるべき位置に収まっていてこそ可能になります。カラダに痛みを生じさせないために、骨格の位置が正常であることの大切さを知っておきましょう。

骨格をゆがめてしまう負のスパイラルは……

前項で「骨格にゆがみが生じている」ことが、カラダの痛みの主たる原因であると述べました。しかし、「これは、カラダをゆがませてはいけない」と言っているわけではありません。

運動をする際に、また日常生活においても、カラダをゆがませて（体幹部をたゆませて）動く場合は多々あります。動きの限界を超えていなければ、特に問題はありません。軸を用いた動き（18～19ページ参照）ができていれば、その後、骨格は本来ある正しい位置に戻ります。

問題なのは、日常生活を送るなかで、軸を用いての動きができていないために骨格をゆがませてしまうことなのです。さらには、ゆがんだ状態のまま動くと、健康な脳がそこに整合性を求めるために、補正姿勢を起動させてしまい、新たなゆがみを生じさせるのです。これによりカラダの正しい可動域は失われ、左右対称に配置されていた骨格の位置がズレるのです。

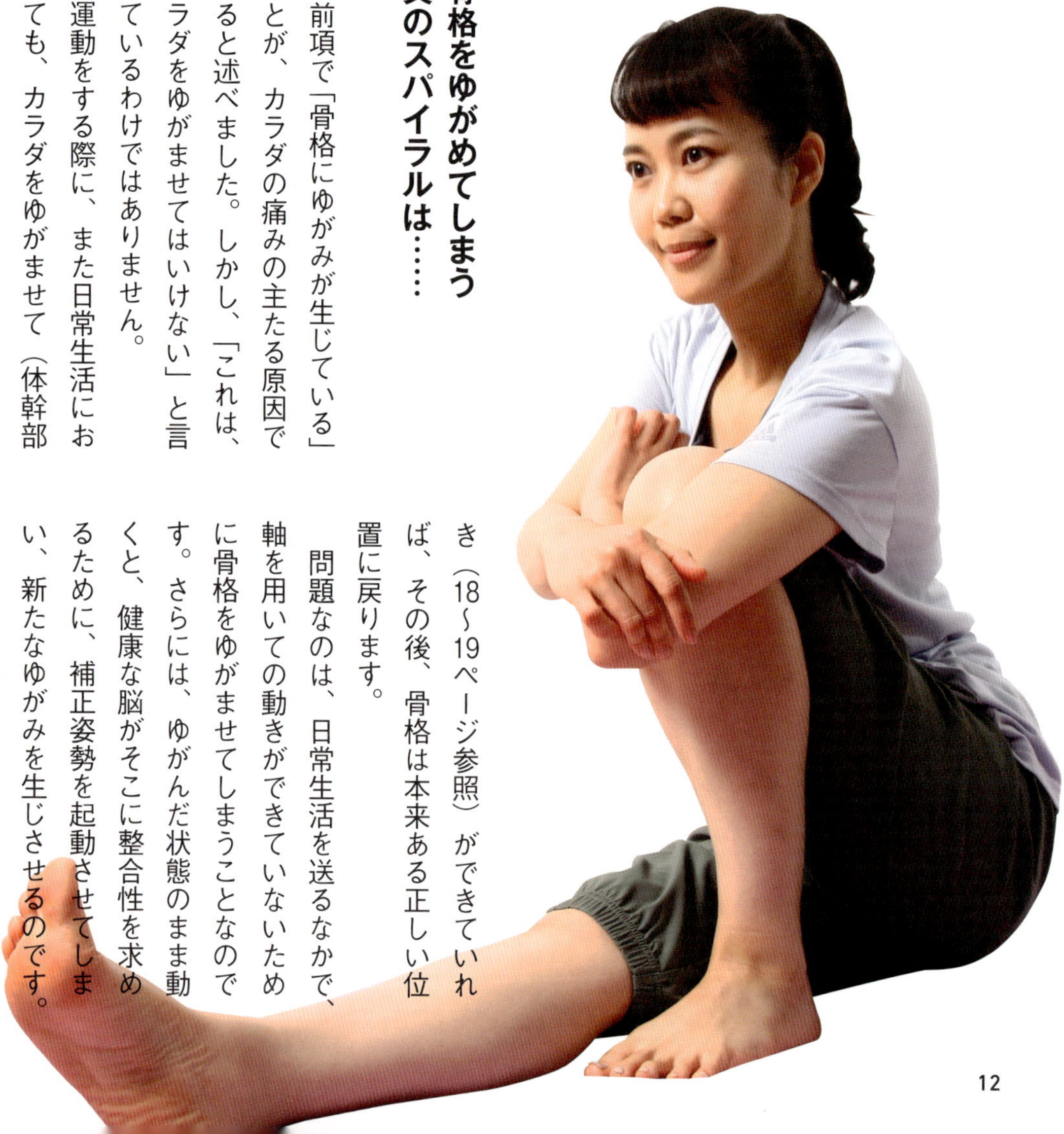

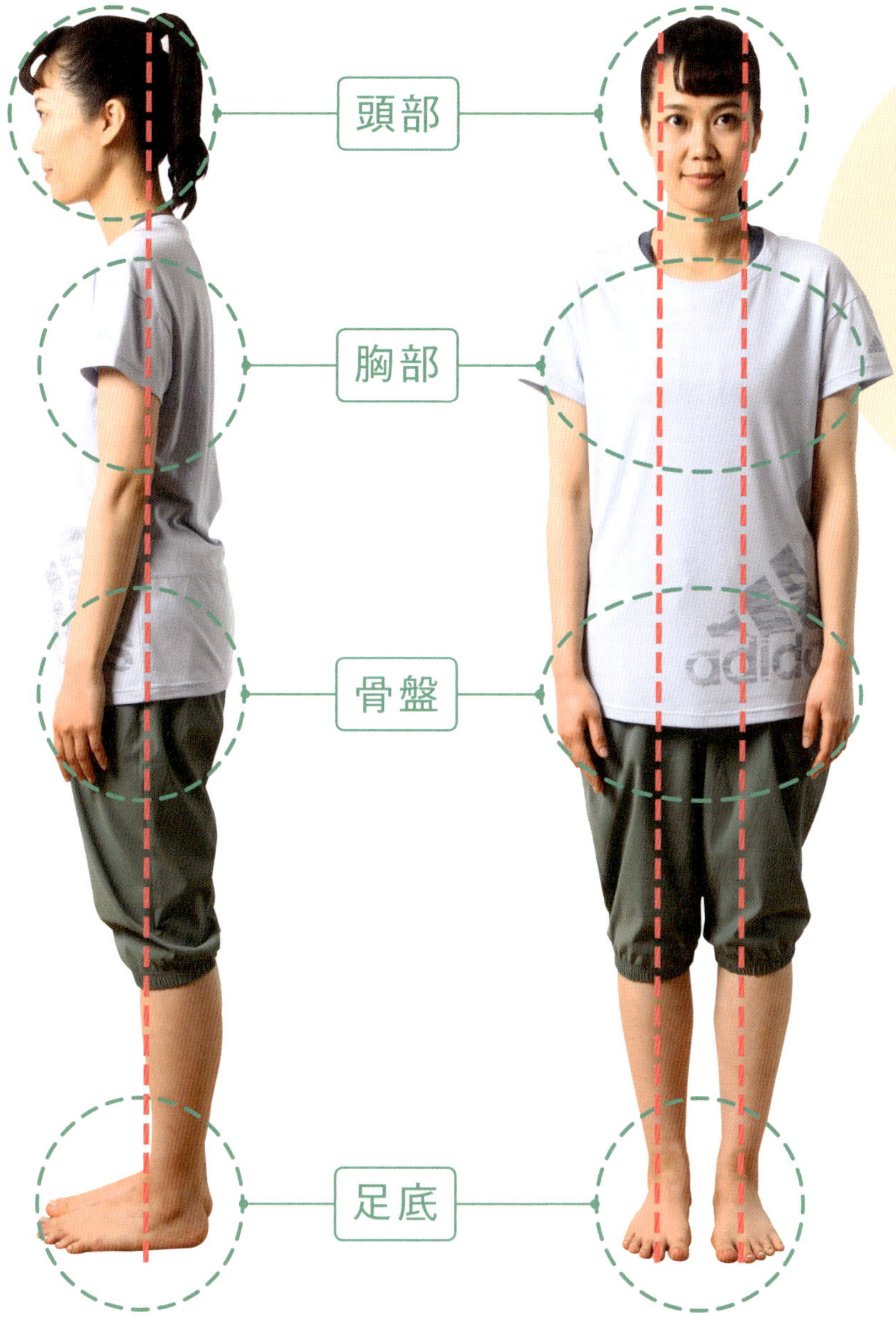

両土踏まずの垂直線上に顔がある

両土踏まずの上に骨盤、胸部があり、その上に頭部。この状態が保たれているのが理想的な骨格の状態。背骨は直線的に固められているわけではなくS字になっており、常に動き出せる状態をキープしている

この負のスパイラルにはまっていくなかで、ひざ痛、腰痛などの症状に見舞われます。つまり、大切なのは本来あるべき位置に骨格を収めることなのです。そうすれば、カラダに肉体的な痛みは生じません。

健康を保つためのカラダの3大条件

「痛みを感じない、疲れにくい健康なカラダを求める」、あるいは、「今ある、痛み、疲れを改善したい」のであれば、次の3つが必要条件であると考えてください。

❶骨格を本来あるべき位置に収める。
❷筋肉を、よくゆるみ、縮む状態に保つ。
❸脳の状態を安定させる。

❶については説明してきた通りですが、❷は、後に16〜17ページで解説します。また、筋肉を程よくゆるめるための「リポーズ」というエクササイズも用意しました。❸の脳の状態を安定させることも、健康維持には欠かせません。脳を安定させるとカラダと心の緊張を解くことができます。そのために必要なのは、脳の特性から考えて、常に位置を垂直水平に保つことです。

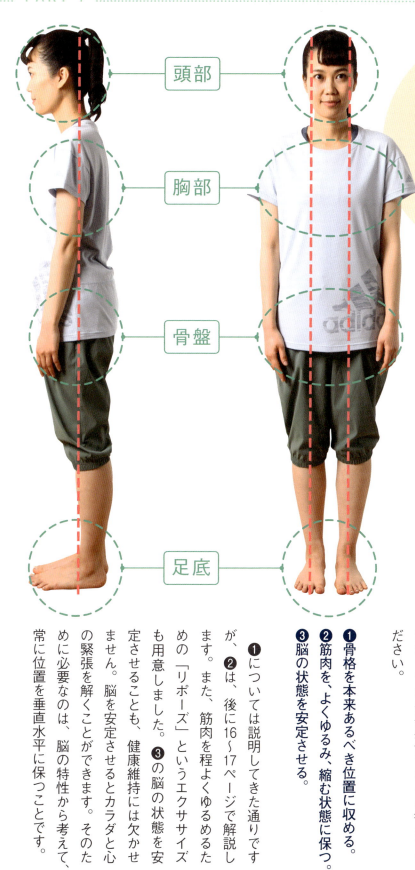

03

肩凝り、腰の張りを感じた時は、カラダを「ニュートラルゾーン」に戻すこと!

カラダに痛みを感じた時、「筋力が落ちたからだ」と思い込んで、その状態のままで鍛えようとしてはいけません。けがをした時にまず考えるべきことは……。

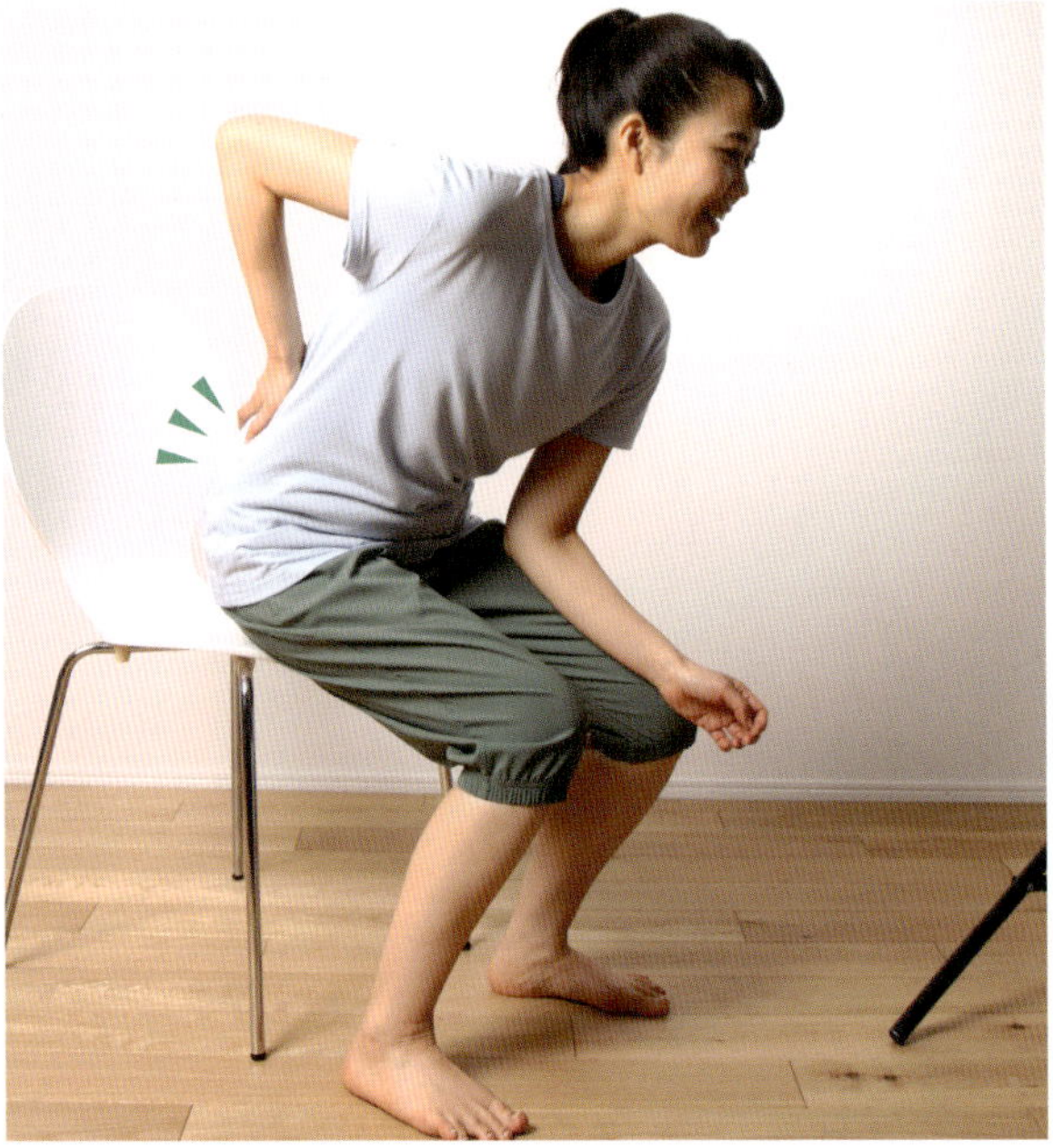

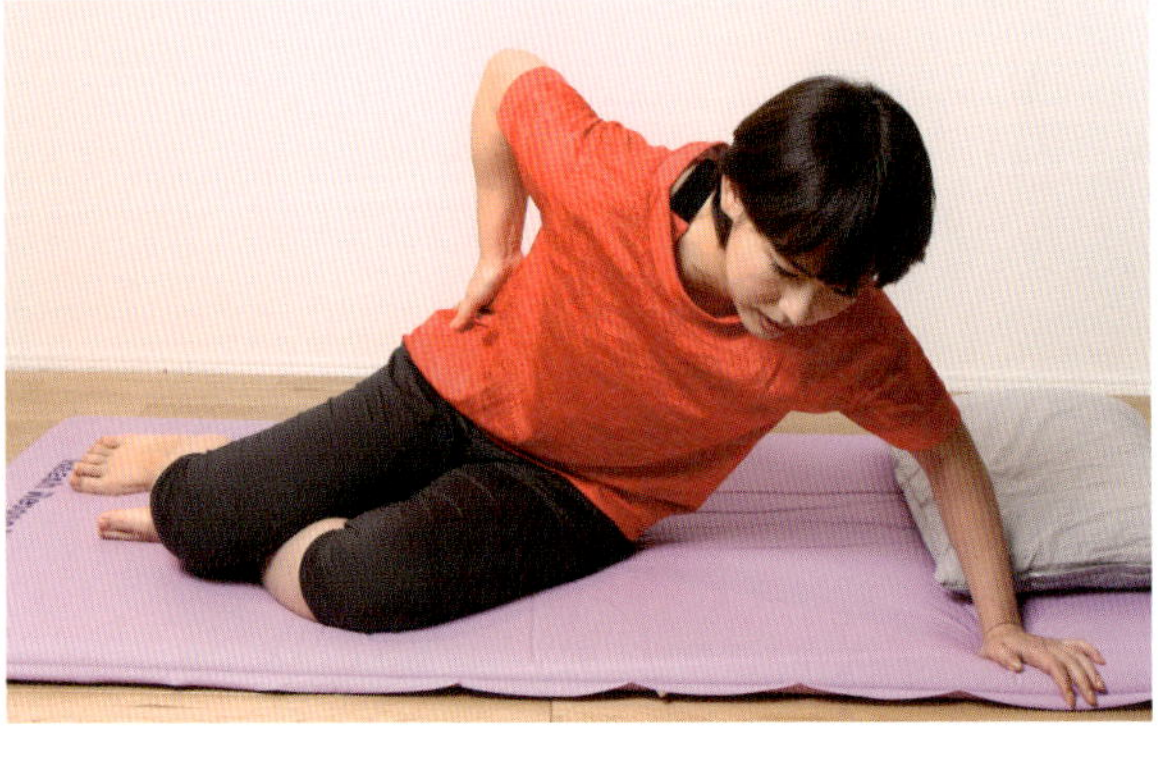

凝りや張りを感じた時に考えて行うべきこと

人間のカラダは移ろいます。どんなに健康な人でも、その時の状態によって、コンディションを悪くすることがあります。

例えば、優れた身体能力を持ったスポーツ選手でも激しい試合をした翌日には、動けなくなることがあります。そんな時は普通の人よりも弱いカラダになっています。

これは極端な例ですが、ちょっとした疲れでもカラダの状態には変化が生じるのです。

肩凝りが生じる。腰が張った。

それほど重度なものではなかったとしても、これは健康ではない状態といえます。ならば、カラダを休め、またカラダのゆがみを取り除く必要がある

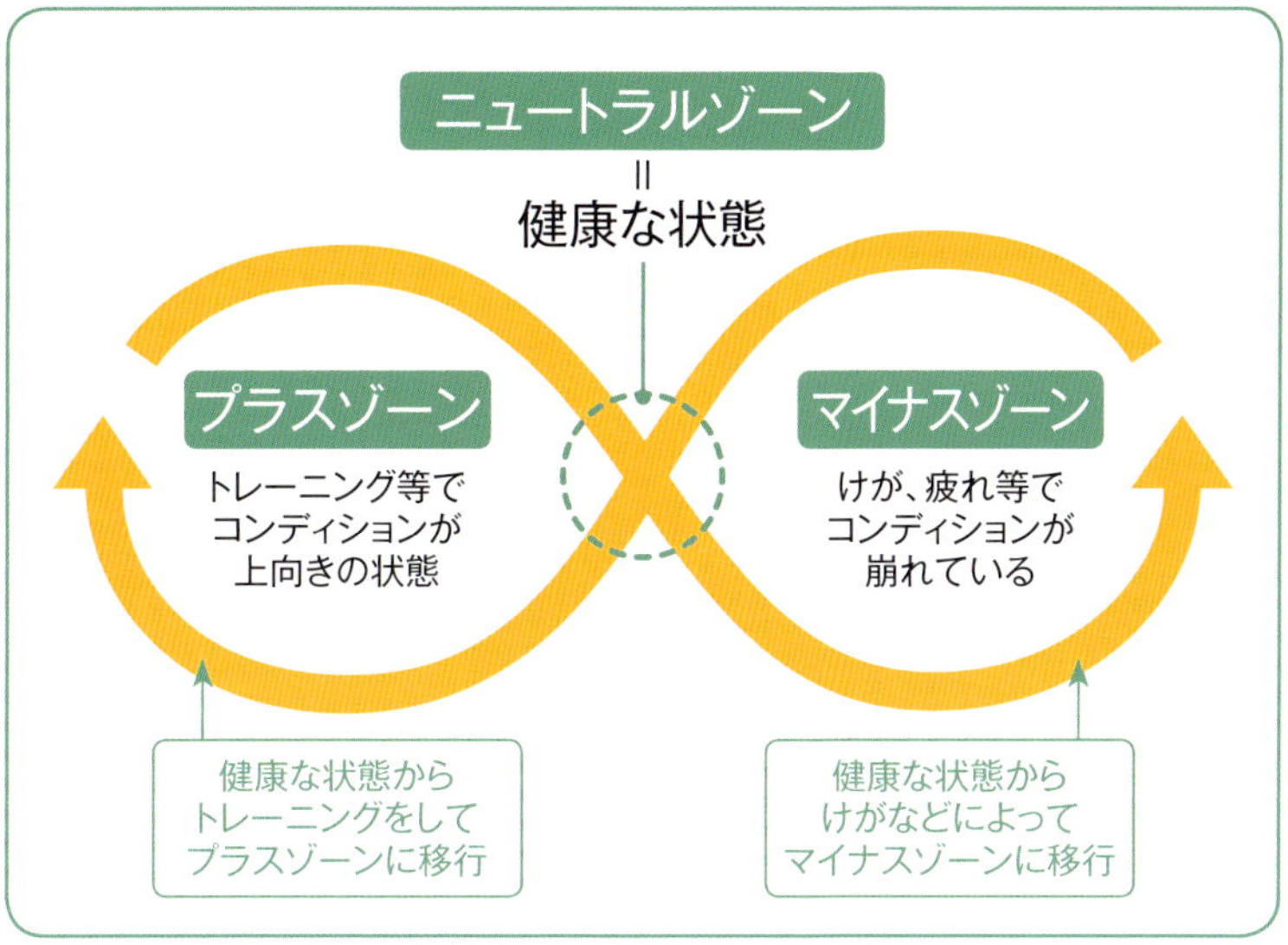

カラダの状態の規則性

でしょう。そうすることで悪化を防げます。

ところが、カラダが痛くなった理由を「筋力が落ちたからだ」と思い込み、「鍛えなければ……」と、そこからトレーニングを始めてしまう人がいます。

これは絶対にやめてください。そんな状態で鍛えても効果は出ません。逆にコンディションをもっと悪くしてしまうだけです。

カラダの状態には規則的なサイクルがある

普通の（健康な）状態を「ニュートラルゾーン」とします。疲れもなく、筋肉に張りもなく、動いても痛みを感じない……これがニュートラルゾーンです。

この状態からトレーニングを行えば、さらにカラダの状態がアップし「プラスゾーン」へと移行できます。しかし、プラスゾーンにあったとしても、そこで疲労がたまれば、ニュートラルゾーンを超えて「マイナスゾーン」に入ってしまいます。肩に凝りを感じる、ひざが痛むといった状態もマイナスゾーンとなります。

この場合に必要なのは、マイナスゾーンからニュートラルゾーンにカラダを戻すことです。マイナスゾーンから一気にプラスゾーンへ移行することはできません。まずは健康を取り戻さねばならないのです。

疲れや痛みから解放されて、健康に日常生活を送りたい。そのために必要なのは、常にニュートラルゾーンにいることでしょう。そのためには常にカラダが柔軟であること、そして蓄積したダメージを成長という名のもとに回復させる仕組みを上手にカラダに覚え込ませることが求められます。

そのことを念頭に置いて第3章で紹介するエクササイズに取り組んでみてください。

04

無理なストレッチは避けて「リポーズ」でカラダの緊張を解く！

筋肉は伸ばさなくても ゆるめることができる

けがをしないカラダを作るためには、カラダをゆるめることができなければいけません。緊張を解いて、カラダを柔軟にするために筋肉は伸ばさずにゆるめます。

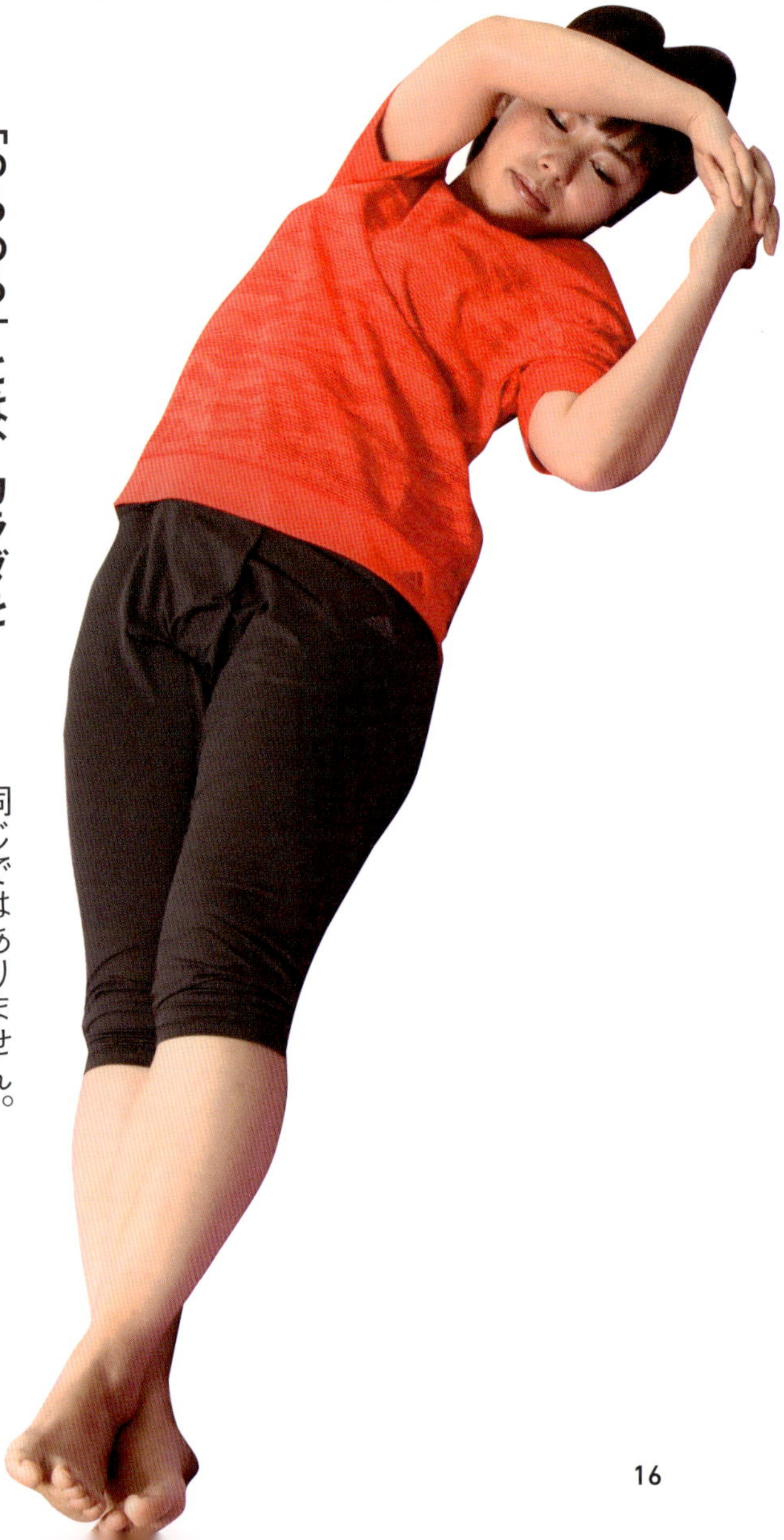

「ゆるめる」とは、カラダをフニャッとさせることではない

「カラダに力を込めてください」

そう言うと大抵の人は、簡単に筋肉に力を入れることができます。

例えば、上腕二頭筋に力を入れたり（力こぶを作る）、腹筋を固めることは、それ程難しくはありません。

でも逆に、「力をゆるめてみましょう」と言うと、なかなかうまくできない人がほとんどです。

「ゆるめる」というのは、「脱力」と同じではありません。

重力に負ける形で腰をつぶしてカラダをフニャッとさせることが、「ゆるめる」だと思っている人が時々いますが、そうではないのです。

「ゆるめる」とは、カラダに軸を作ることと、力を抜くことが同時にできている状態をいうのです。

では、力んだ肉体をゆるめるには、どうすればよいのでしょうか？

年齢を重ねるなかで硬くしてしまった肉体をどうすれば柔軟なものへと導けるのでしょうか？

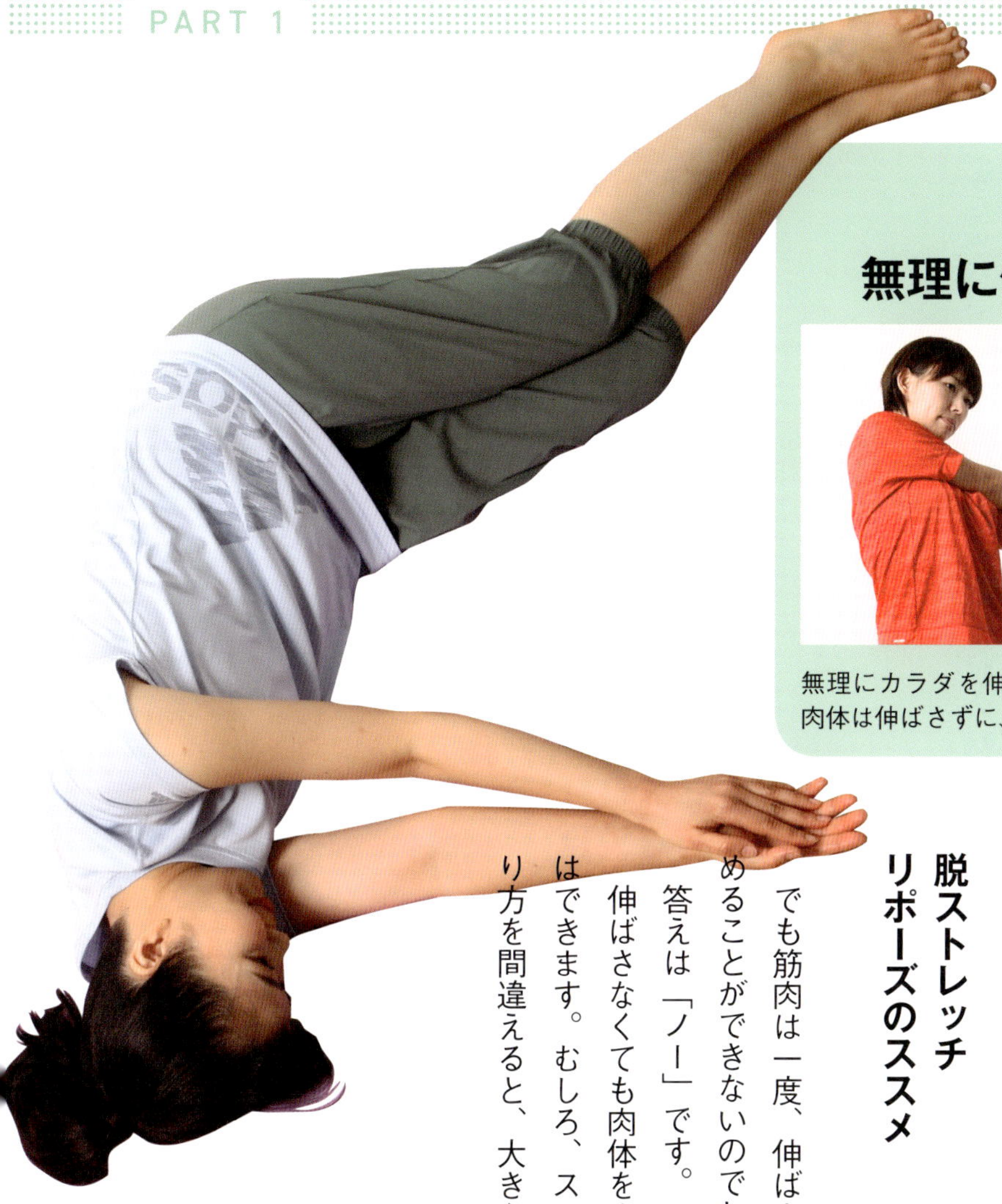

NG

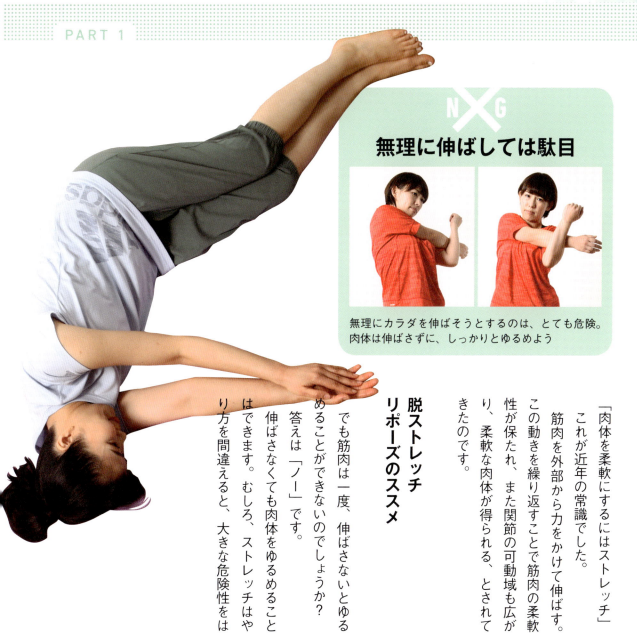

無理に伸ばしては駄目

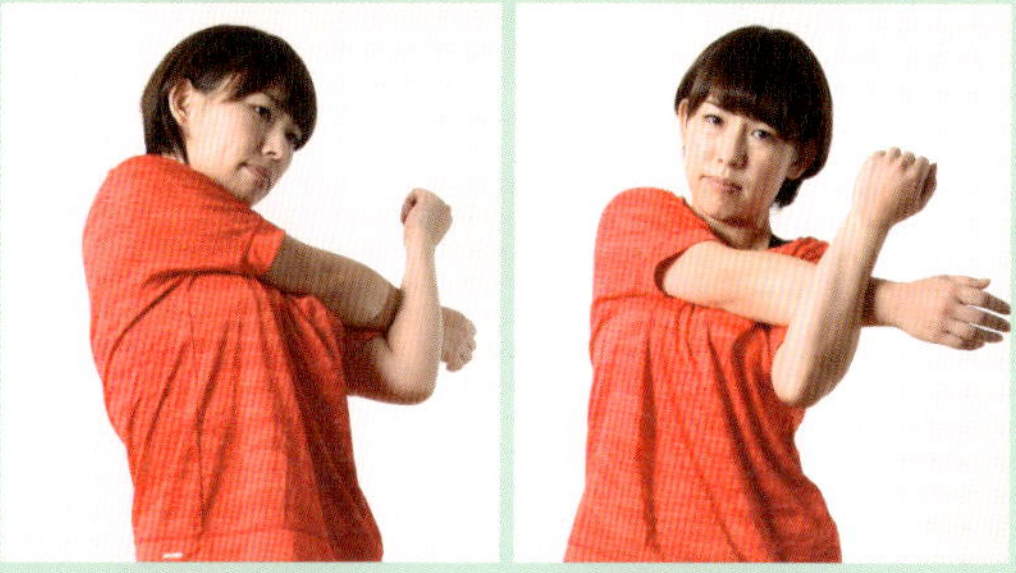

無理にカラダを伸ばそうとするのは、とても危険。
肉体は伸ばさずに、しっかりとゆるめよう

「肉体を柔軟にするにはストレッチ」

これが近年の常識でした。

筋肉を外部から力をかけて伸ばす。この動きを繰り返すことで筋肉の柔軟性が保たれ、また関節の可動域も広がり、柔軟な肉体が得られる、とされてきたのです。

脱ストレッチ リポーズのススメ

でも筋肉は一度、伸ばさないとゆるめることができないのでしょうか？

答えは「ノー」です。

伸ばさなくても肉体をゆるめることはできます。むしろ、ストレッチはやり方を間違えると、大きな危険性をはらんでいるのです。

外部からの力で無理やり筋肉を伸ばすと、無意識のうちに補正、保護のため脳から、筋肉に、それ以上伸びないようにと指令が出されます。そこでさらに力を加えてしまうのは、とても危険です。

筋肉は、わざわざ伸ばさなくても、ゆるめることができます。

その方法が本書で紹介する「リポーズ」です。

リポーズのやり方については、100〜107ページで紹介しますが、筋肉を伸ばすことなくゆるめることができます。しっかりと軸を作った状態でリラックスできるものです。

肉体は伸ばさずにゆるめる――。

しっかりとゆるめ、ゆがんでいる状態にリセットをかけましょう。このリポーズは、肉体のみならず脳もリラックス状態に導きます。リポーズを通して、けがをしない柔軟なカラダを手に入れてください。

05

肉体と脳を安定させる！ 一生疲れないカラダを作る！

「軸」を知ろう 「軸」を作ろう！

日常生活を、肉体的な痛みを感じることなく、あるいは痛みを改善しながら過ごすためには、動きにおいて「軸」を上手に活用する必要があります。「軸」とは何でしょうか。

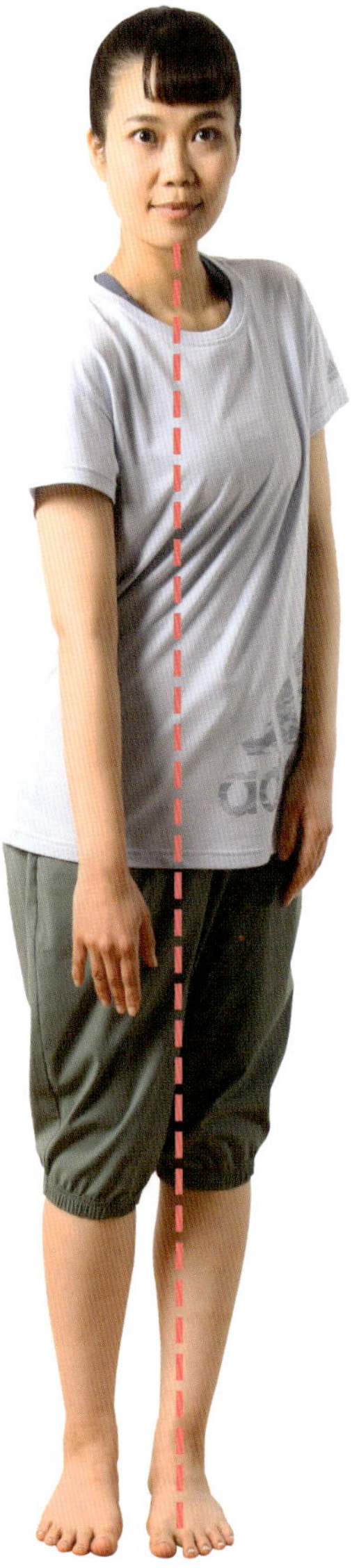

物理的にないものを信じる日本人の優位性

健康に生活するためには、日常においても「軸」を作って動作する必要があります。

私たち日本人は、日頃から、この「軸」という言葉をよく耳にしてきました。

例えば、プロ野球のテレビ中継。

ピッチャーが投じたボールに対してバッターがスイング。バットに弾かれた打球がスタンドに入ってホームランになった時、解説者がこんなふうに言います。

「軸がブレていない見事なスイングでした」

さて、この「軸」とは一体、何でしょうか？

人間のカラダを解剖してみたとします。でも、そこから「軸」という物体が見つかるはずはありません。でも物理的に見いだせないものを、日本人はあると信じてきたのです。これは、日本人の情緒的に優れているところであり、ポテンシャルの高さを証明するところでもあるのです。

替わって米国のメジャーリーグ中継。

そこに「軸」というワードは登場しません。合理主義である彼らは、物体として存在しないものを信じようと

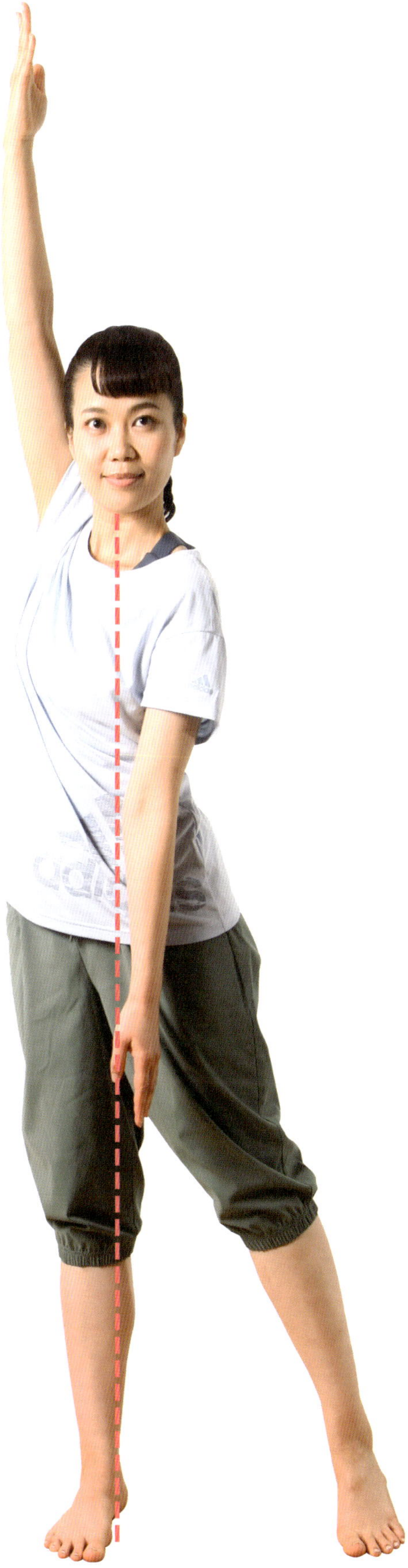

NG

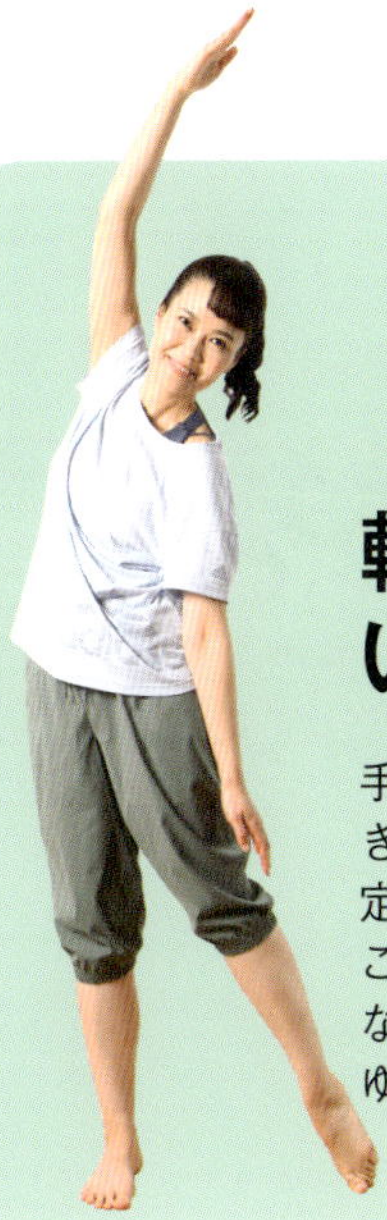

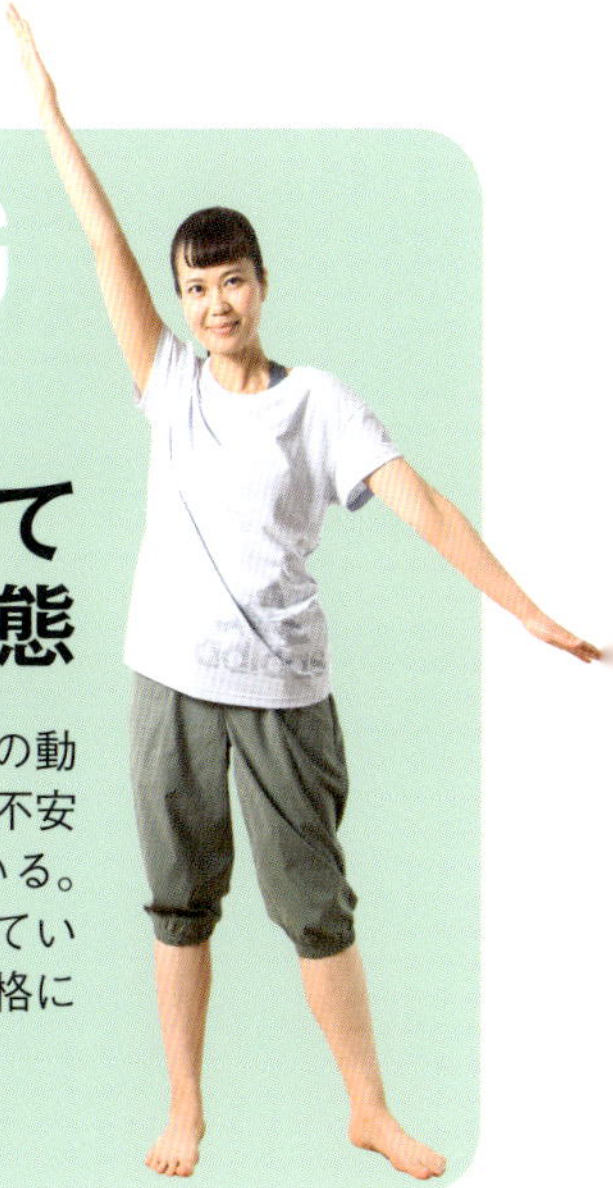

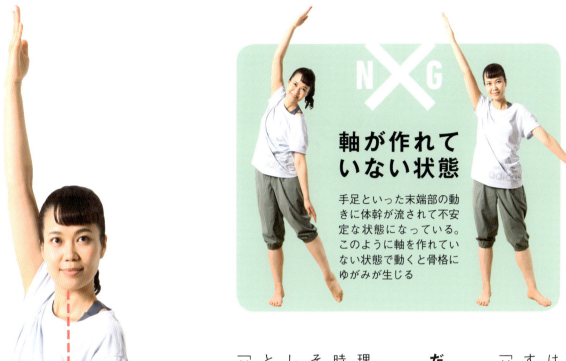

軸が作れていない状態

手足といった末端部の動きに体幹が流されて不安定な状態になっている。このように軸を作れていない状態で動くと骨格にゆがみが生じる

はしませんしイメージできないのです。実在する筋肉には目を向けますが、「軸」という概念は持ち得ていません。

「軸」の英訳は存在しない だから「ＪＩＫＵ」と解説

数年前に私は、米国で「4スタンス理論」のセミナーを開きました。この時、軸を説明しようとしたのですが、それに見合う英訳が見付かりませんでした。無理に何かの言葉に結び付けたところで真意は伝わりません。そこで「軸」は「ＪＩＫＵ」として話しました。

「軸」とは、1本棒として固定され、その周囲が回転するように動くというものではありません。その「軸」自体が常に移動できる状態にあり、カラダの安定性をキープ、カラダの機能性を高めていくことなのです。

カラダを無理なく動かし、可動域を広げて高いパワーを生み出す……そのポイントとなるのが「軸」です。これは日本古来より伝承されてきた概念に回帰します。これを、どのようにして扱えば、カラダの痛みを防ぎ、解消していけるのか。その具体的な方法を次ページから解説していきます。

06

正しい動きを身に付けるために知っておこう
動作を支える5つの基点…

「5ポイント」をシンクロさせれば「軸」が作れる

けがをしない正しい動き方をするためには、「軸」が必要だということを、これまでに説明してきました。では具体的に「軸を作る」とは、どのようなことなのでしょうか。

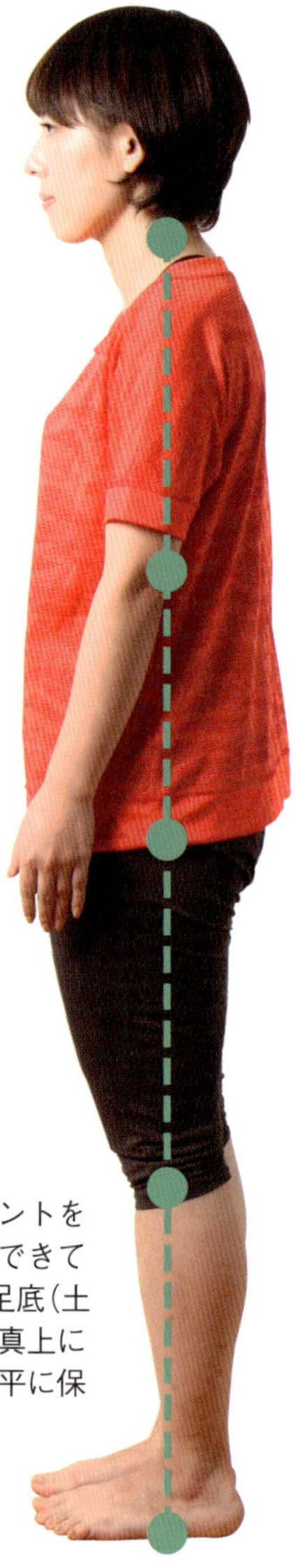

5つのポイントをそろえ軸ができている状態。足底（土踏まず）の真上にある胸も水平に保たれている

いずれのポイントも重要な骨の接点

老若男女を問わず人間のカラダには、重心の集まるキーポイントが5つあります。この5つのポイントをシンクロ（基点として連鎖）させてカラダを動かすことによって、人間は「軸」を得て、安定し、体幹の力を用いた動きができるようになります。その骨格上に存在する5つのポイントを説明しましょう。左ページを見てください。上から、

P1＝首の付け根（頸椎の7番と胸椎1番の骨の結合部分）

P2＝みぞおち（胸椎12番と腰椎1番の結合部分）

P3＝股関節（腰椎の延長上にある骨盤と大腿骨をつなぐ股関節）

P4＝ひざ（大腿骨と脛骨および腓骨を結ぶ膝蓋骨）

P5＝足首足底（カラダと地面を結ぶ足首と足裏）

となります。

いずれのポイントも重要な骨の接点（足底は全身と地面の接点）です。この5ポイントをシンクロさせて日常生活でも動くようにしましょう。カラダに無理な負担をかけないキレのある動きは、「軸」が作られていることによって実現するのです。

いずれのポイントも重要な骨の接点

今、説明した5ポイントをシンクロ

5ポイント理論の基本

〈P1〉から〈P5〉の部分をシンクロさせてカラダを動かすことで、より良いパフォーマンスが可能になります。ただ、動きによっては5つのポイントを同時に一直線上に結ぶことが難しい場合もあります。そんな際でも最低、3カ所はシンクロさせましょう。また、〈P1'〉から〈P3'〉のサブポイントも活用します。

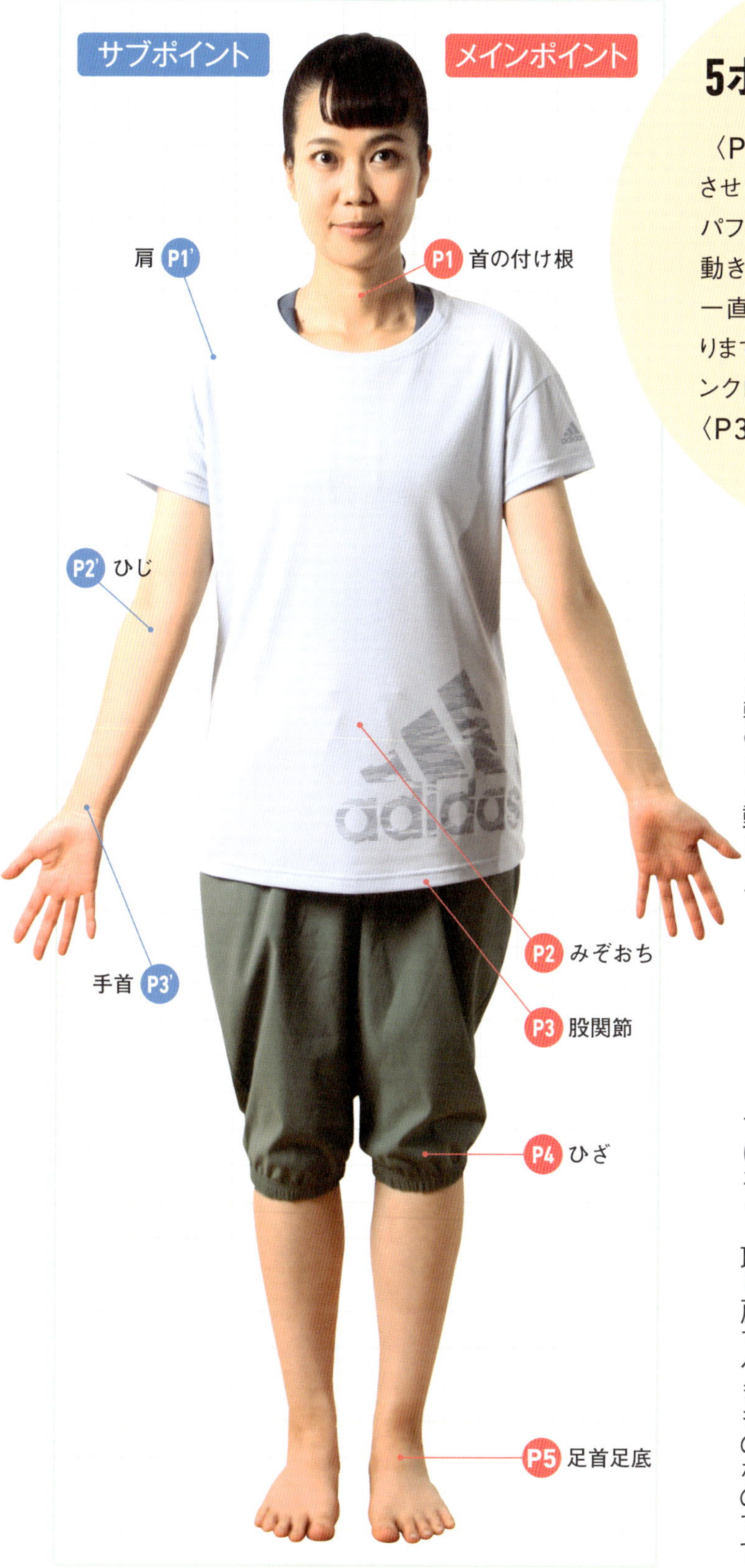

させての動きは、新たに獲得するものではありません。実は子供のころには誰もが持ち得ていた感覚なのです。

　例えば、「ハーイ!」と言って手を上げます。子供のころは、体幹部からカラダを動かして耳の真横を指が通過するようにして手を上げていたことでしょう。これは、5ポイントをシンクロさせた軸のある動きです。

　でも、大人になった現在はどうでしょうか。

　体幹部を固定したまま、腕だけを動かしている人がほとんどです。そんな横着な動きを何十年も繰り返すなかで「軸」感覚が失われていったのです。

　5ポイントをシンクロさせて軸を作って動く……その感覚は新たに得るのではなく、取り戻すべきものなのです。

07

「4スタンス理論」
自分のタイプを知れば、もっとラクにカラダを動かせる

あなたは「Aタイプ」？ それとも「Bタイプ」？

「5ポイント」が万人に共通する法則であるのに対して、個人によって異なるのが「4スタンス理論」です。自分のカラダのタイプを確認し、無理のない動きを実現しましょう。

正しい動き方は1つではない タイプによって4つ存在する

人間のカラダの動かし方は皆同じではありません。

理想的な無理のないカラダの動かし方は、その人のタイプによって異なり4種類存在します。自分のタイプに合った自然な動きを実践するというのが「4スタンス理論」です。

まず人間のカラダの動きは、「Aタイプ」と「Bタイプ」に分かれます。

Aタイプの人は、動く際に「軸」を土踏まずのつま先側に作ります。対し

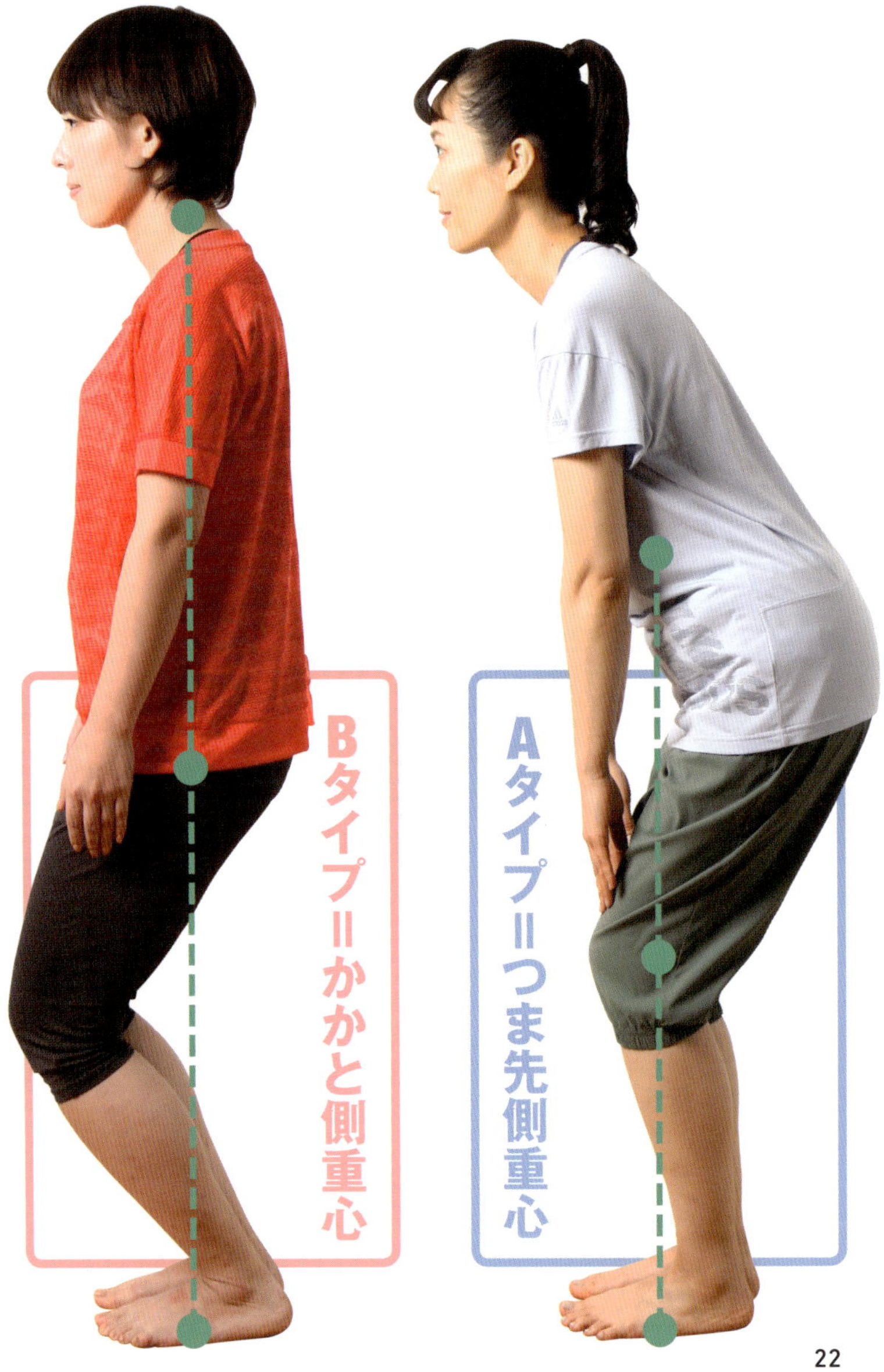

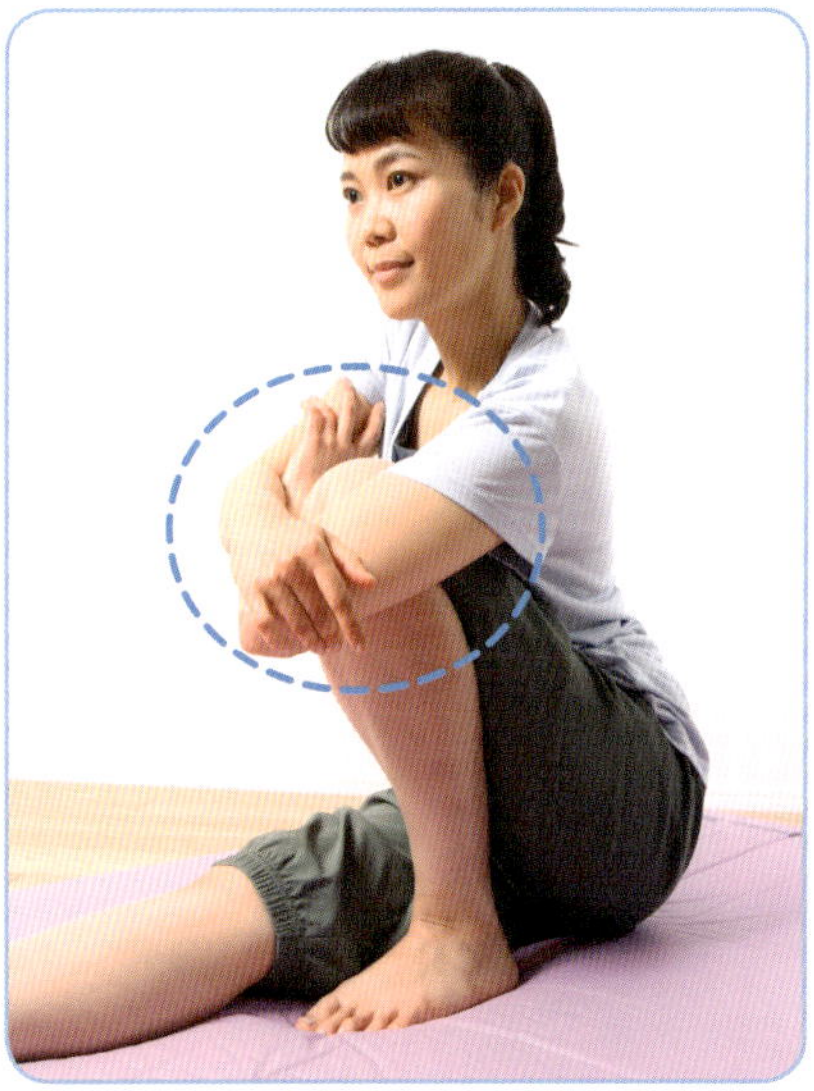

Aタイプ

ひざ立ちの際にAタイプは、ひざとみぞおちを近付けながら、ひじをひざに引っかけてカラダを安定させる

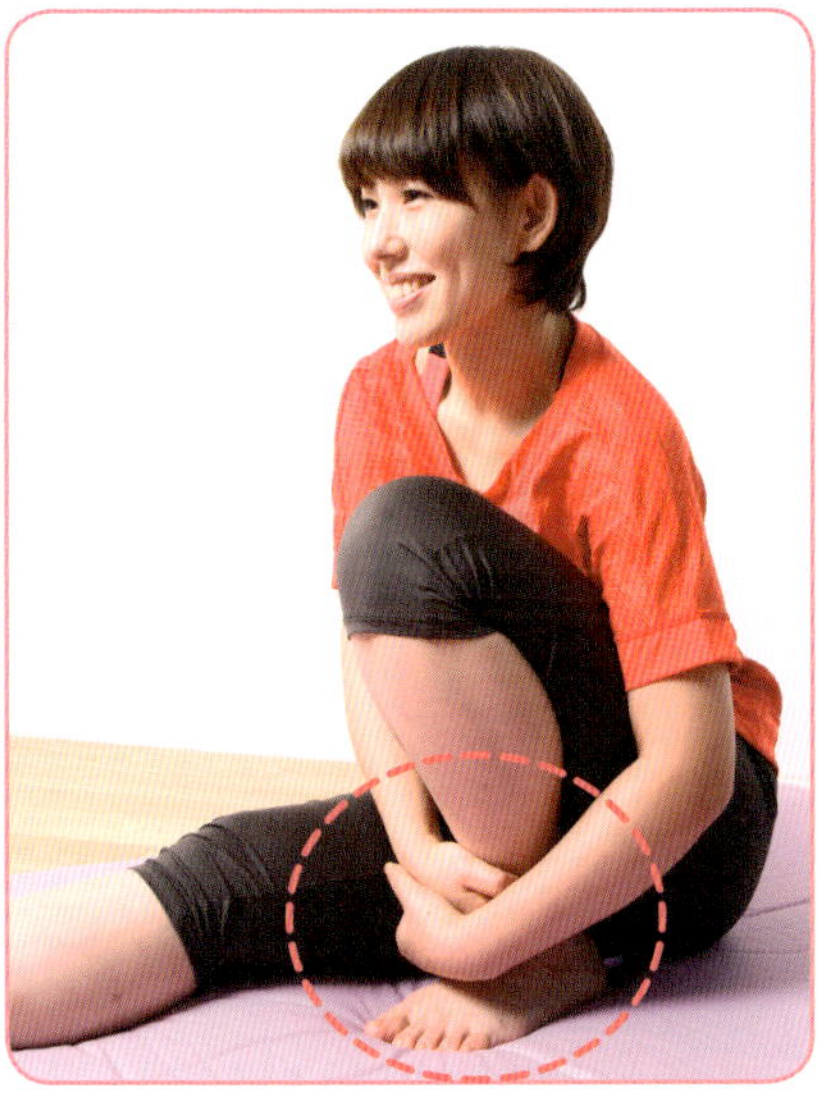

Bタイプ

対してBタイプは、足首と股関節を近付け、足首を手首で抱えてカラダを安定させる

てBタイプは、土踏まずのかかと側で軸を形成します。

さらにここから「1タイプ」と「2タイプ」にも分かれます。

1タイプの人は、上腕と太ももの内旋運動でバランスをとり、逆に2タイプの人は、上腕と太ももの外旋運動で安定感を得るのです。

整理すると、

A1タイプ（つま先重心×1タイプ）
A2タイプ（つま先重心×2タイプ）
B1タイプ（かかと重心×1タイプ）
B2タイプ（かかと重心×2タイプ）

の4タイプが存在することになります。

これは、どのタイプが運動能力が高いか低いかといった優劣によって分けられるものではありません。あくまでも、軸の置き方と動作タイプによって分かれるというものです。

ただここでは、あえて「1タイプ」と「2タイプ」の差異についての説明は省略します。第2章、第3章で動きを解説する上で理解しやすい「Aタイプ」と「Bタイプ」の特性について見ていきましょう。

タイプに合った動きが肉体をフルに活用する

AタイプとBタイプの動きは、どのように異なるのか？

2000年代にメジャーリーグで活躍したイチロー（現在も現役）と松井秀喜を例に挙げれば分かりやすいでしょう。2人は同じ左打ちの外野手であってもカラダの動かし方は大きく違いました。

Aタイプのイチローは、バッティングの際に必ず前足側に軸を作ってボールを打っています。逆にBタイプの松井秀喜は、軸を後ろ足側に作り、ボールを呼び込むようにしてバットを振っていたのです。

バランスを、どの部分で保つか？

Aタイプは日常生活の動作でも、自然に土踏まずのつま先付近でバランスを取ります。対してBタイプは、土踏まずのかかと付近でバランスを取ります。また、手のひらに置き換えれば、Aタイプは、指先付近、Bタイプは手のひらの部分でバランスを保っているのです。

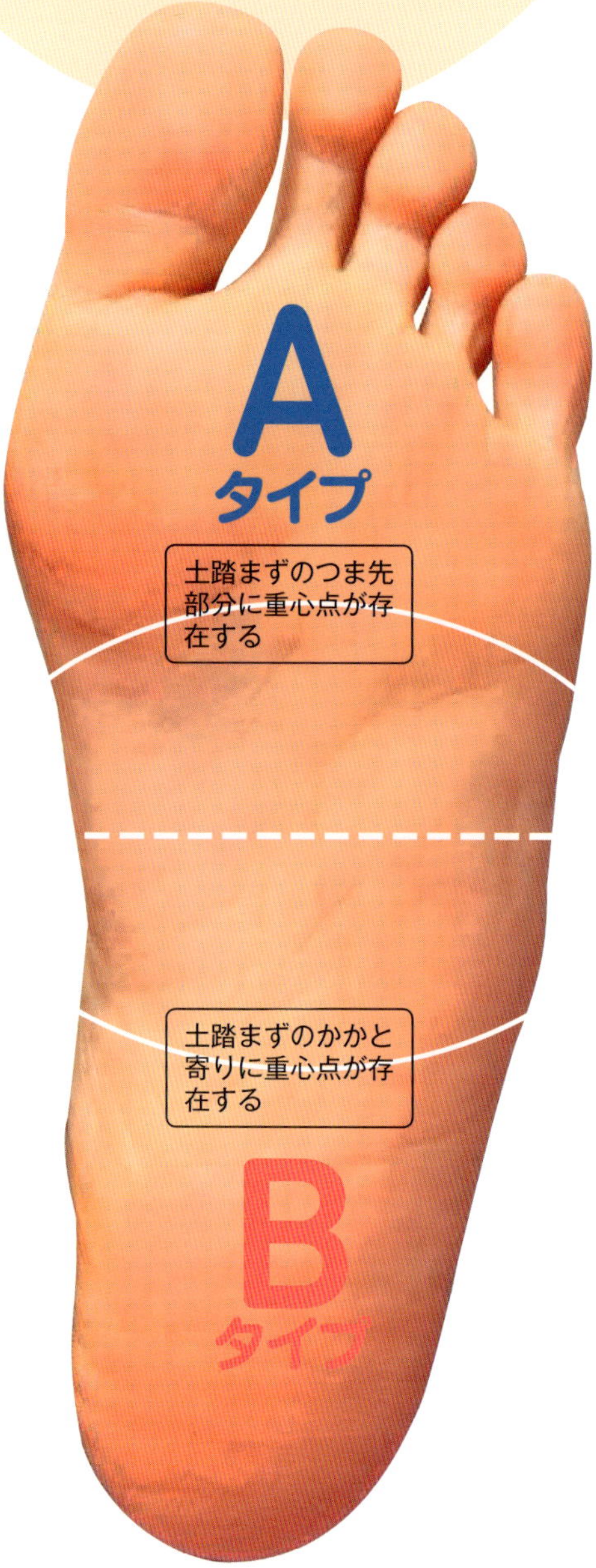
A
タイプ
土踏まずのつま先部分に重心点が存在する
土踏まずのかかと寄りに重心点が存在する
B
タイプ

これは、どちらのバッティング法が正しい、間違っているというものではありません。自己のカラダの特性に沿ってプレーしているだけのことなのです。自分のタイプに合った動きをすれば、100%の力を発揮できます。しかし、タイプと合っていない動きをしてしまっていたなら、本来の能力の半分も出せないことでしょう。

タイプと異なる動きを続けていたとしたら……

さて、あなたは自分のタイプに合った動き方をしているでしょうか？

自然に動けていれば問題はありません。しかし、知らず知らずのうちにタイプとは異なった動き方を続けていたならば、カラダに無理が生じているはずです。それが骨格のゆがみを招き、カラダに痛みを覚えることにつながりかねません。

次のページからは、「4スタンスの判別方法」を紹介します。自分はAタイプなのか、Bタイプなのかを知った上で、第2章、第3章の説明を読むとより理解しやすいはずです。

4スタンス・チェック

自然な動きを心掛けて行う

あなたはAタイプ? それともBタイプ? カラダをリラックスさせ、また自然な動きを心掛けて自分のタイプをチェックしてみましょう。

CHECK 1 前足で立ち、手のひらを押してもらう

Aタイプは…… バランスを崩されにくい

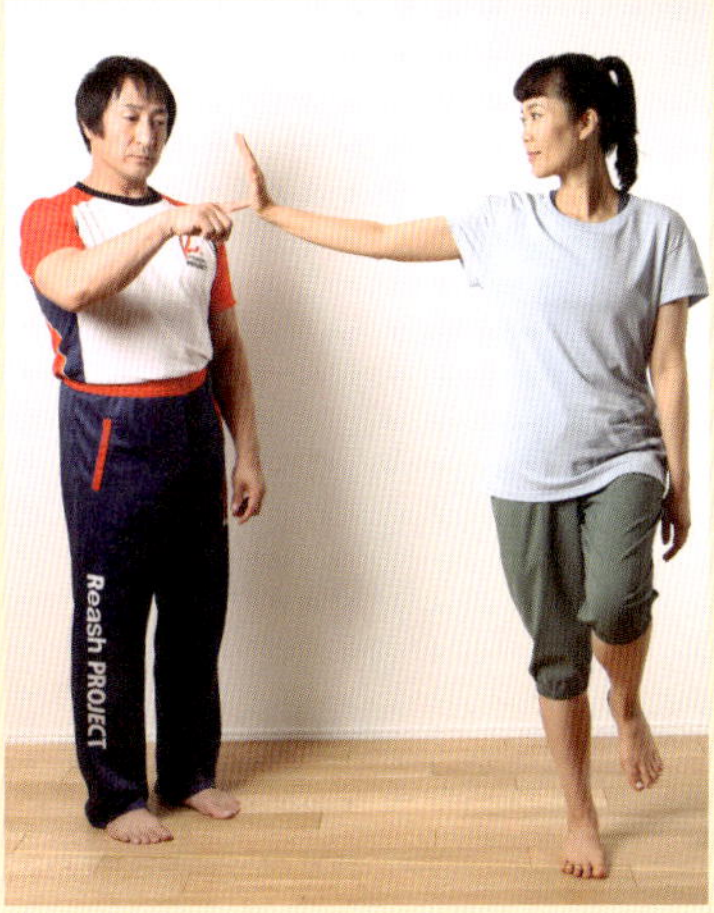

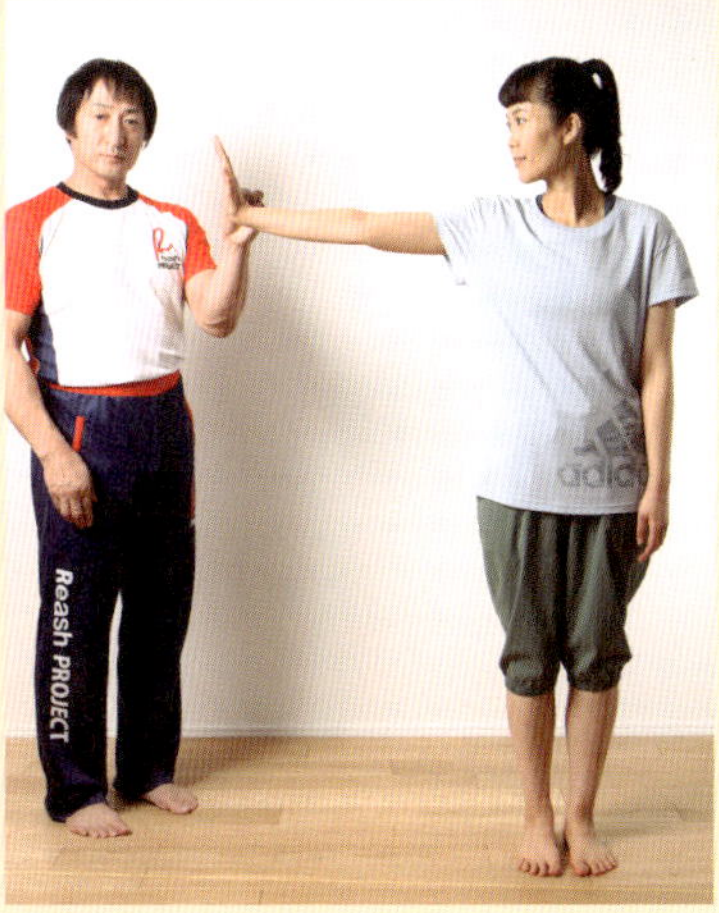

片足立ちになり真横を向き、ひじを伸ばして手のひらを開く。この前足立ちの状態で相手に手のひらを押されてもバランスを崩さない

Bタイプは…… バランスが崩されやすい

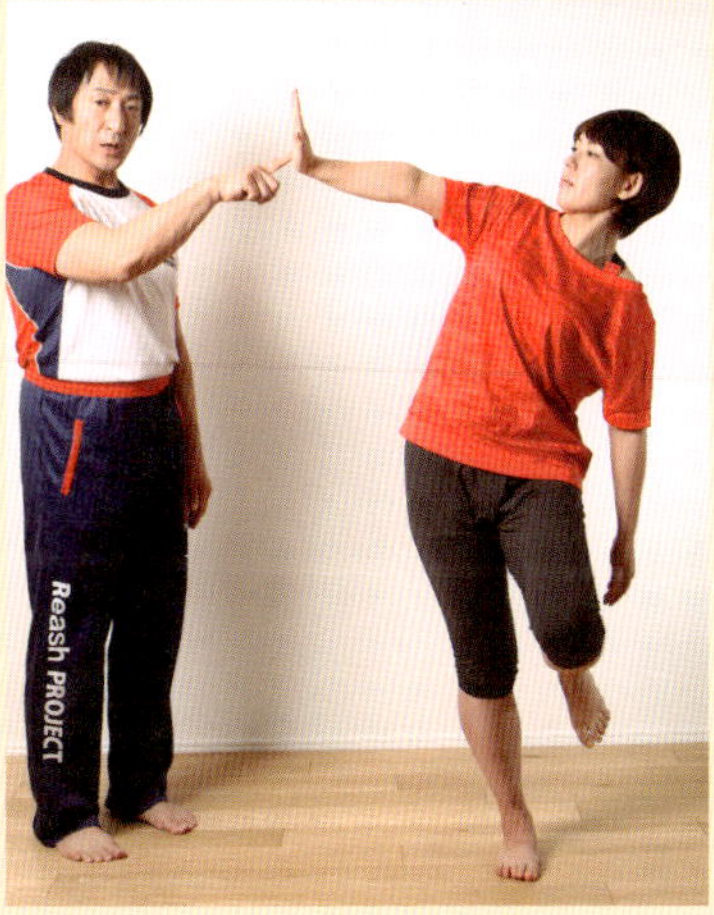

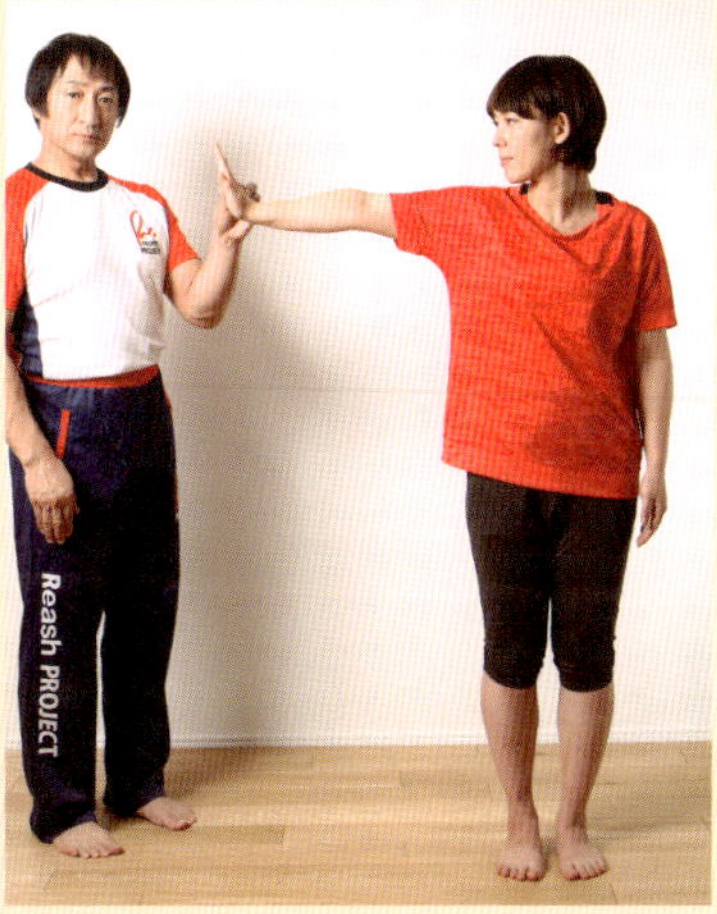

片足立ちになり真横を向き、ひじを伸ばして手のひらを開く。この前足立ち状態で相手に手のひらを押されるとバランスを崩してしまう

CHECK 2

ひざ立ちになり背中を押してもらう

Bタイプは……
押されてバランスを崩す

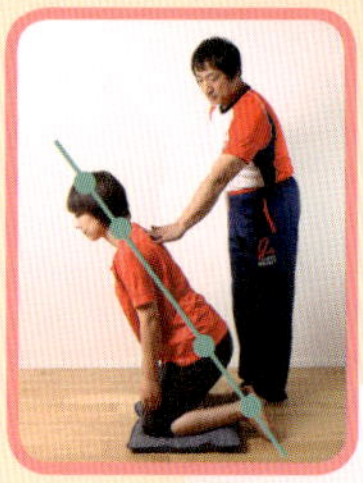

頭、みぞおち、ひざで軸を作り、ひざ立ちになった状態で背中を押されるとバランスを崩す。だが、左上の写真のように頭、首、腰、足首で軸を作り前傾座りをした場合には、バランスを崩さない

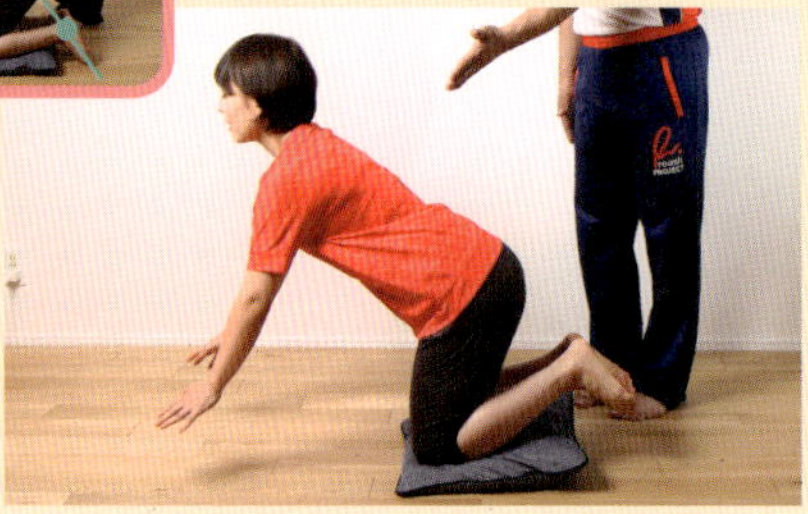

Aタイプは……
押されてもバランスを崩さない

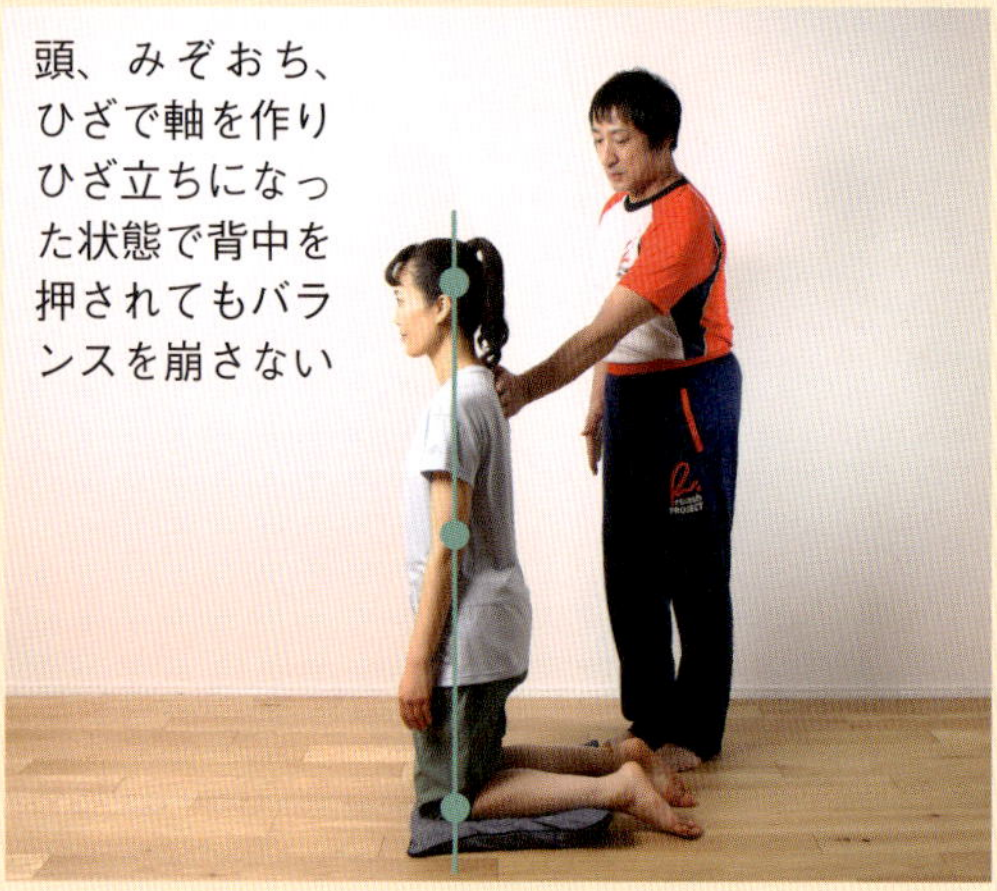

頭、みぞおち、ひざで軸を作りひざ立ちになった状態で背中を押されてもバランスを崩さない

CHECK 3

片足で立ちジャンプしてみる

Bタイプは……
ひざを前方に曲げた方が跳びやすい

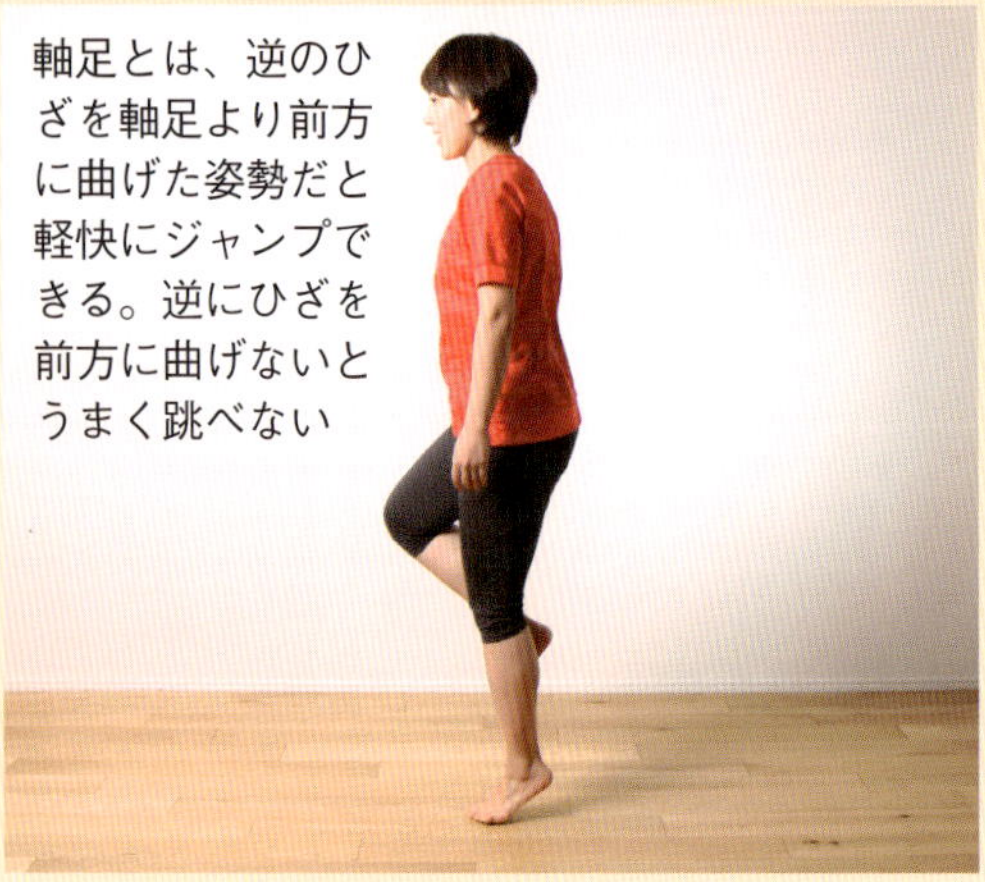

軸足とは、逆のひざを軸足より前方に曲げた姿勢だと軽快にジャンプできる。逆にひざを前方に曲げないとうまく跳べない

Aタイプは……
ひざを前方に出さない方が跳びやすい

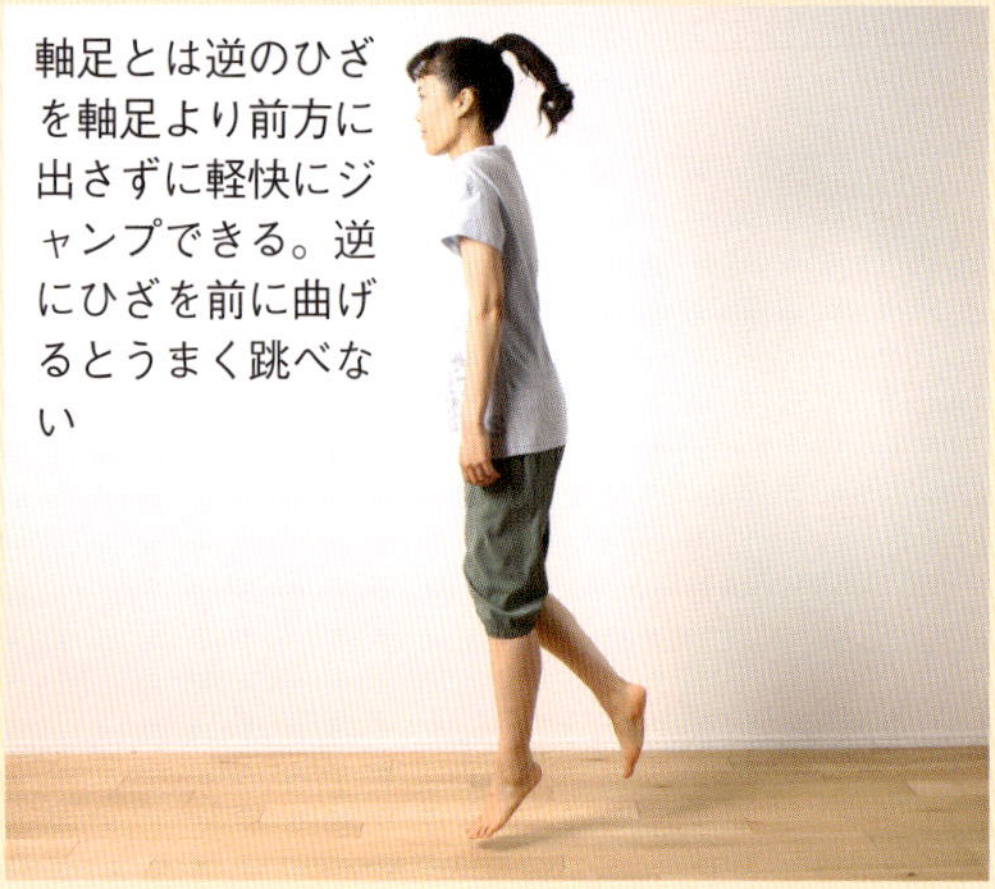

軸足とは逆のひざを軸足より前方に出さずに軽快にジャンプできる。逆にひざを前に曲げるとうまく跳べない

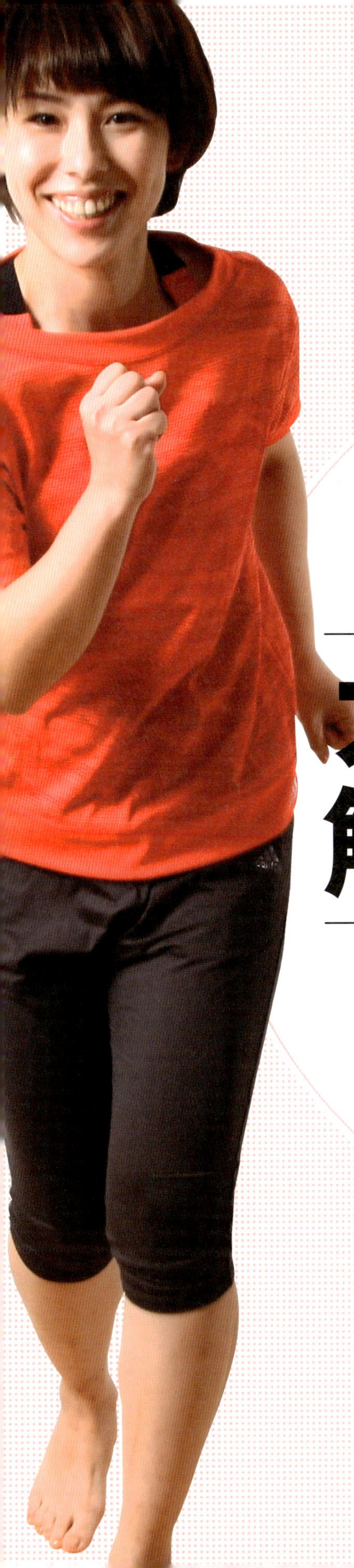

PART 2

本来のカラダの動きを再確認!

カラダの痛みを解消・予防する

カラダの痛みや、つらさを改善・予防するために、まずは
日常生活のさまざまな動作を見直すことから始めましょう。
この章では「4スタンス理論」に基づいた、
正しいカラダの使い方を紹介します。
今まで知らなかった動作の特徴を学び、
日頃の生活で実践してください。

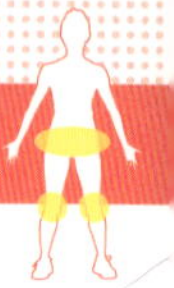

カラダの痛みを解消・予防するための正しい動き方 1

自然体で正しく立つ

カラダのすべての動きの基本は、正しい立ち方にあります。では「自然体で正しく立つ」とは、どのような状態なのでしょうか？　まずは、正しく立てているかどうかから確認していきましょう。

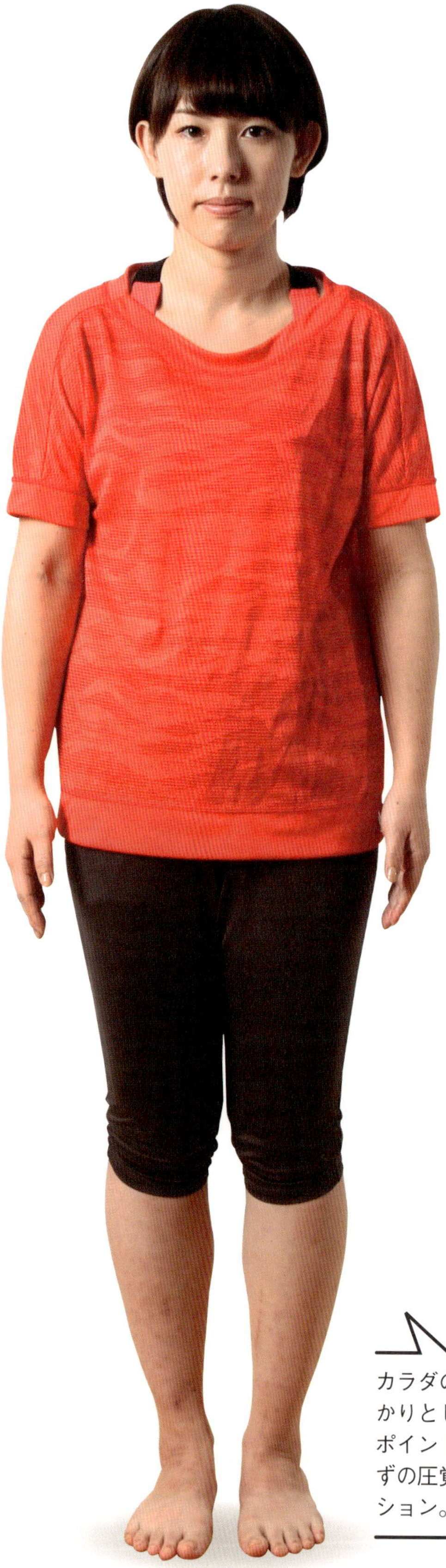

CHECK

カラダの中心にしっかりとした軸を作る。ポイントは、土踏まずの圧覚と脳のポジション。

PART 2

立つ

脳を垂直水平に立たせる「トップ・オン・ドーム」

皆さんは、「正しい立ち方」を、どのようなものだと考えているでしょうか？　セミナーなどで、そのような問いかけをすると、よくこんな答えが返ってきます。

「胸を張って、しっかりと背筋を伸ばして立ちます」

学生時代に、先生から次のような言葉を聞いた人が多いのではないかと思います。

「背中を丸めずに背筋をピンと伸ばして立ちなさい！」

その印象が強いのでしょう。

「胸を張って背筋を伸ばす」ことが立ち方の基本だと思い込んでいる人が多いようです。

でも、そうではありません。正しい立ち姿勢には、一つ欠かせない条件があります。それは、脳を大地に対して水平・垂直に立たせることです。これにより脳が安定しリラックスした状態が保てます。それは言い換えれば「次の動作に無理なく移れる状態」です。

人間のカラダは胸部と腰部をS字状にカーブを描いてつないでいる背骨を動かすことで、体幹部をたゆませます。ところが、背中を反らすように伸ばして、この部分を固めてしまったのではスムーズに次の動作には移れません。また、体幹部をまとめた姿勢を続けることで、骨格にゆがみが生じ、腰、ひざなどさまざまな個所に負担がかかり、カラダの痛みのもととなります。

正しく立つためには、まず両足の土踏まずを地面に対して垂直に向けます。そして、しっかりと踏みしめます（圧覚）。その上で頭蓋骨を土踏まずに対して垂直にするのです。この安定した立ち姿勢を「トップ・オン・ドーム」と呼びます。

POINT

「正しく立つ」ことが、すべての動きの基本

次ページで「自然体で正しく立つ」ことについては具体的に説明しますが、まずはすべての動きの基本が立ち姿勢にあることを理解してください。軸を整えてカラダを安定させなければ効率よくカラダを動かすことはできないのです（18～19ページ参照）。

無駄な力をカラダに加える必要はありません。逆に力みを除いた状態で軸をそろえる。これができれば年齢を重ねても健康なカラダであり続けることができます。

背面　　　　　　　　正面

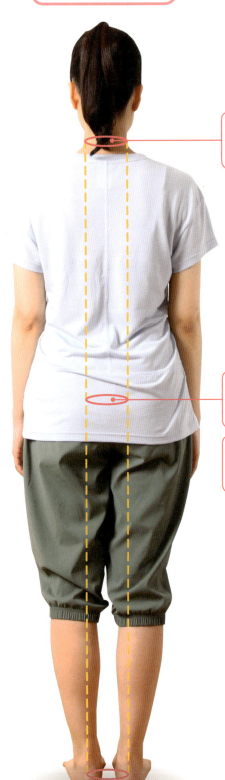

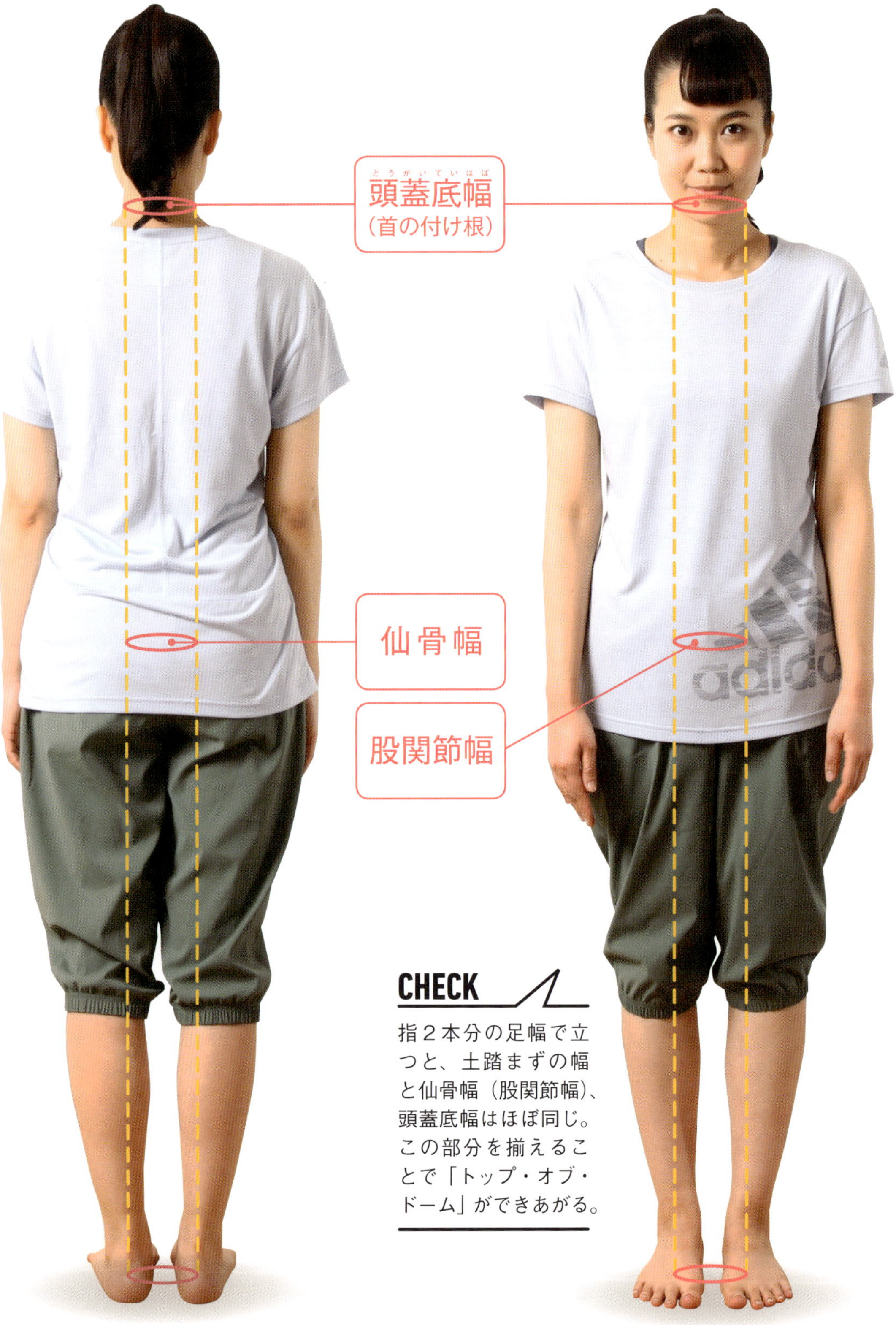

CHECK

指２本分の足幅で立つと、土踏まずの幅と仙骨幅（股関節幅）、頭蓋底幅はほぼ同じ。この部分を揃えることで「トップ・オブ・ドーム」ができあがる。

立つ

NG

背中を伸ばせば、それが正しい立ち方と考えるのは間違い!

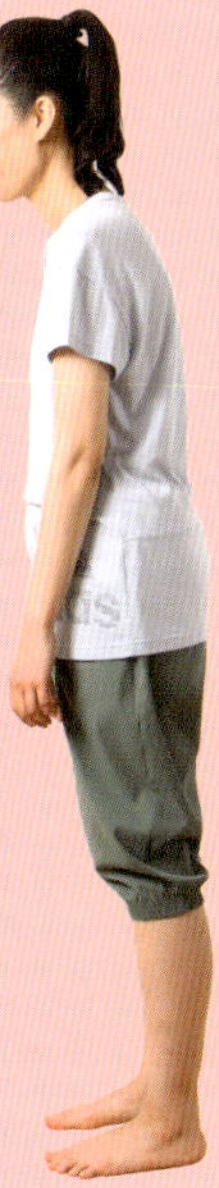

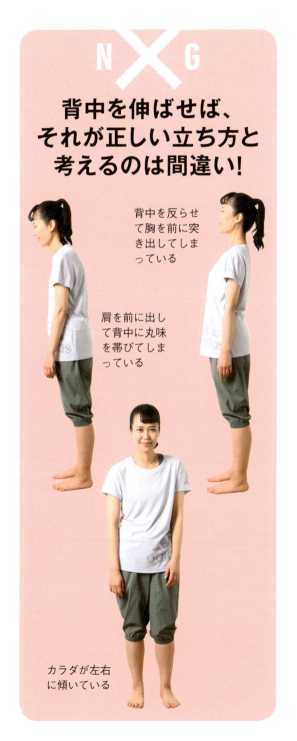

肩を前に出して背中に丸味を帯びてしまっている

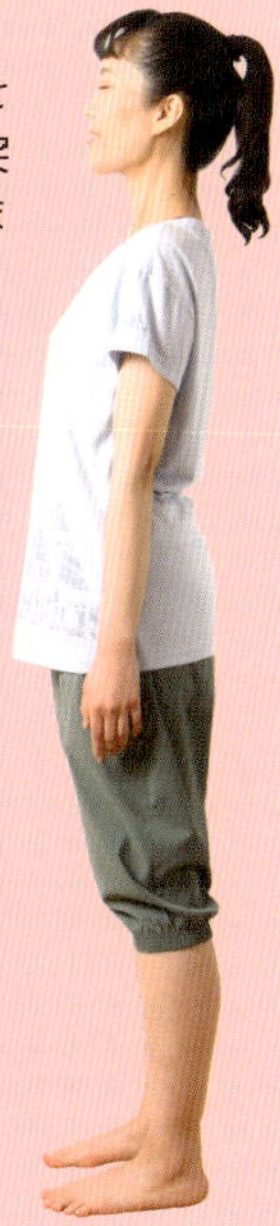

背中を反らせて胸を前に突き出してしまっている

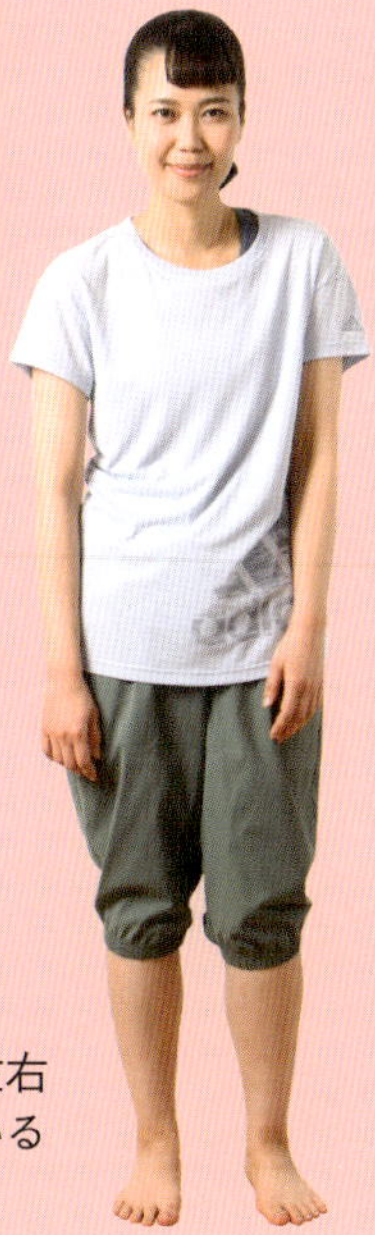

カラダが左右に傾いている

側面

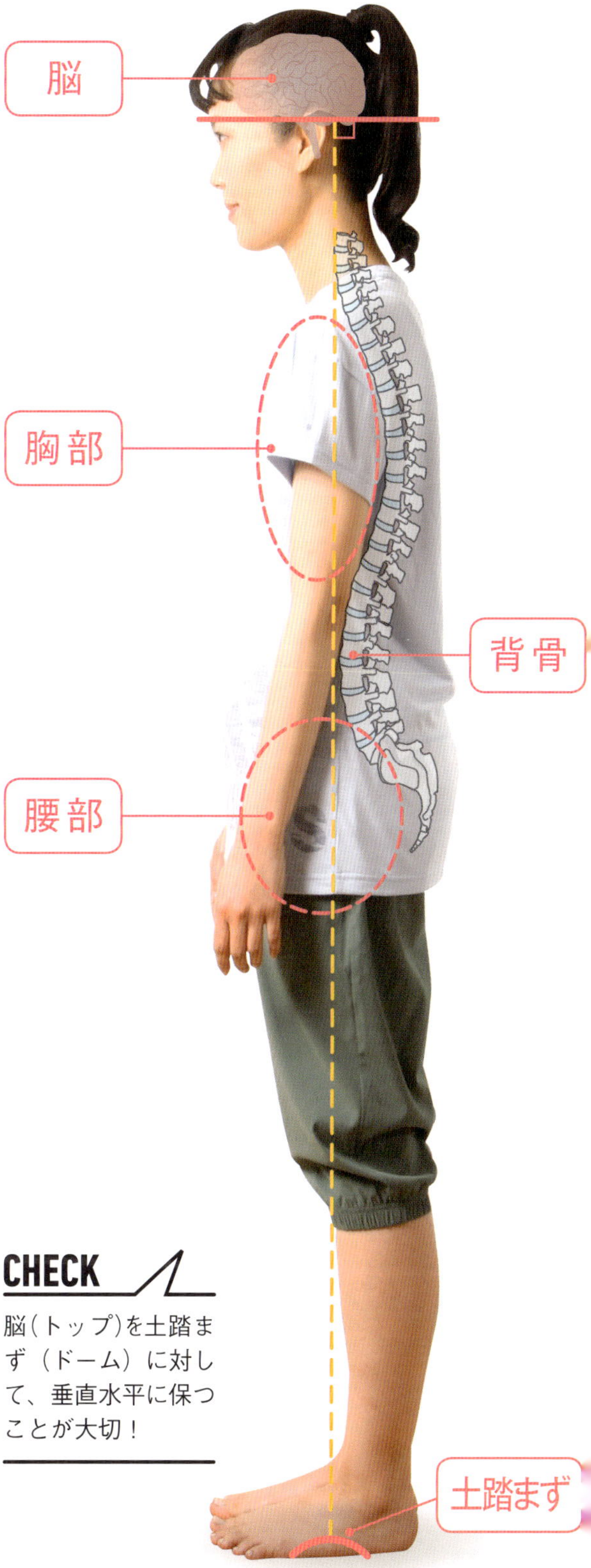

CHECK

脳(トップ)を土踏まず(ドーム)に対して、垂直水平に保つことが大切!

カラダの痛みを解消・予防するための正しい動き方 2

肺を上手に膨らませて呼吸する

上手に呼吸できているか否か……。これも健康な肉体であり続けられるかどうかに直結します。息を吸って吐く……。この基本的な行為についても改めて確認しておきましょう。

CHECK

トップ・オン・ドーム(29ページ参照)で立つ。無駄な力を抜いて常にカラダはリラックスさせておきたい。

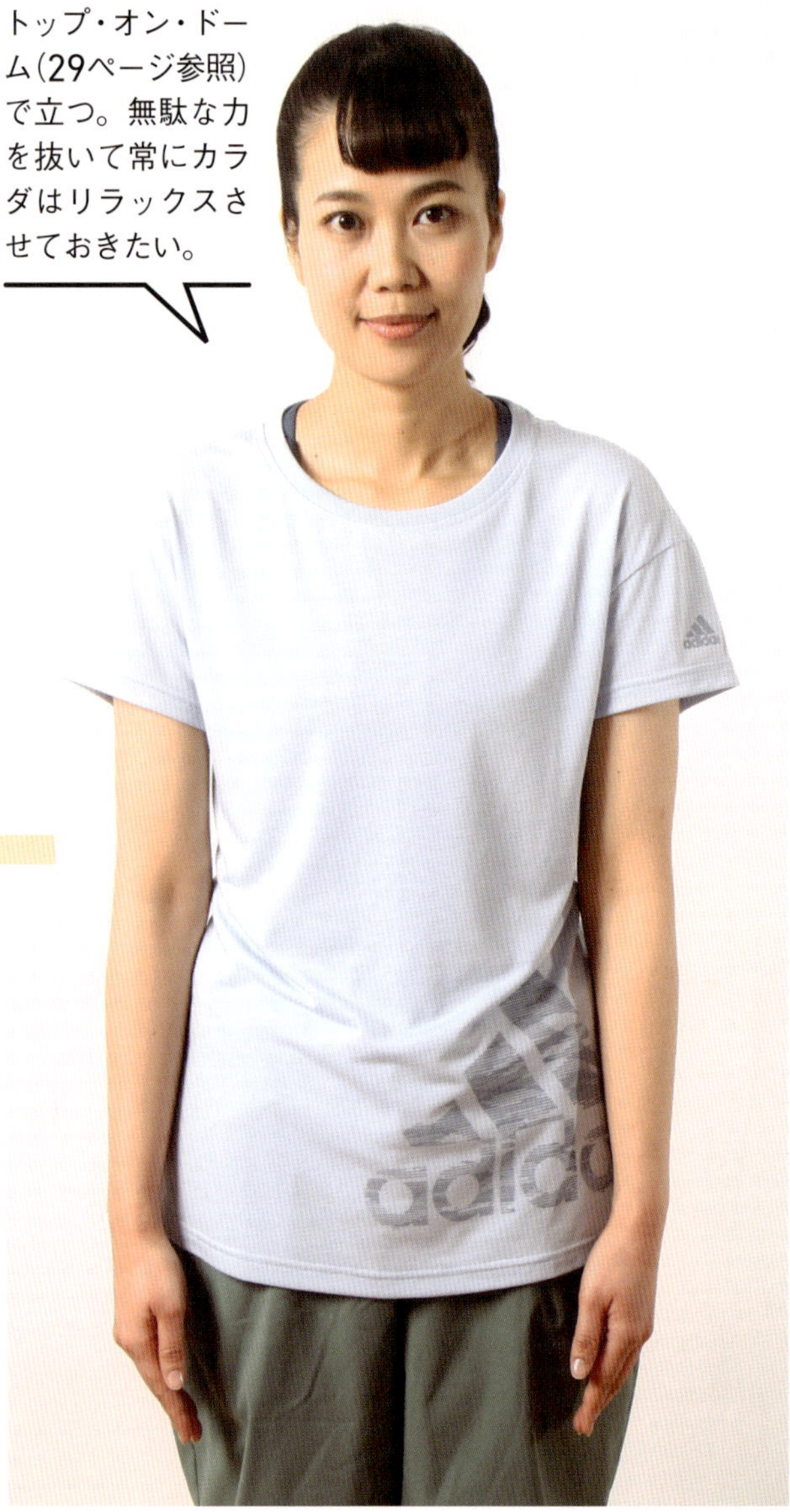

正しい呼吸の仕方は、正しい立ち方に直結!

鼻から息を吸って口から吐く。

このやり方が正しい呼吸法だと思っている人が多いようですが、そうではありません。

恐らくは、こんな感じで深呼吸をしているのでしょう。

背中を反らせて胸を張り、ひじを伸ばした腕を後方に向け、あごは少々上がり加減——。

でも、このやり方では効率よく

呼吸する

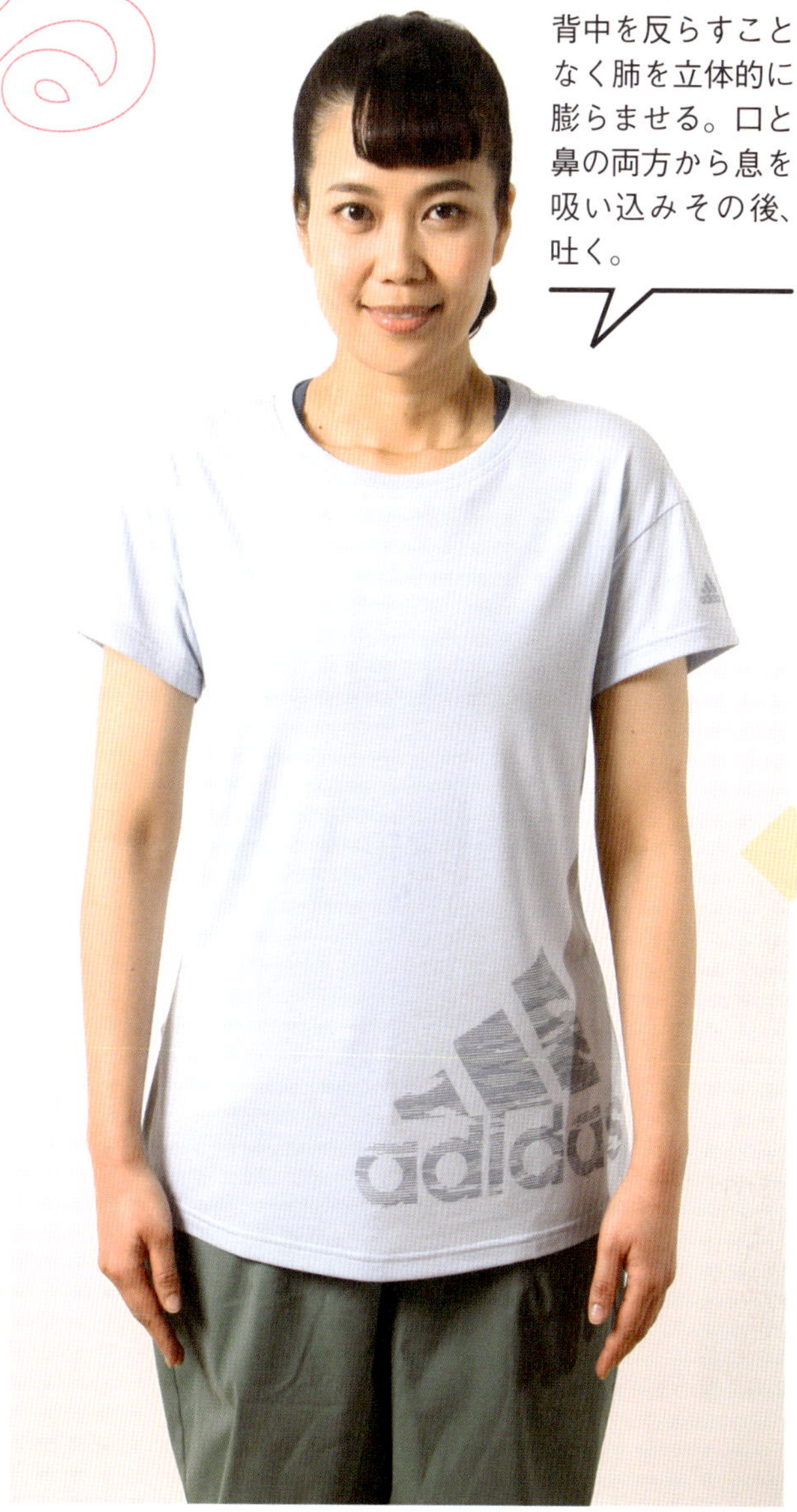

CHECK

背中を反らすことなく肺を立体的に膨らませる。口と鼻の両方から息を吸い込みその後、吐く。

側面から見ると

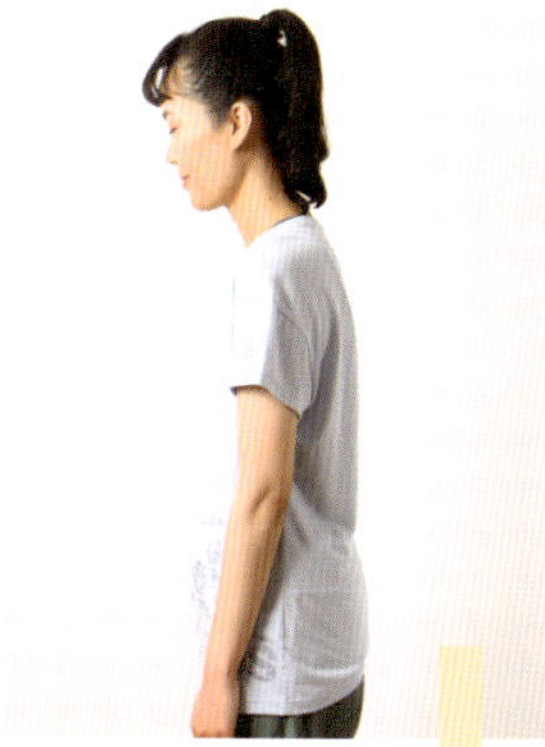

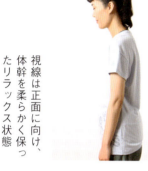

視線は正面に向け、体幹を柔らかく保ったリラックス状態

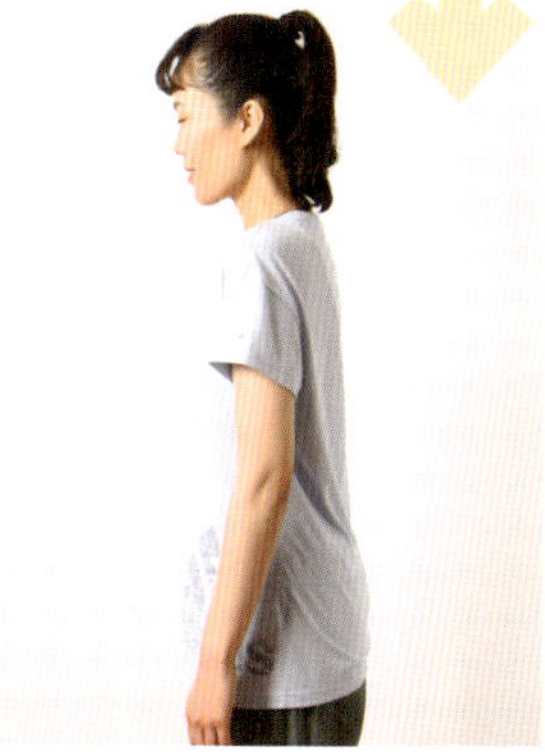

わずかにカラダを真上に伸ばしているが、背筋を反らしてはいない。十分に息を吸えている

NG

背中を反らさない！

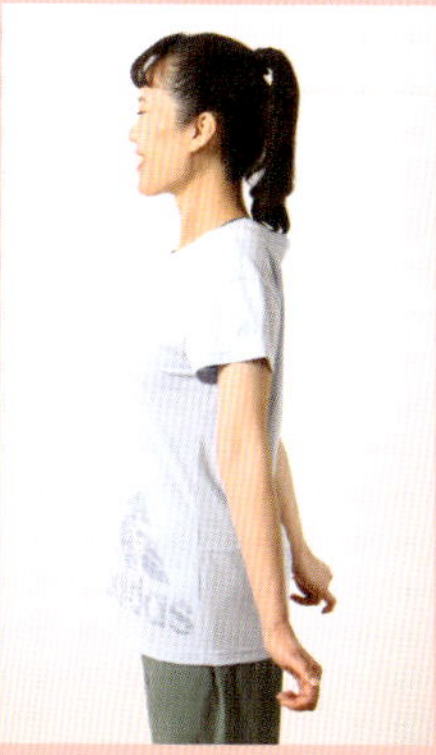

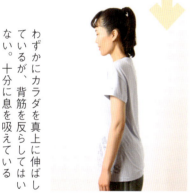

背筋を反らして胸を張っても、肺を効率よく膨らませることはできない

体内に酸素を取り込むことはできません。そればかりか胸部を硬くすることで上体のトラブルにもつながります。呼吸は立ち姿勢と密接に関係しています。トップ・オン・ドームで立ち、脳を安定させることによってカラダがリラックスし息を吸いやすくなるのです。

正しく立ち、口と鼻で同時に息を吸い、また、口と鼻で同時に息を吐きます。背筋は反らさず、肺を風船のように立体的に膨らませて呼吸しましょう。

カラダの痛みを解消・予防するための正しい動き方 3

重力に負けることなく座る

「座る」という動作は、重力に負ける形で腰を下ろすことではありません。きちんと軸を作って動くことで、腰やひざに痛みが出ない座り方を知り体得しておきましょう。

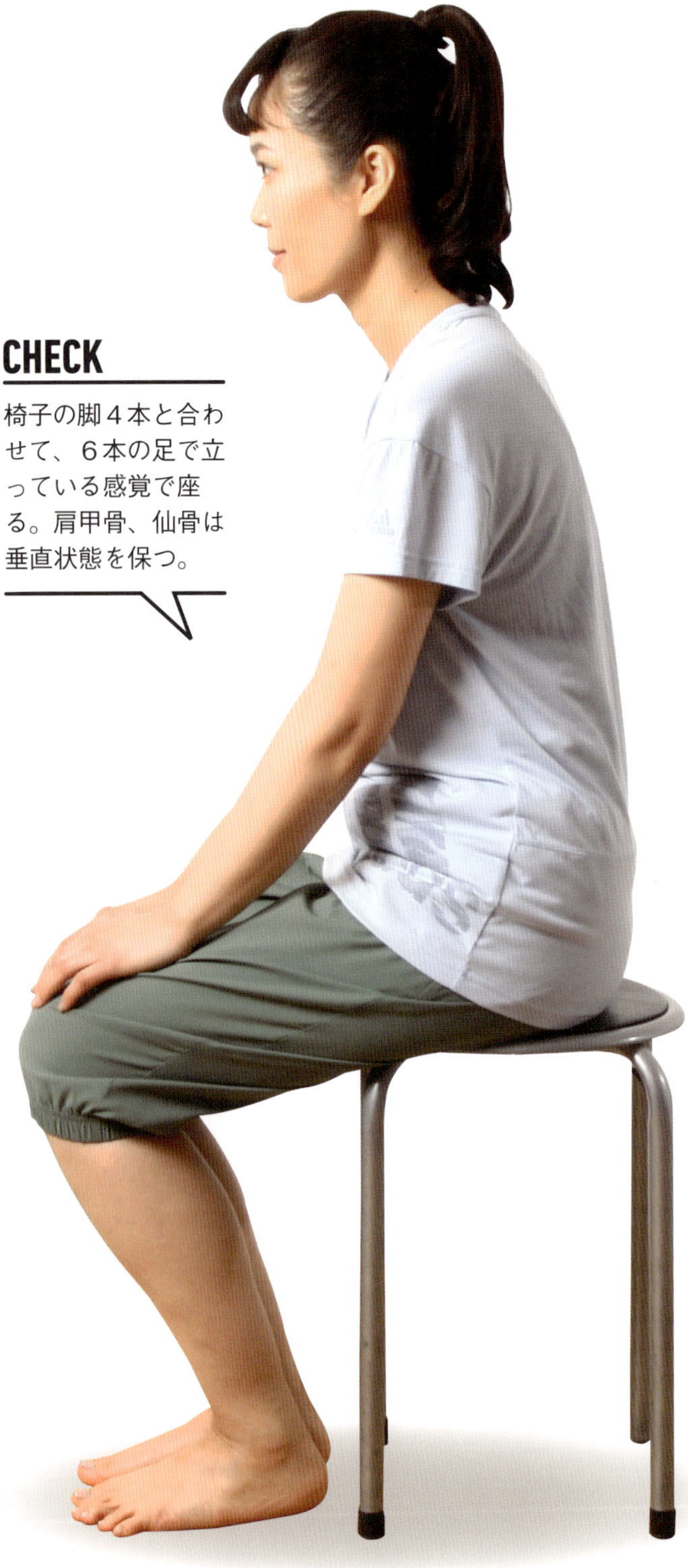

CHECK

椅子の脚４本と合わせて、６本の足で立っている感覚で座る。肩甲骨、仙骨は垂直状態を保つ。

座る

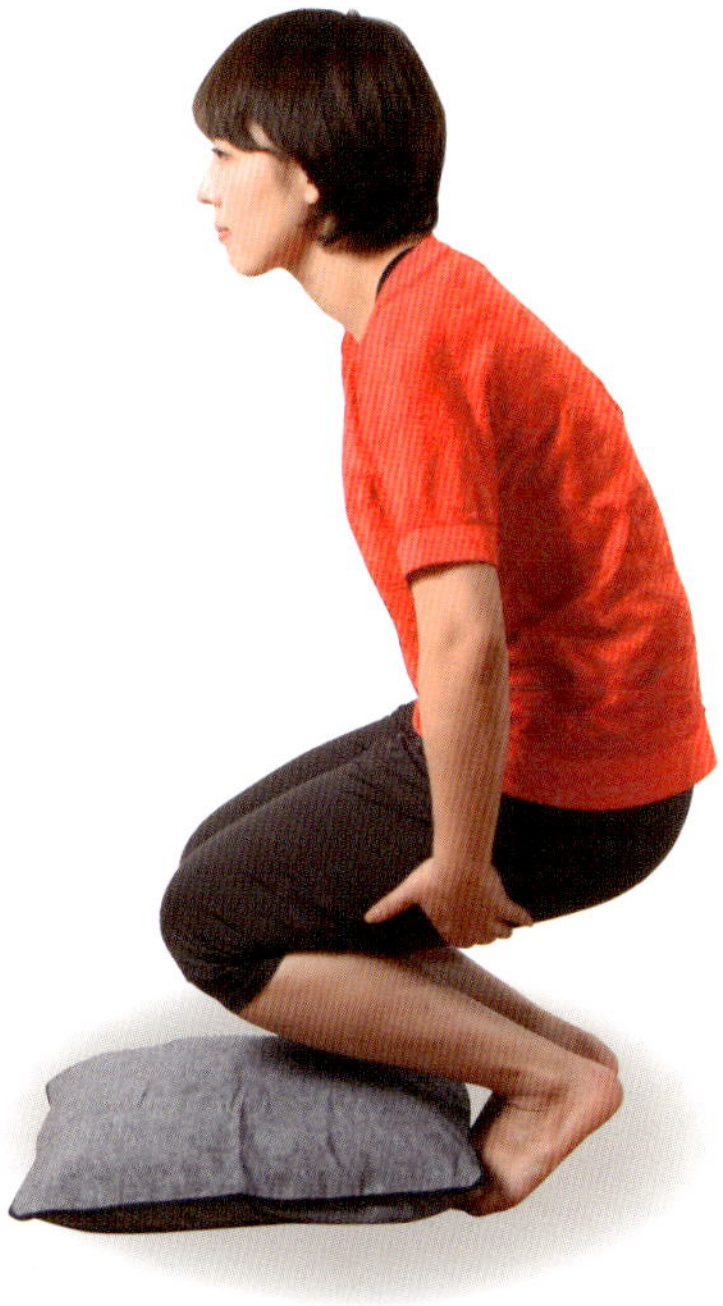

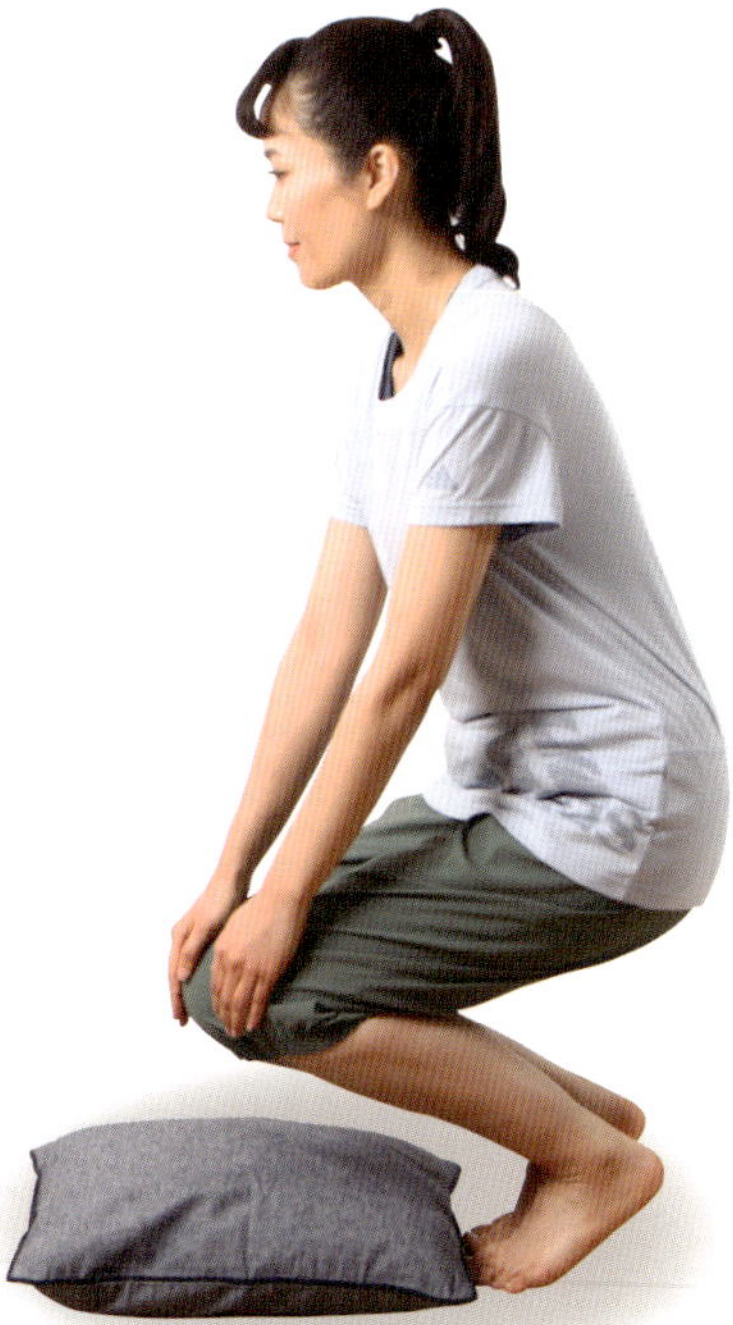

土踏まずに力をかけ 足の力で椅子に座る

「座る」という動作には、いくつかの種類がありますが、ここでは、日常生活のなかで最も多く用いられる「椅子に座る」「正座をする」について説明します。

まず、椅子に座る場合。

よくこんな場面を見かけます。

背中を丸めたままの姿勢で、重力に負けるように「ドスン！」とお尻を座面に落とす。これはNGです。立っている時と同様に座る際にも軸を保って動く必要があります。

椅子の前に立ち、そのままゆっくりとジャンプの準備動作の要領で頭蓋骨を土踏まずに近付けていきます。この時、足の力は抜きません。座ってからも肩甲骨、仙骨は土踏まずに対して水平に保ちます（36～37ページ参照）。

続いて、正座をする場合。

近年、正座をする機会は減っています。そのためか、正座をする際、あるいは長時間した後で腰を痛める人が増えています。

カラダにかかる負担を軽減するためにも重力に負けた座り方はやめましょう。軸を保ったまま、自分のタイプに合った動作で無理なく座ります。座った後、仙骨が垂直状態に保たれていれば、腰を痛めるリスクは軽減され、猫背になることもありません（38～39ページ参照）。

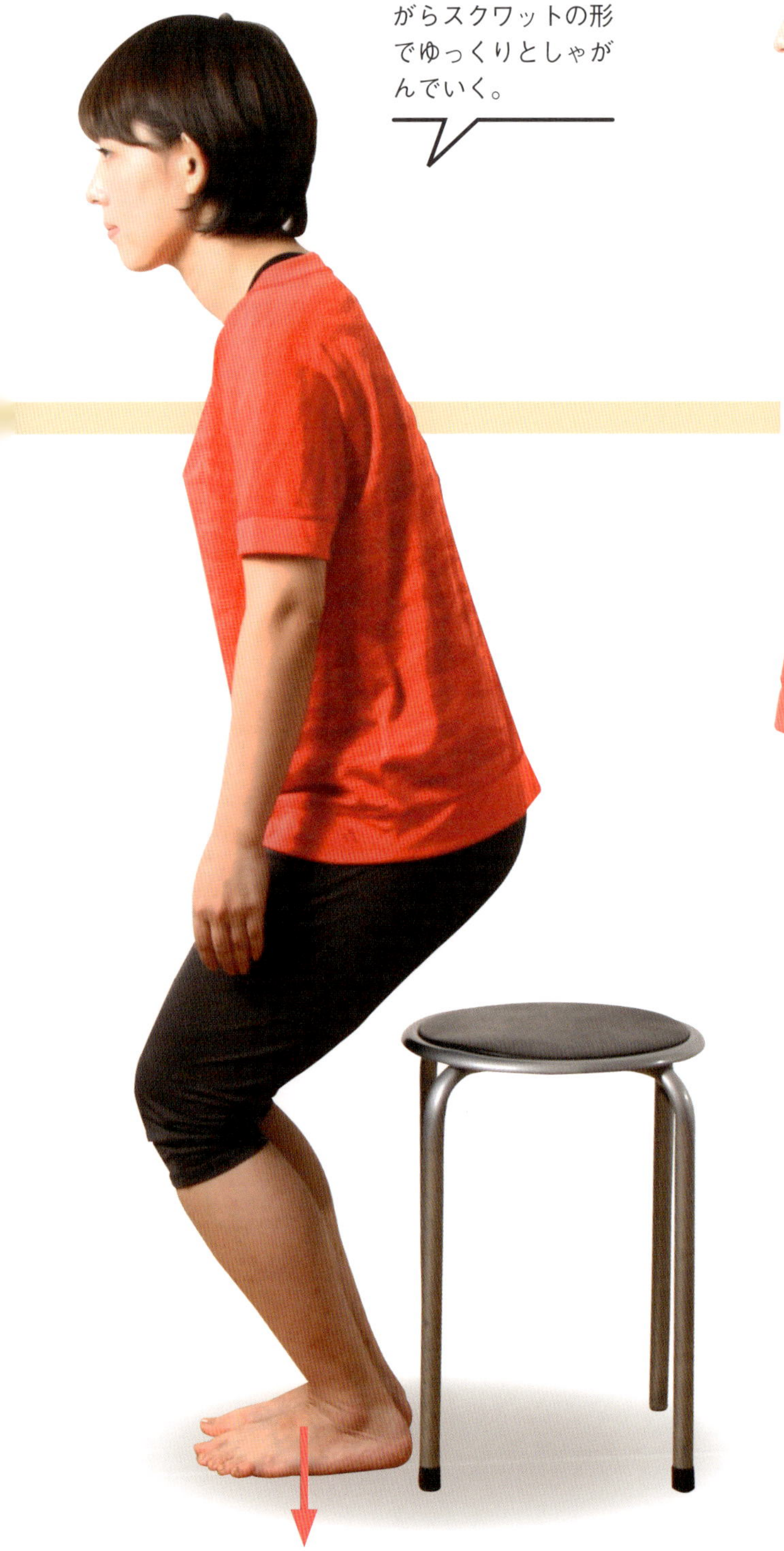

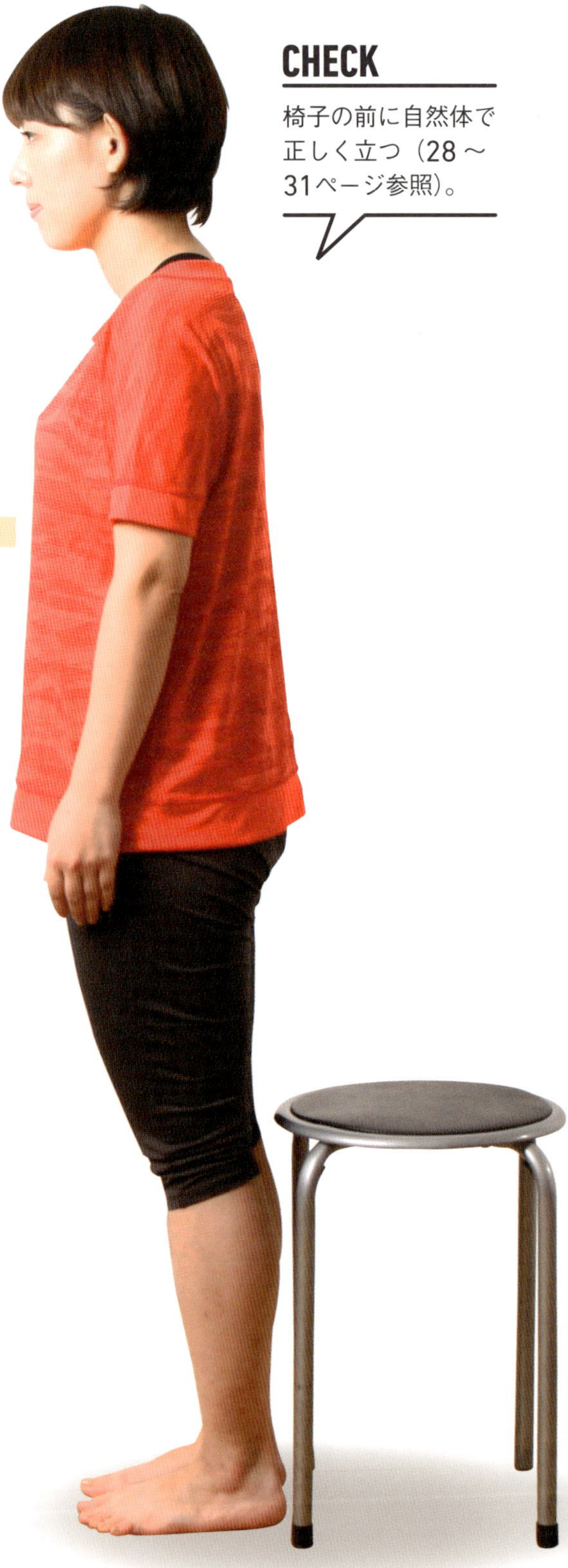

CHECK

椅子の前に自然体で正しく立つ（28～31ページ参照）。

CHECK

足裏に圧力を加えながらスクワットの形でゆっくりとしゃがんでいく。

椅子に座る

CHECK

肩甲骨と仙骨が床に対して垂直に位置していれば、猫背にはならない。

NG 軸が作れていない

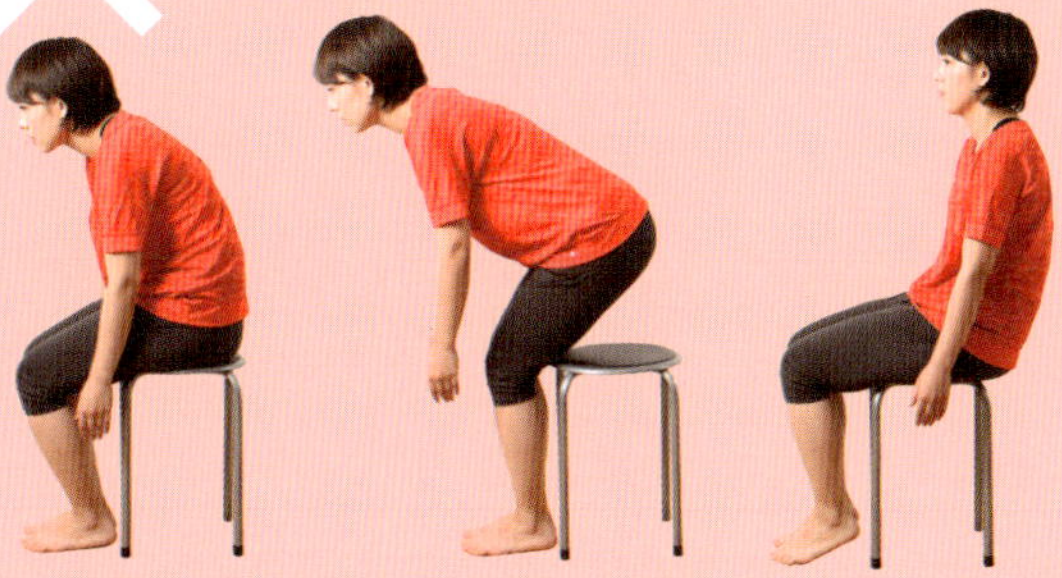

重力に負けるようにドスンとお尻を椅子に落としては腰に負担がかかってしまう。軸を作って動くことを心掛けよう

両手を前に出すとグラつかずに正しく座れる

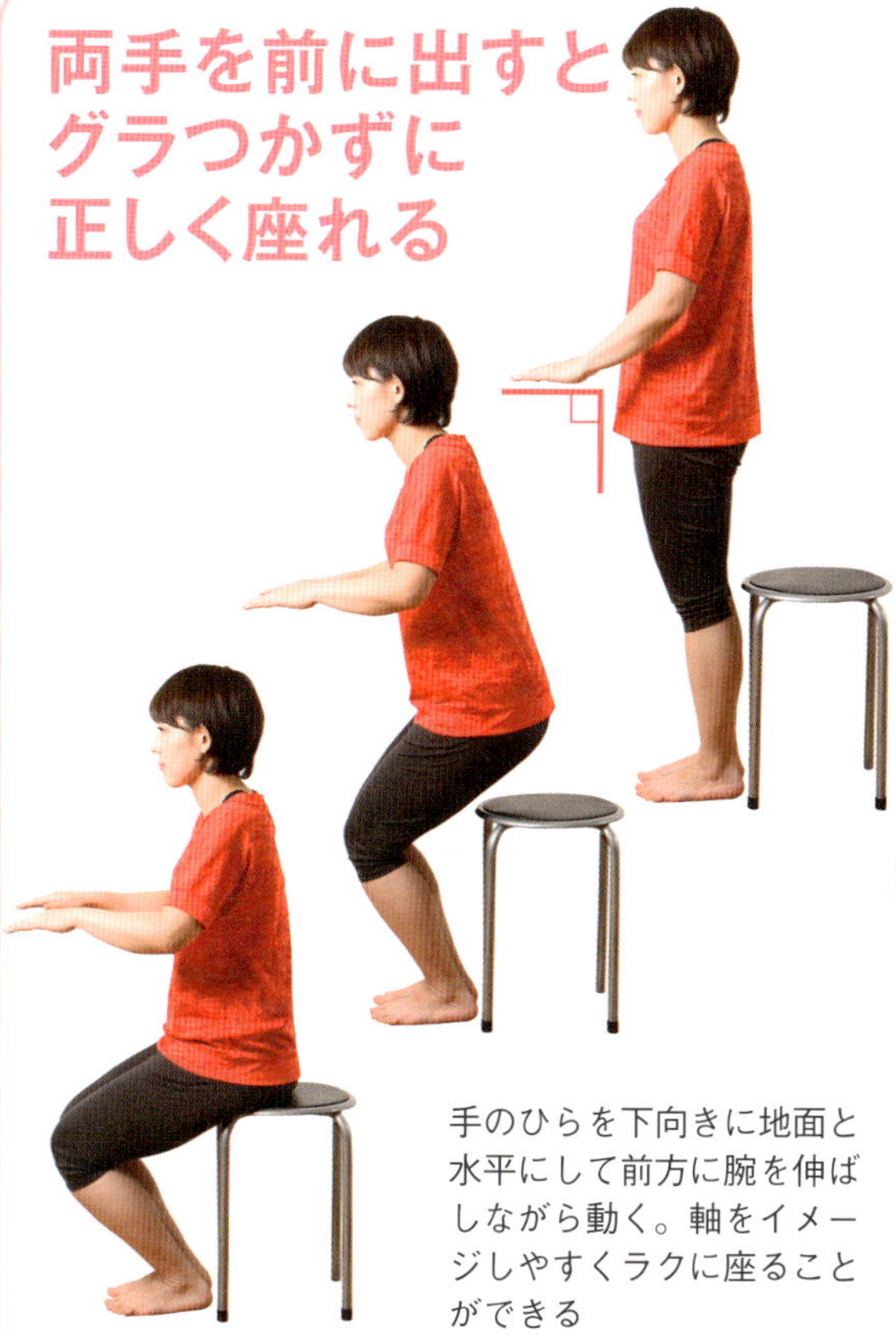

手のひらを下向きに地面と水平にして前方に腕を伸ばしながら動く。軸をイメージしやすくラクに座ることができる

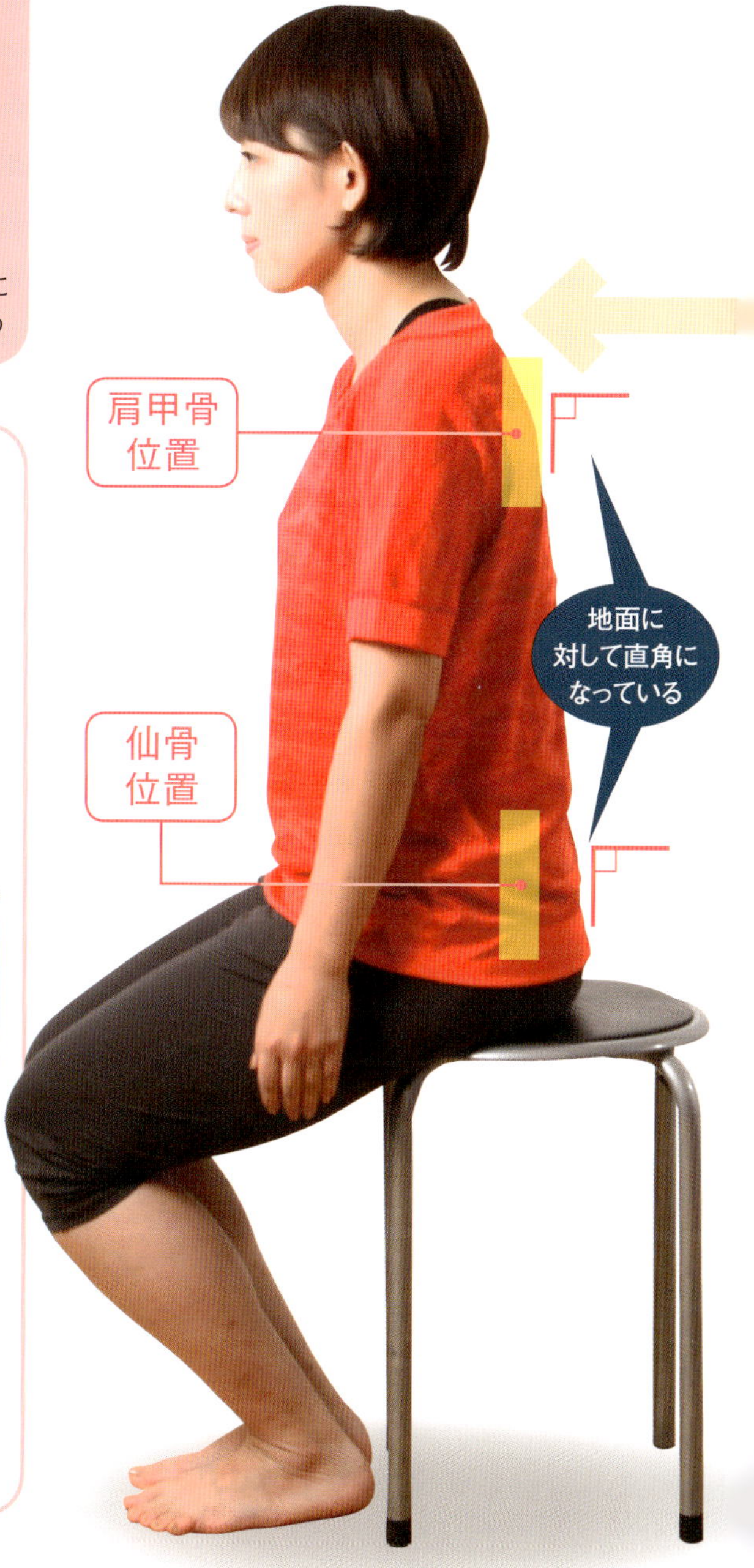

立った状態から軸を作った動きで正座をします。自分のタイプに合った無理のない動きで座ることで腰やひざなどの痛みの解消や予防に役立ちます。

Aタイプはこうして座る

1

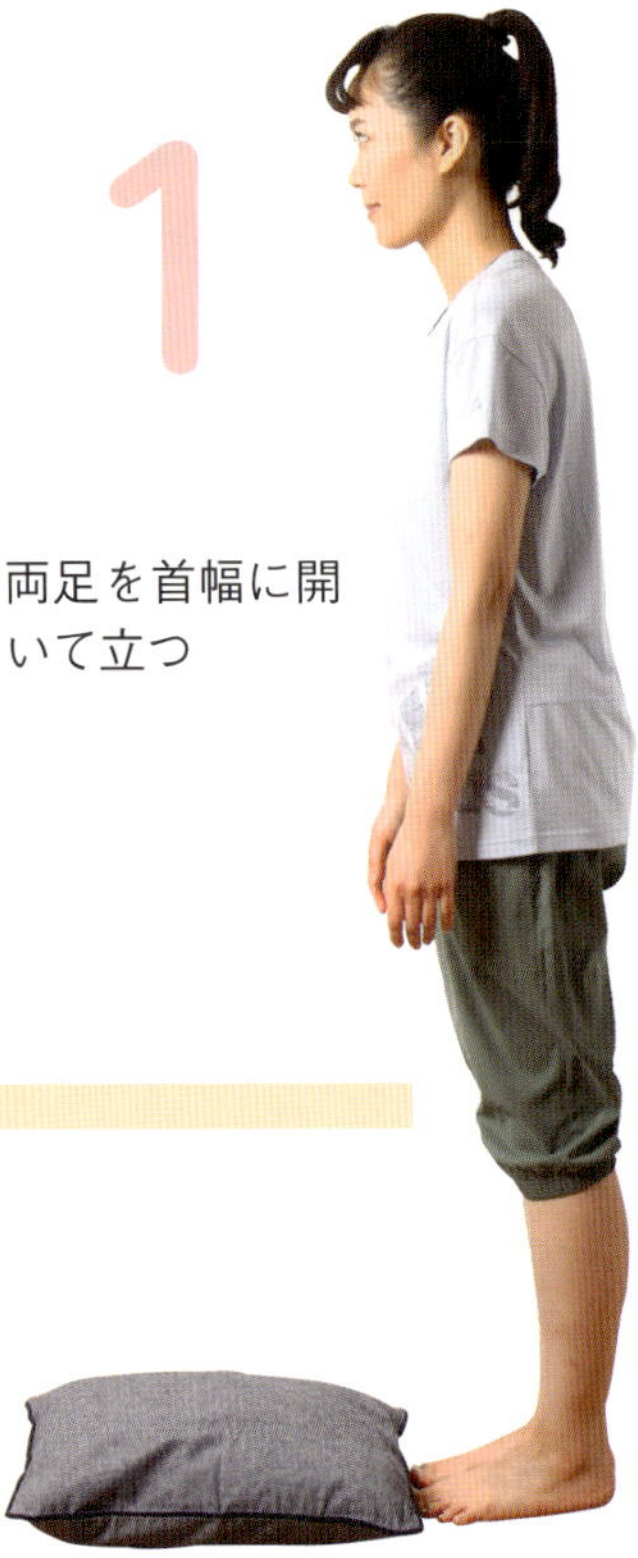

両足を首幅に開いて立つ

2

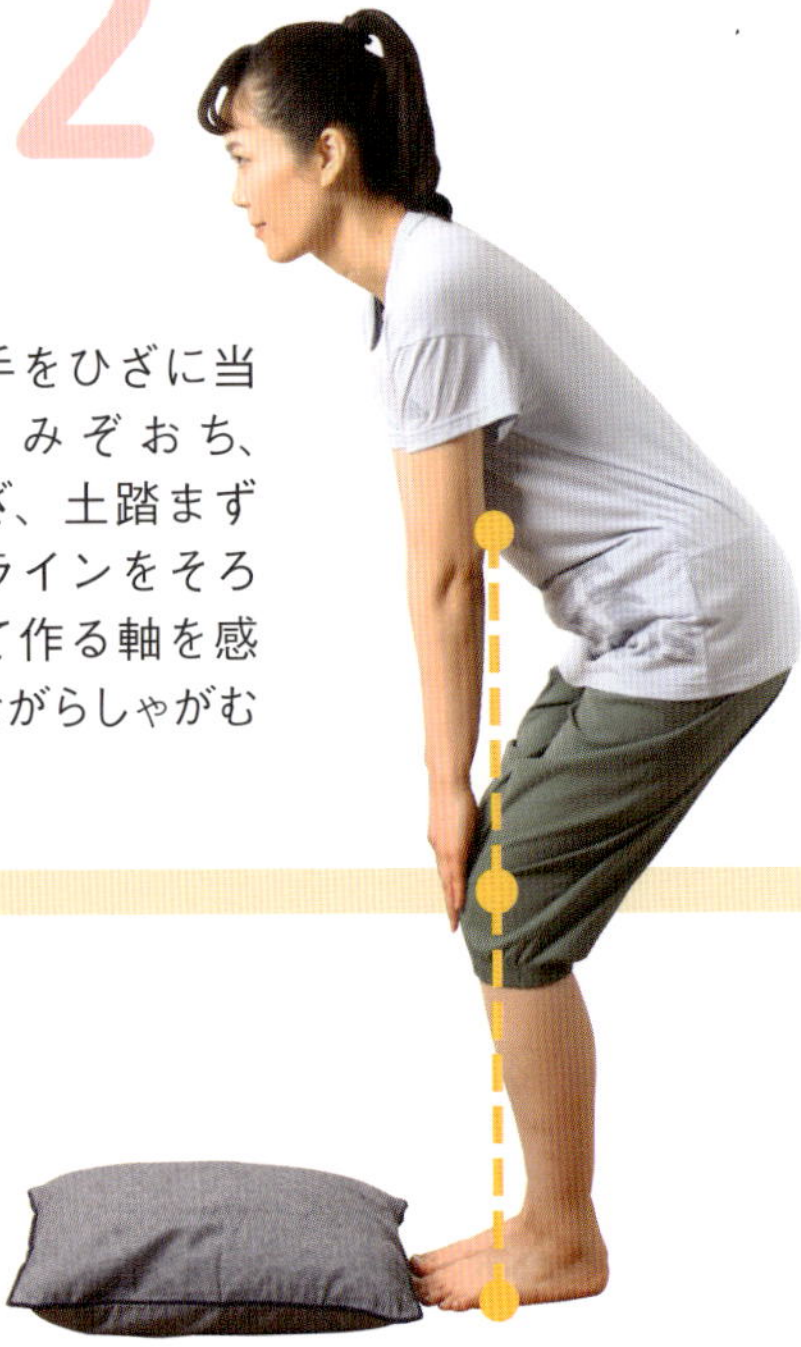

両手をひざに当て、みぞおち、ひざ、土踏まずのラインをそろえて作る軸を感じながらしゃがむ

Bタイプはこうして座る

1

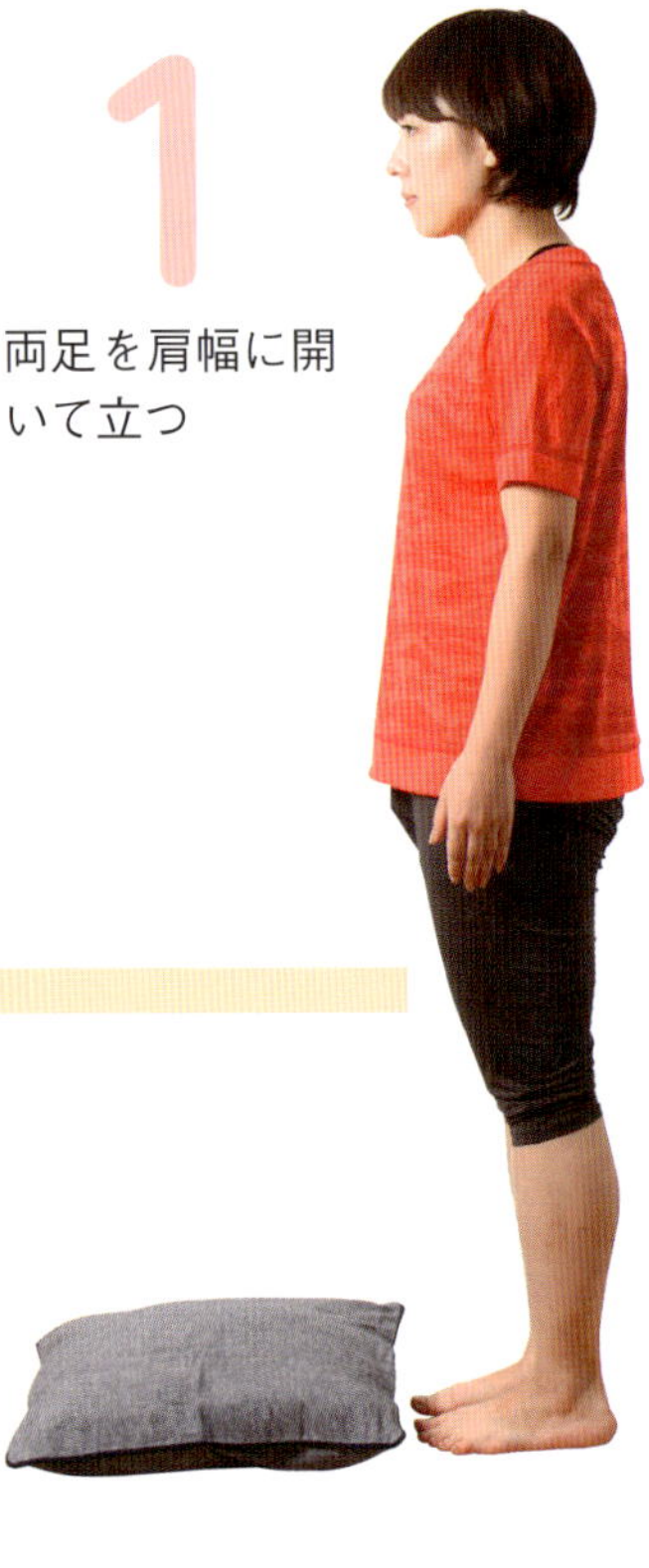

両足を肩幅に開いて立つ

2

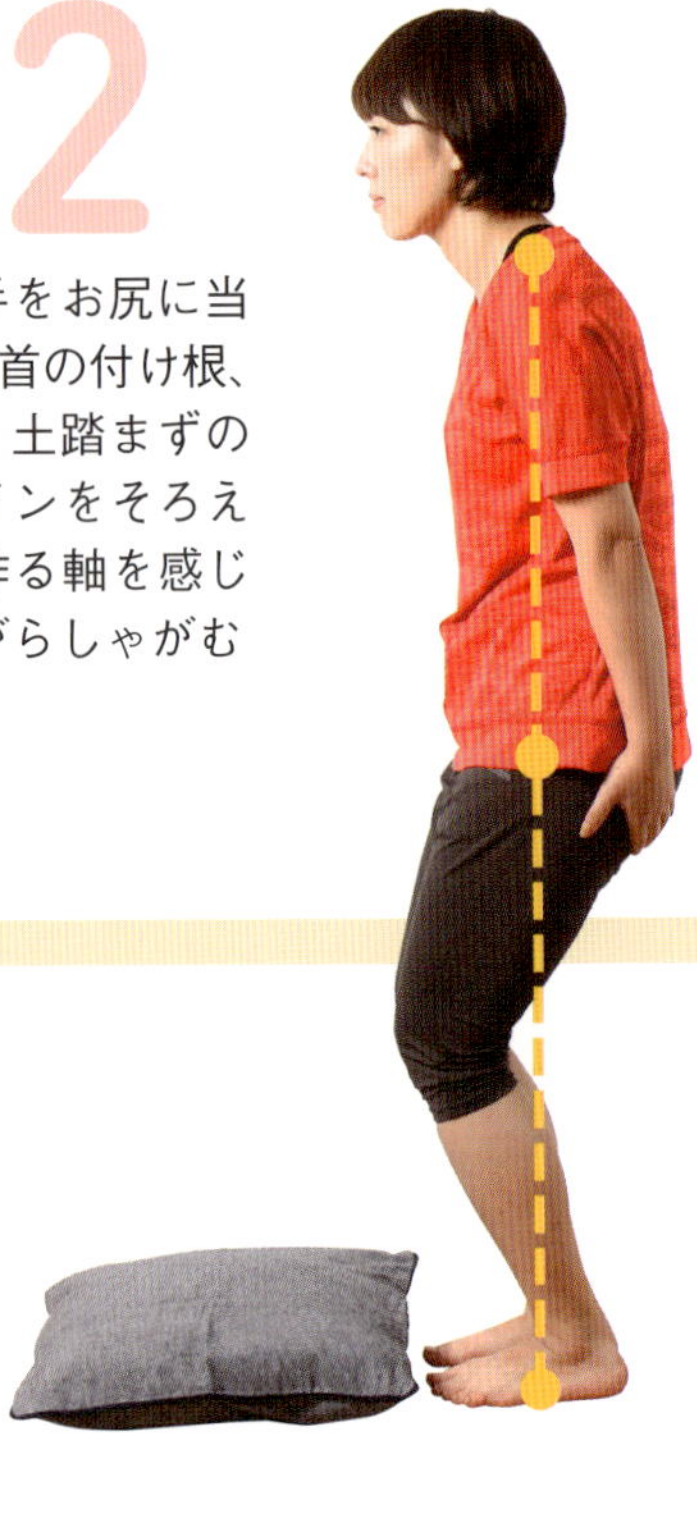

両手をお尻に当て、首の付け根、腰、土踏まずのラインをそろえて作る軸を感じながらしゃがむ

正座をする

3 両ひざに手を当てたまま、ゆっくりと腰を下ろしていく

4 両ひざを座布団の上に下ろしてから土踏まずを上向きにする

5 腰を下ろし正座する。背中は力《りき》ませない

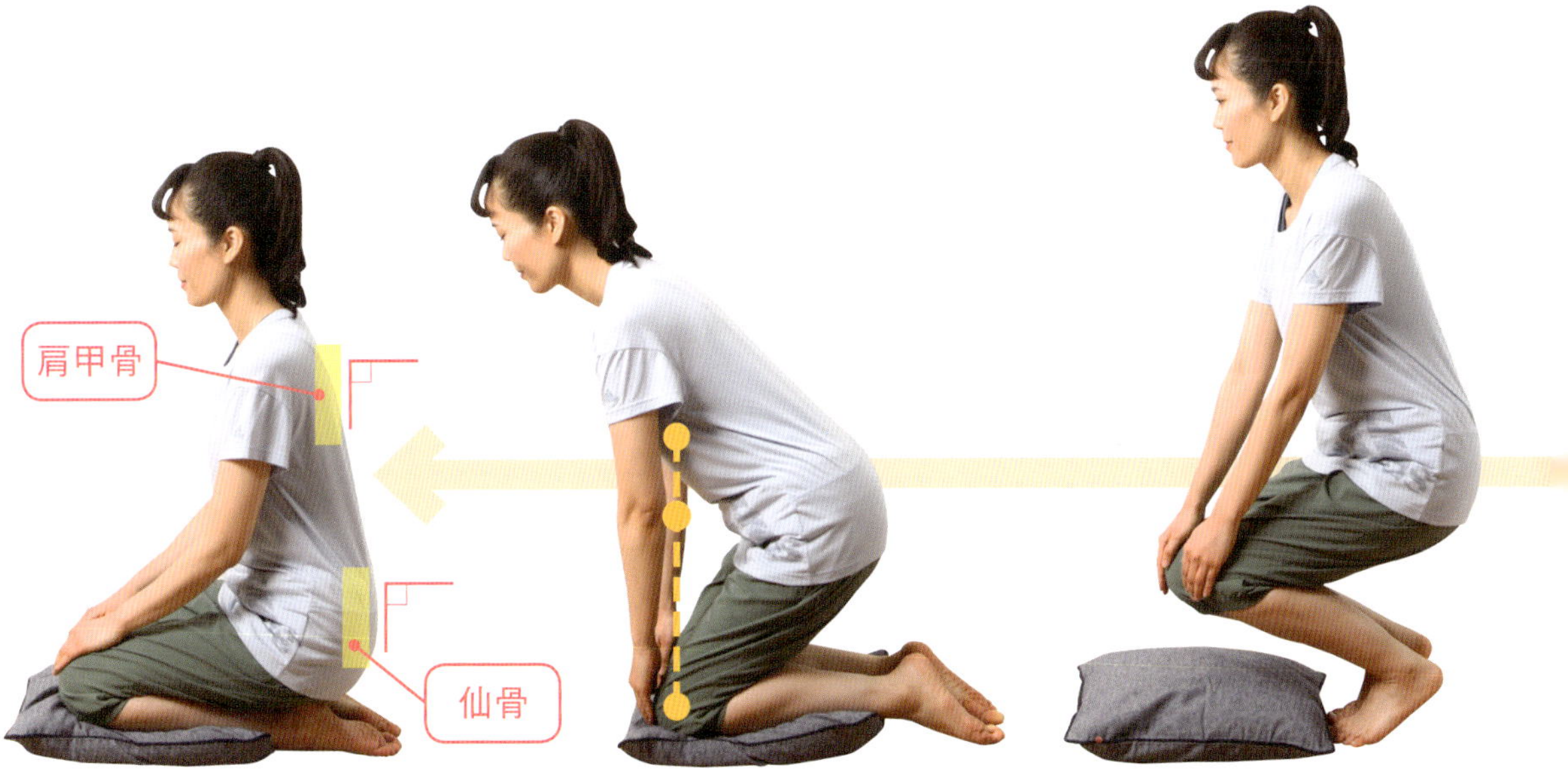

3 ひざを完全に曲げきり、つま先で立つ状態になる

4 上半身をわずかに前傾させて土踏まずを上向きにする

5 腰を下ろして正座する。背中は丸めない

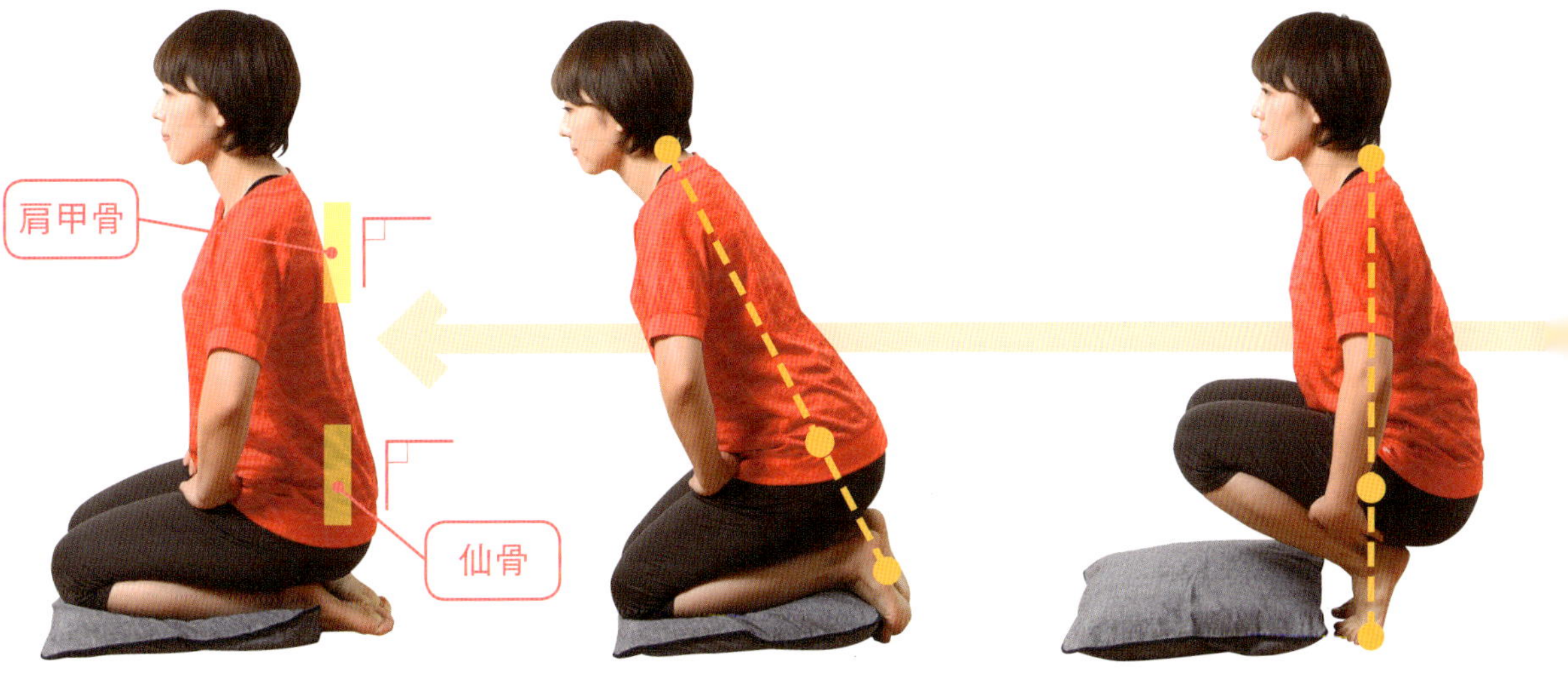

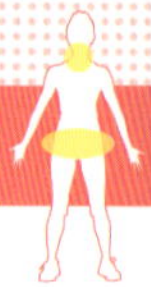

寝る

CHECK

寝入る前に、頭から肩の下の部分までを枕に乗せて、肋骨が下がるような姿勢をとる。

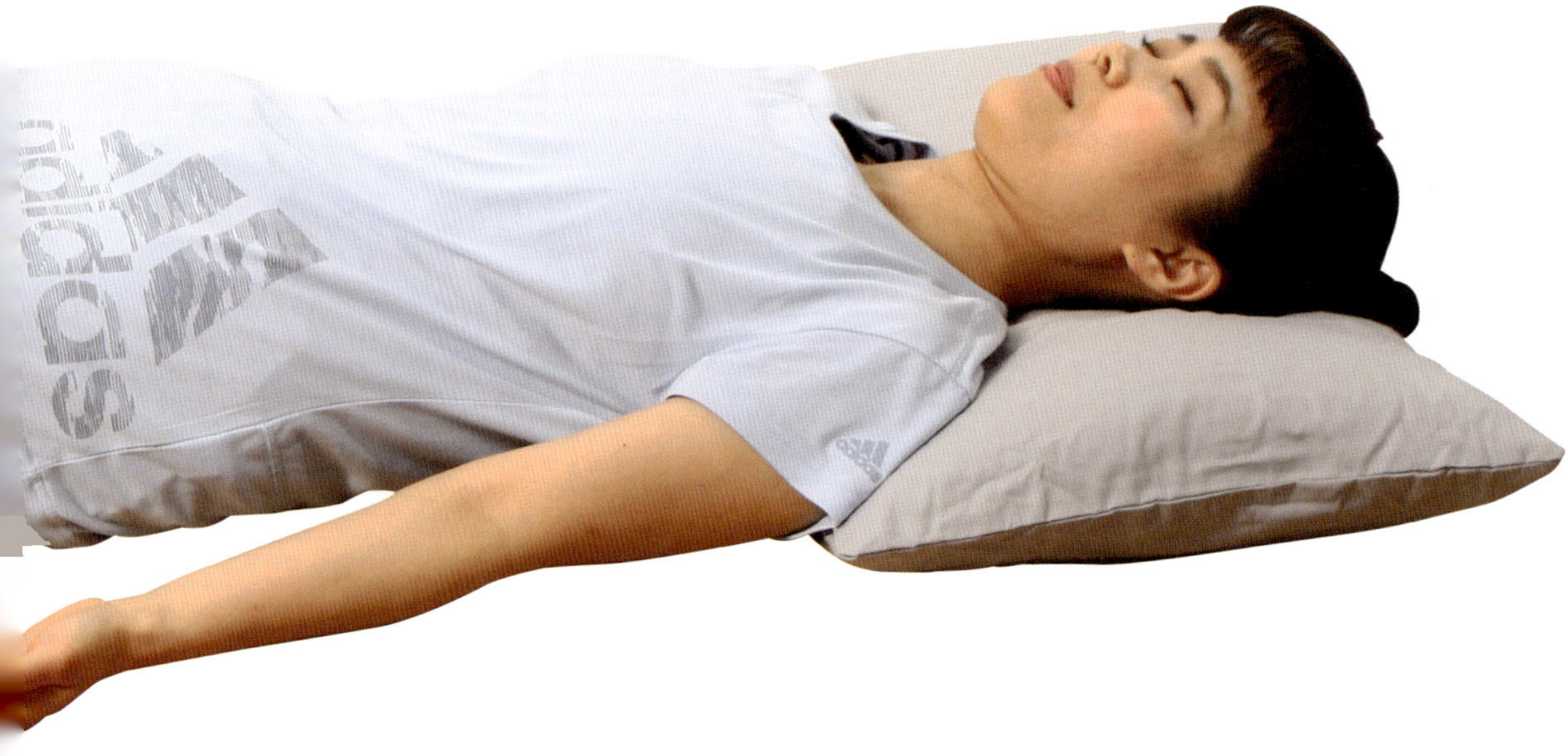

眠ってカラダを休めるはずなのに、「痛める」危険性も

こんな悩みをよく耳にします。

「1日6時間くらいは眠っているはずなのに、カラダの疲れが次の日になっても抜けていないんですよ」

「たっぷり寝ると寝方が悪いのか、カラダに痛みを感じるんです」

「20代の頃はグッスリと眠れたのに、40代後半くらいから夜中に何度も目を覚ますようになってしまいました」

現代社会において、「寝る」ことに関して悩みを抱えている人は少なくありません。

快適な睡眠を得られるか否かで、翌日のコンディションは変わります。それにより日常生活に影響が生じますから毎晩、心地よく眠りたいものです。

また、カラダを休めるために眠るのに、その間に首や腰を痛めて

カラダの痛みを解消・予防するための正しい動き方 4

カラダを委ねて

充実した睡眠でカラダや心、脳の、日常生活で蓄積した疲労をしっかりと取り除くことでリセットできれば、コンディションが良化しエネルギッシュに動けます。また正しい姿勢で寝ることで首や腰の痛みも改善できます。

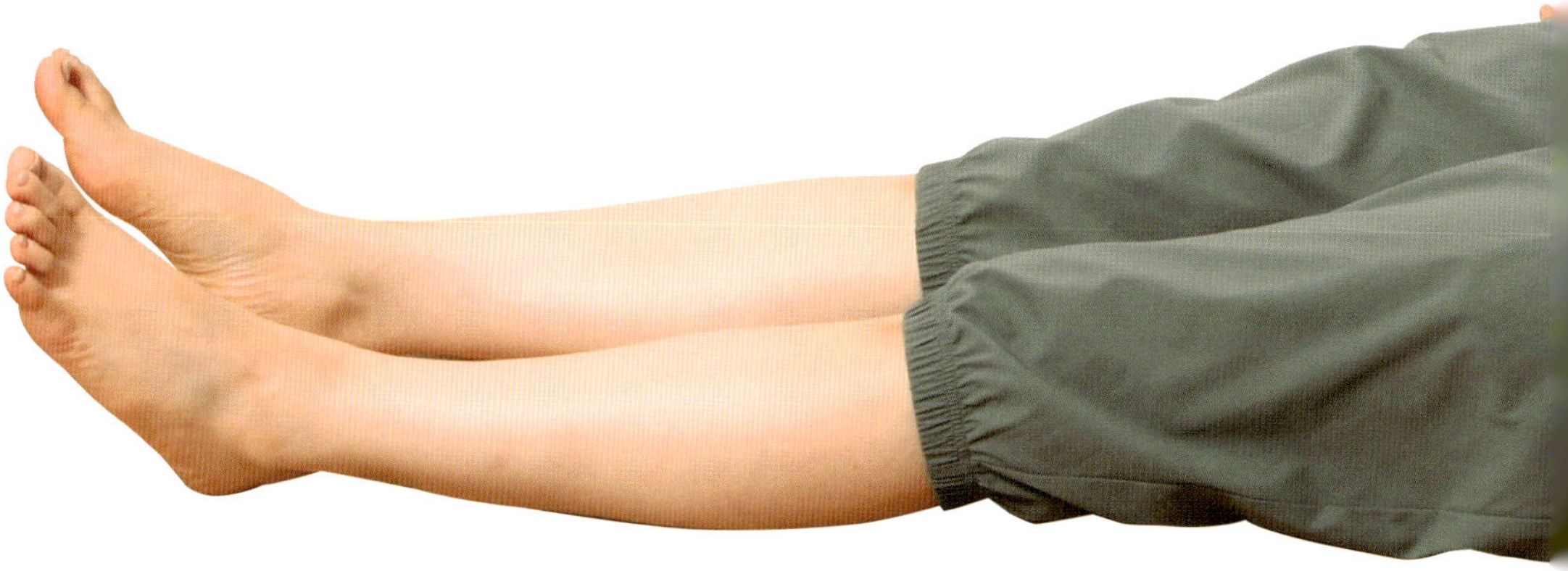

しまっては意味がありません。「寝る」ことに悩みを抱いている人は、まずは、自分の寝る時の姿勢について考えてみましょう。

心地よく眠るために一番大切なことは、「上手にカラダの力を抜いて布団に身を委ねる」ということです。

あなたは、あおむけになって寝た時、あごが上がり、腰と布団の間にすき間を作ってはいませんか？

もし思い当たるなら、それはカラダが緊張した状態で寝ているということになります。これでは、なかなか疲れは取れませんし、カラダを痛めかねません。

次ページ（42〜43ページ）では「正しく寝る」について解説します。今夜から早速、試してみてください。

首や腰が安定する寝方

全身を委ねてリラックスしている

CHECK

体幹部の力が抜けていて、肩甲骨と仙骨が床に対して水平に密着している。

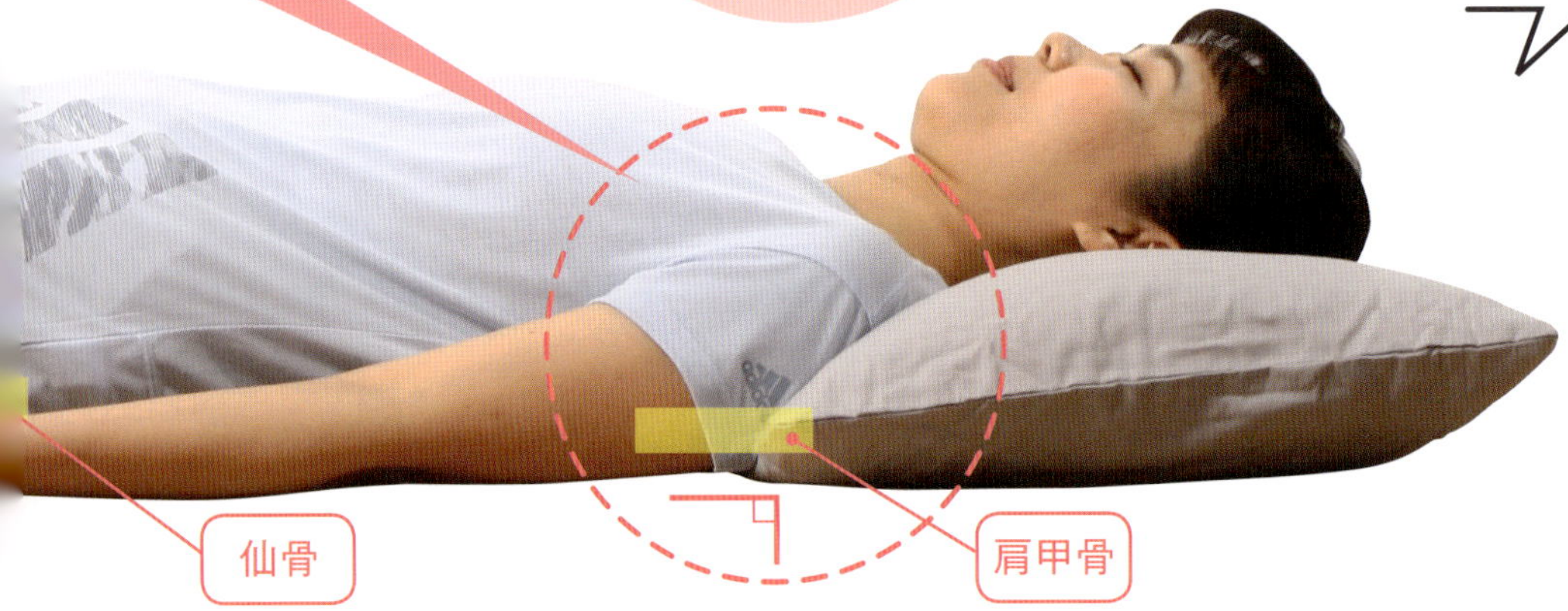

首や腰を痛める寝方

カラダの緊張が解けていない

CHECK

体幹部の力が抜けていないために、首の付け根と腰の部分にすき間ができてしまっている。

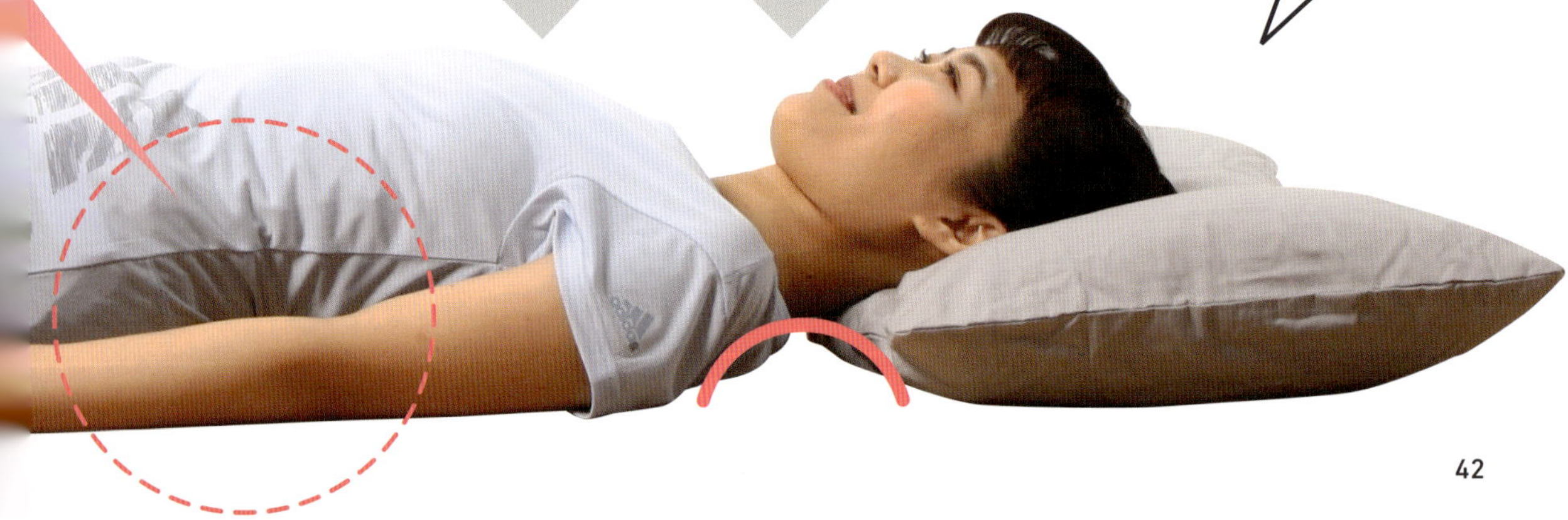

寝る

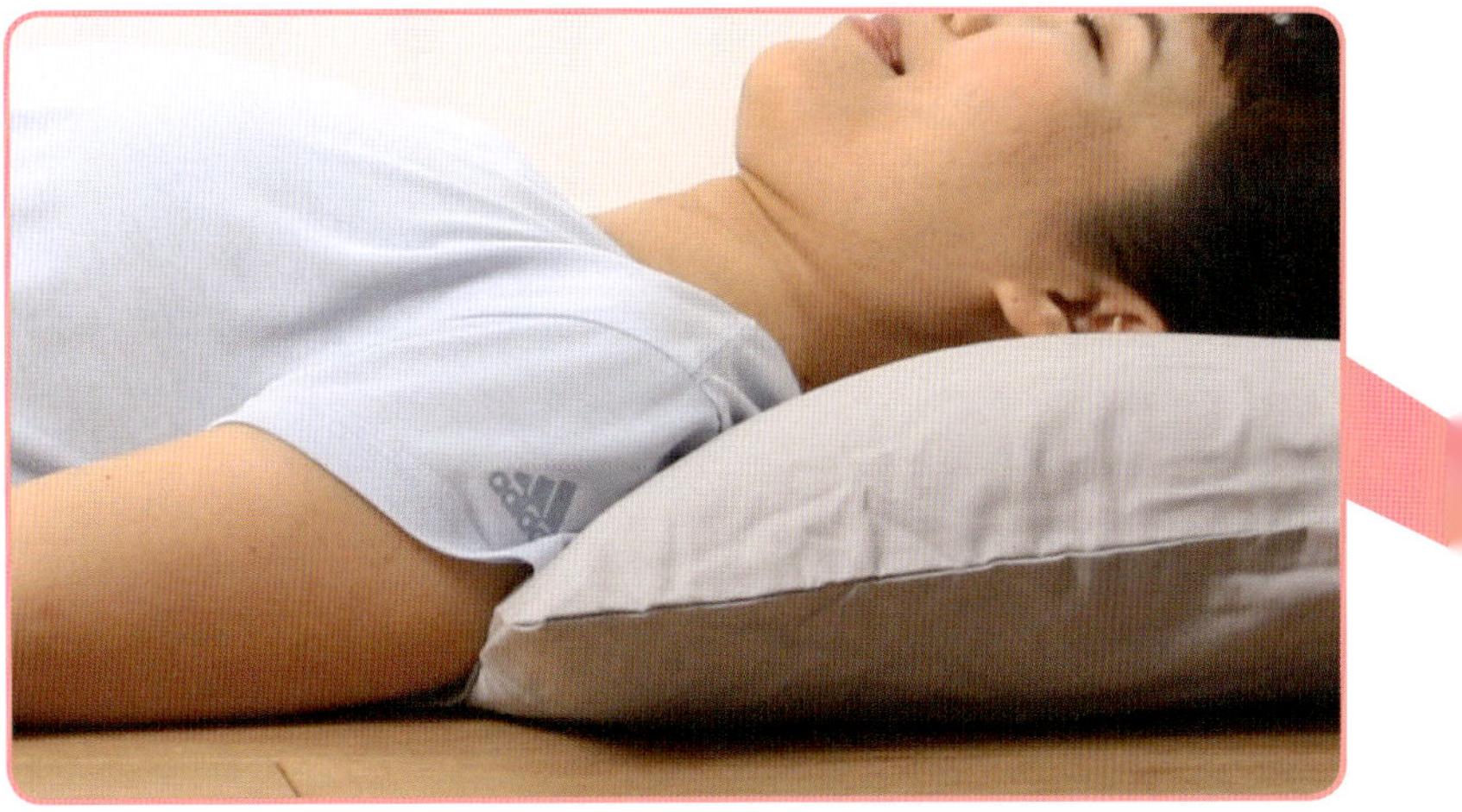

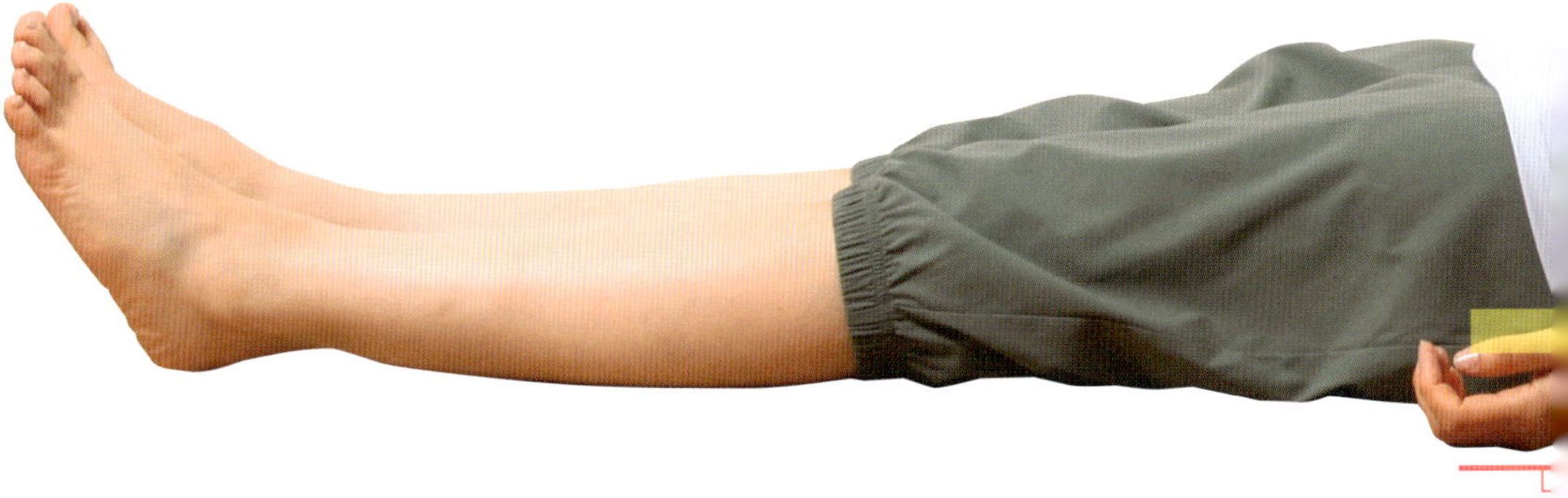

枕の上に肩の上部も乗せる

肩甲骨下に枕を入れることで、仙骨が床に密着。腰部の反りを防ぐことができる。

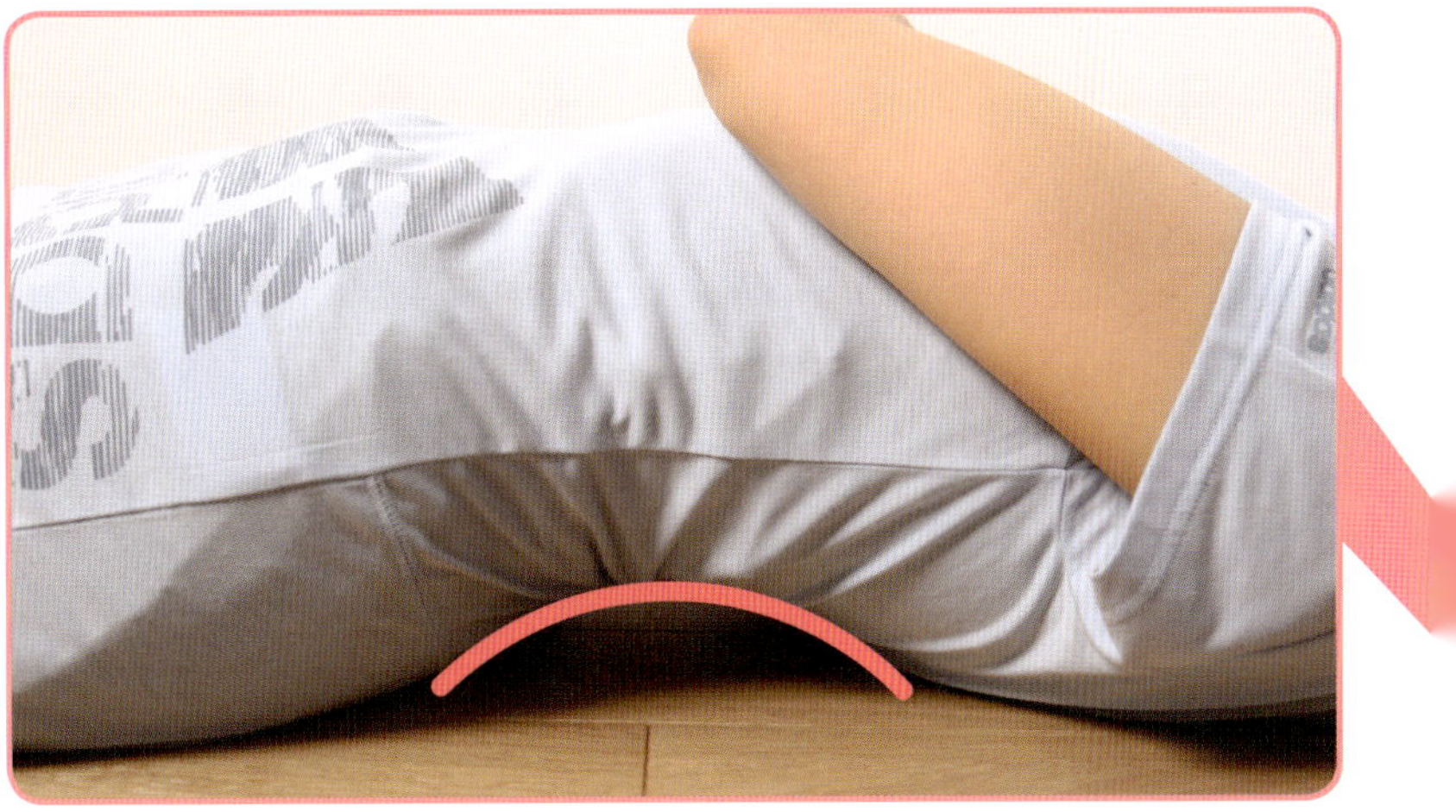

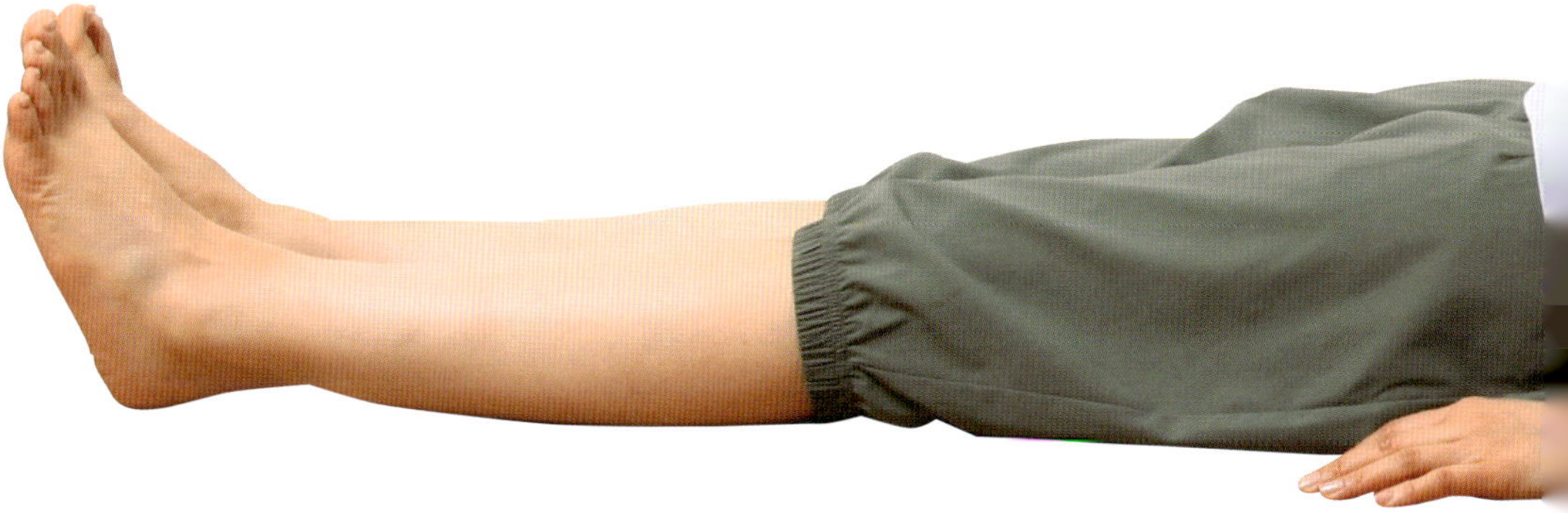

背中と布団の間にすき間ができてしまう

腰が反ってしまっているためにすき間が生じている。この状態で寝ていると腰を痛めかねない。

解消できる
主なつらさ　腰痛　首の痛み

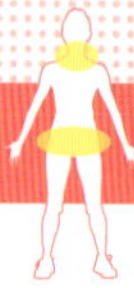

起き上がる

Aタイプはこうして起き上がる

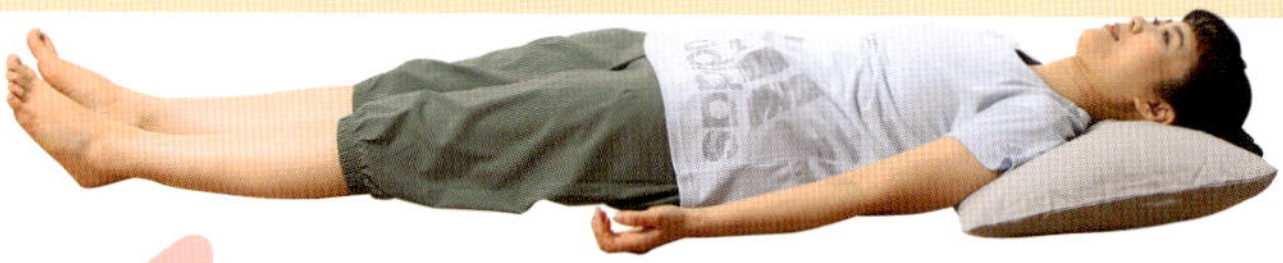

1　足を首幅に開き、力を抜いて寝ている状態

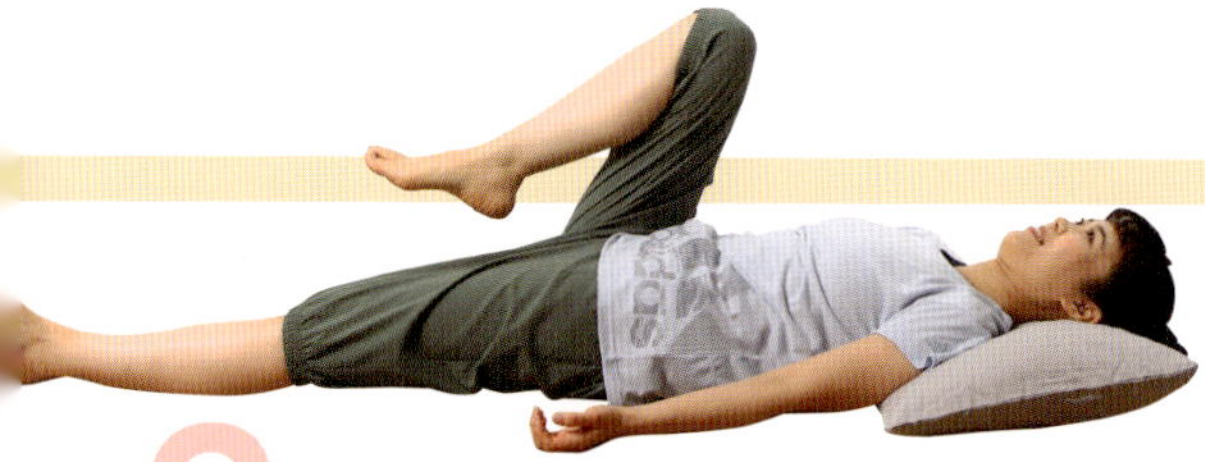

2　片足を少し浮かせた後、引き付けるようにして片ひざを曲げる

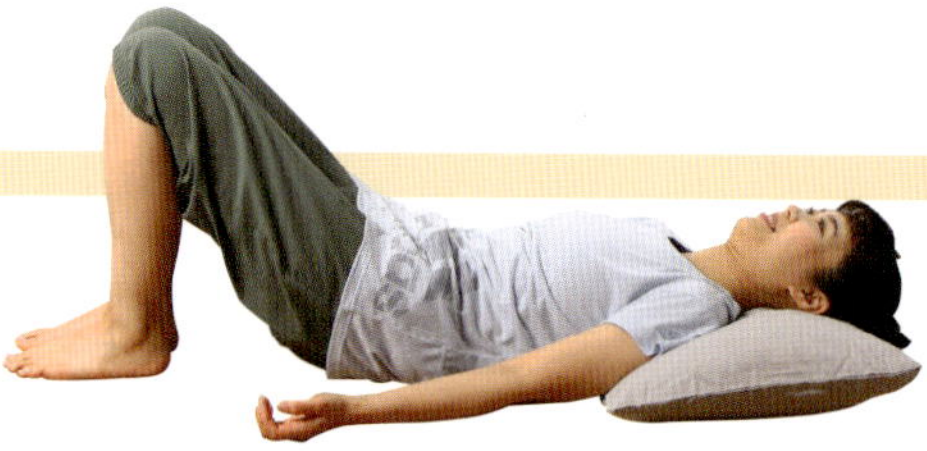

4　両ひざを立てた状態

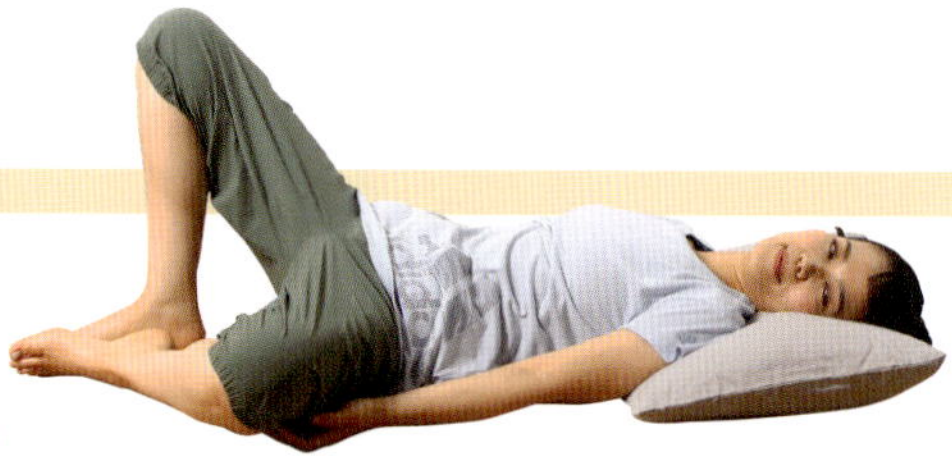

5　顔を起き上がる側に向け、同じ方向に片脚を倒す。この時に大切なのは、土踏まずを上に向ける意識を持つこと

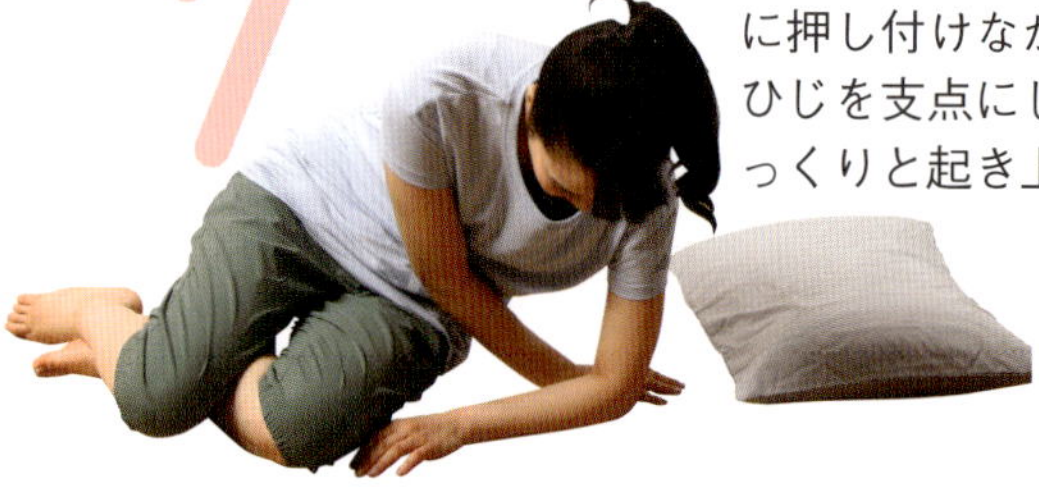

7　右手のひらを床（布団）に押し付けながら、左ひじを支点にして、ゆっくりと起き上がる

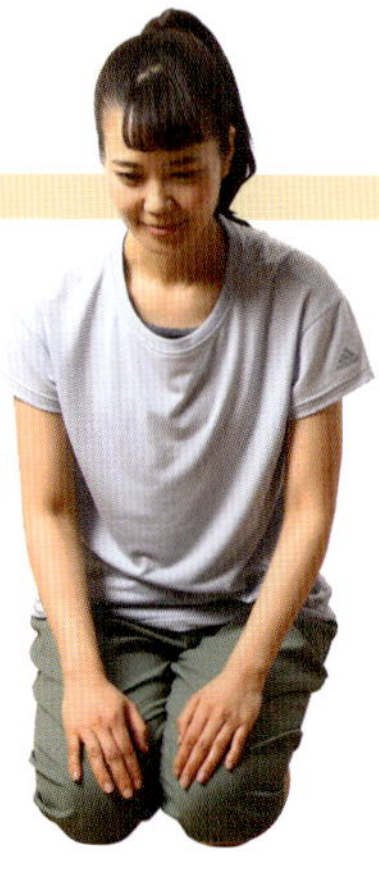

8　正座に移行する

カラダの痛みを解消・予防するための正しい動き方 5

寝た状態から無理なく

寝た状態から起き上がる際に腰などを痛めてしまう人も少なくありません。またすでに腰や首などに痛みを抱えた状態では起き上がるのも一苦労です。ここでは負担の少ない筋力に頼ることのない動き方を紹介します。

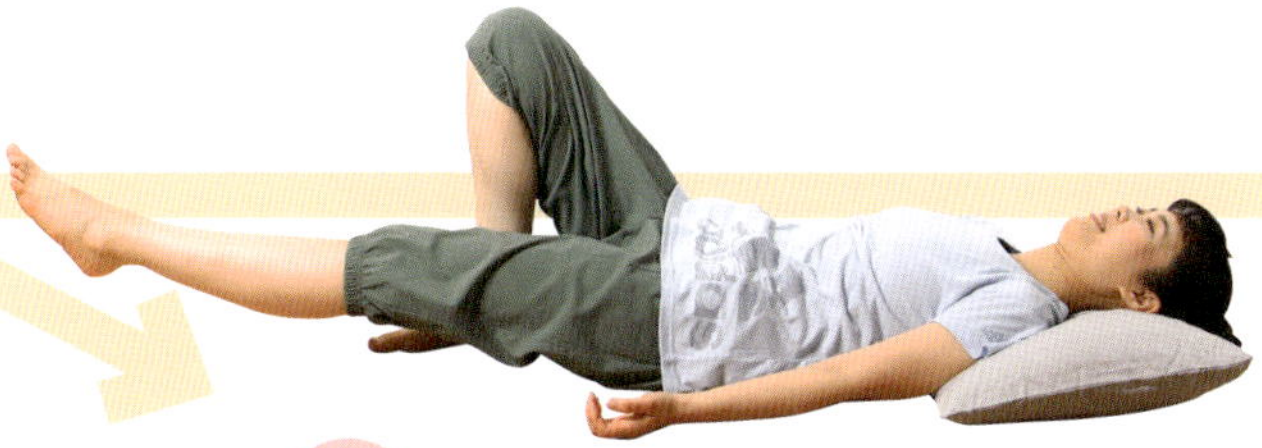

3 もう一方の足も一度、少し浮かせ、その後、引き付けるようにしてひざを曲げる

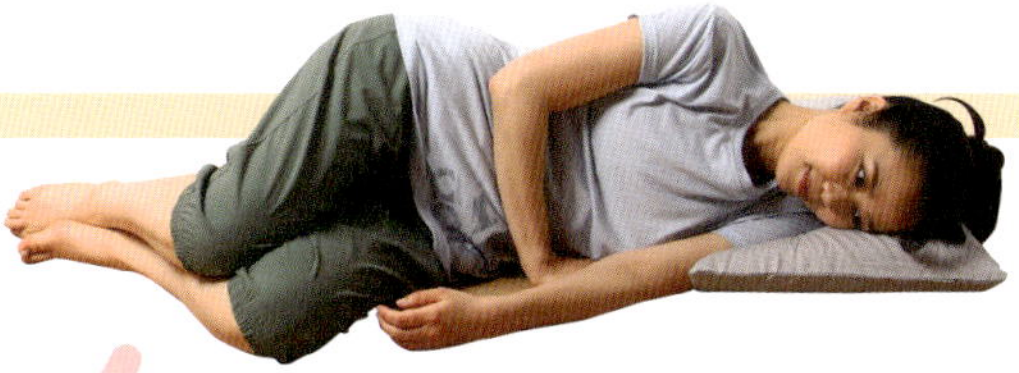

6 もう一方の脚も土踏まずを上に向ける意識で起き上がる方向に倒し上体を回す

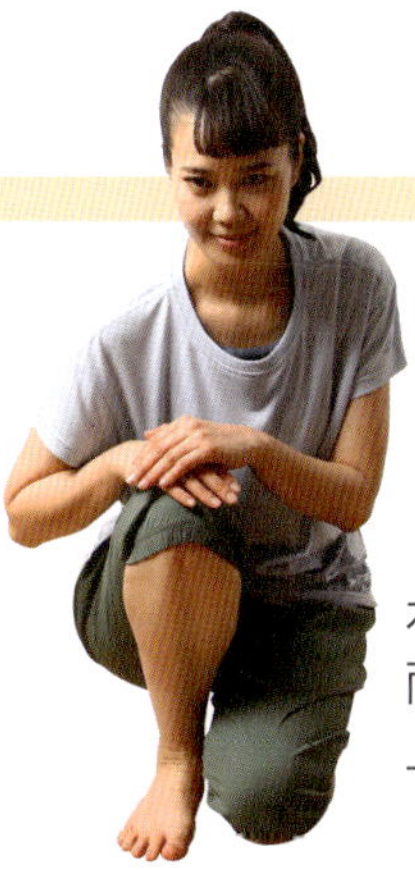

9 右ひざを立てて、両手を右ひざの上で重ねる

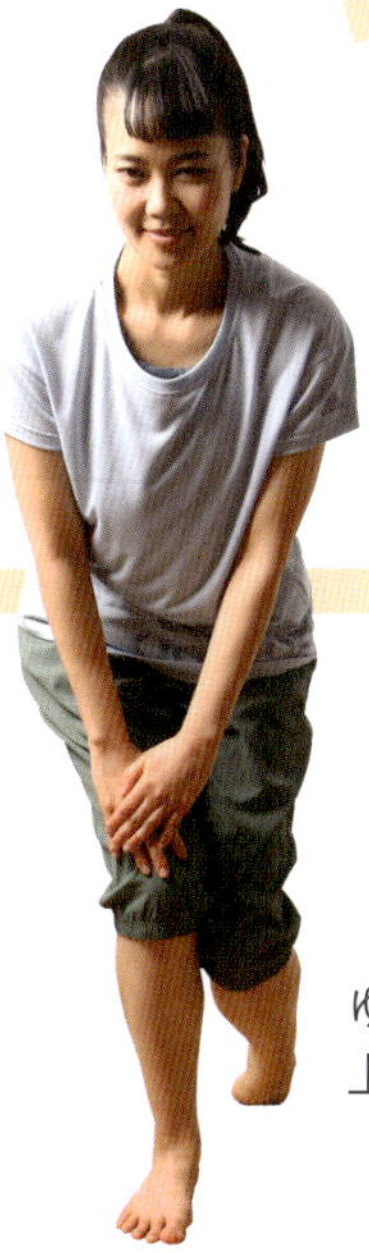

10 ゆっくりと立ち上がる

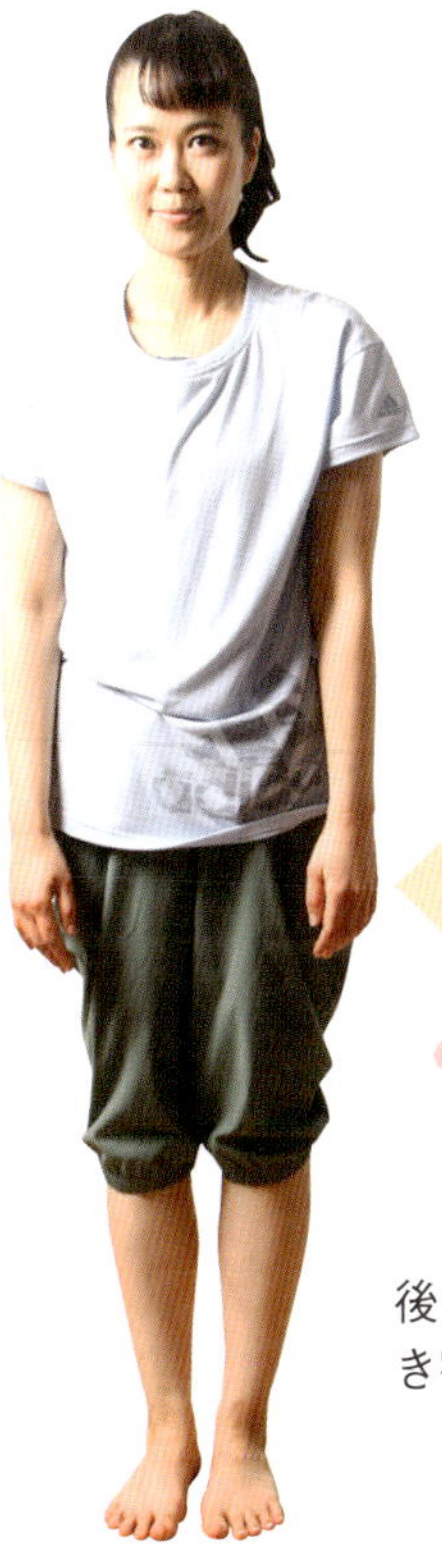

11 後ろ足を前に引き寄せて立つ

Bタイプはこうして起き上がる

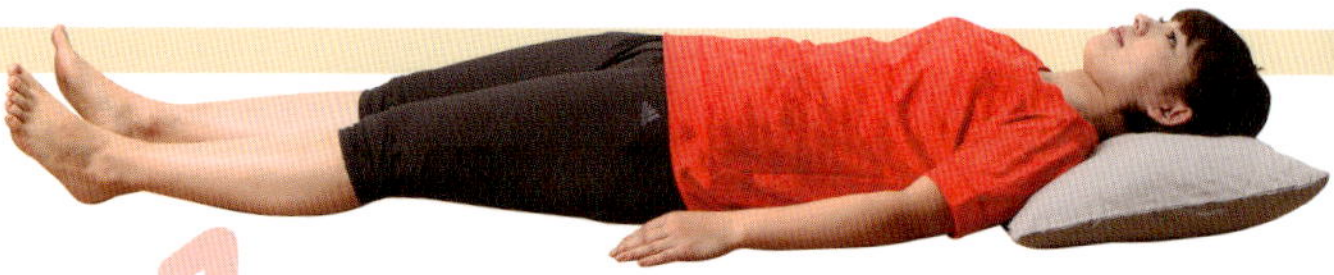

1 足を首幅に開き、力を抜いて寝ている状態

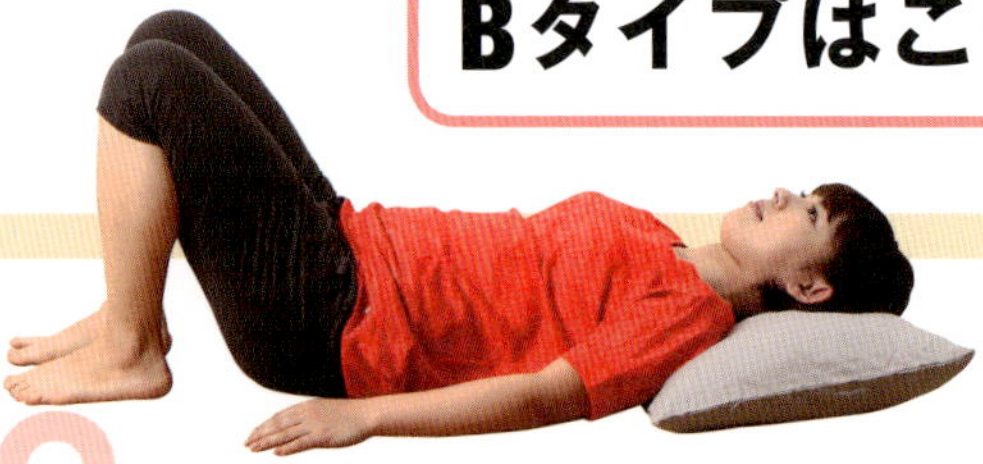

2 かかとをお尻に引き付けるようにして両ひざを立てる

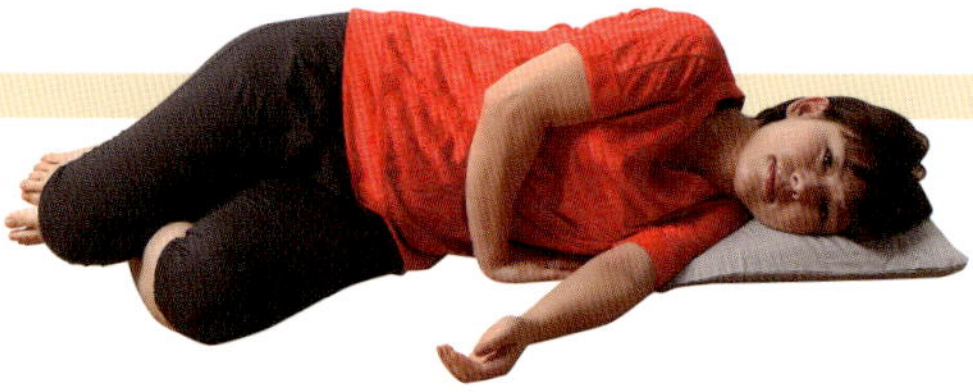

4 もう一方の脚も土踏まずを上に向ける意識で起き上がる方向に倒し、上体も回す

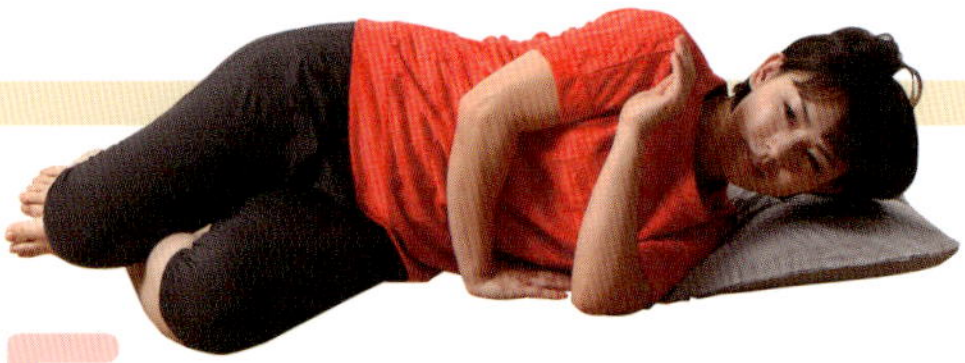

5 右手のひらと左ひじを床（布団）に密着させる

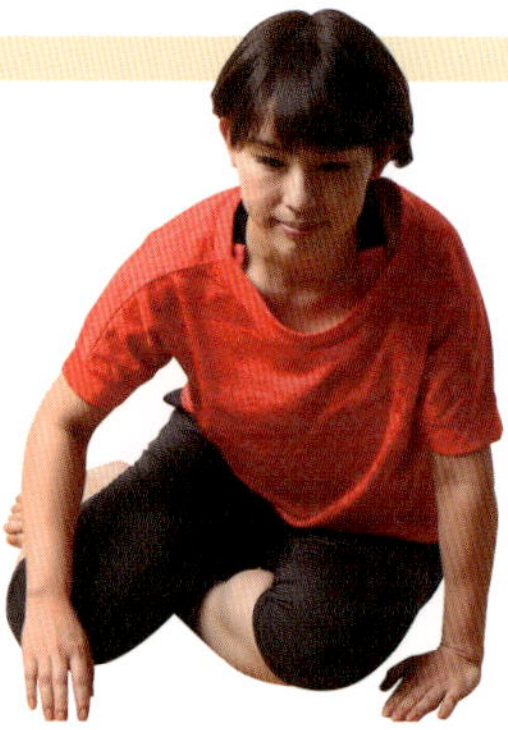

7 自然にカラダが起き上がる

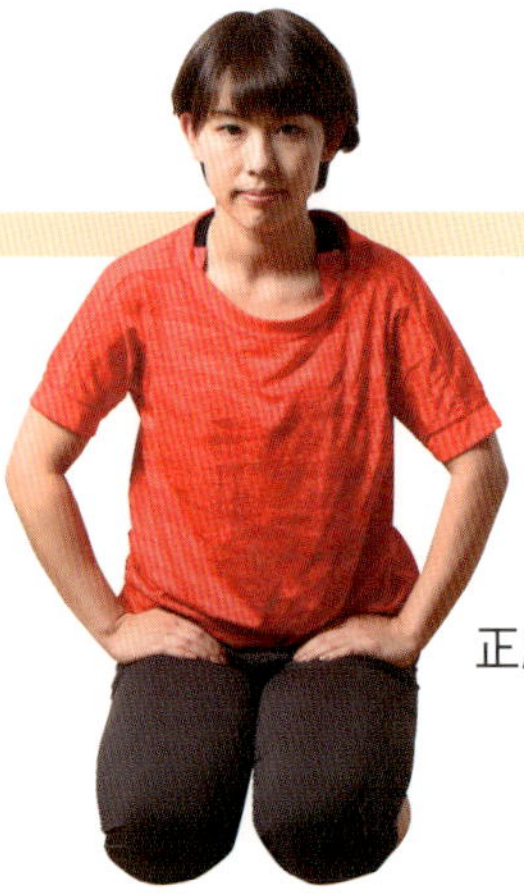

8 正座に移行する

腰を曲げない、力を入れない、ゆっくりと

カラダを動かすのは、「筋肉の力」だと思い込んでいる人が、まだ多くいます。

例えば、腰を痛めた場合、その理由について、こう考えてしまうのです。

（年齢を重ねるなかで何のトレーニングもしていなかったので筋力を鍛えないといけない。筋力が落ちたから腰が痛くなってしまったのだ）

もっともらしい理由に思われがちですが、そんなはずはありません。

筋力うんぬんの前に、「正しい骨格連鎖」ができていたかどうかを考えてみる必要があります。本書のなかで何度か記していますが、大切なことですから繰り返しておきます。

「軸を作らずに、筋力のみに頼っ

起き上がる

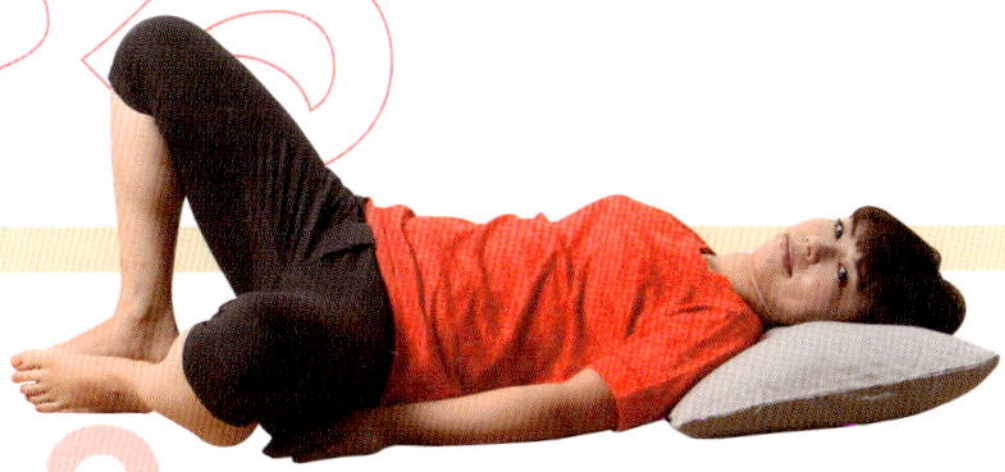

3
顔を起き上がる側に向け、同じ方向に片脚を倒す。この時に大切なのは、土踏まずを上に向ける意識を持つこと

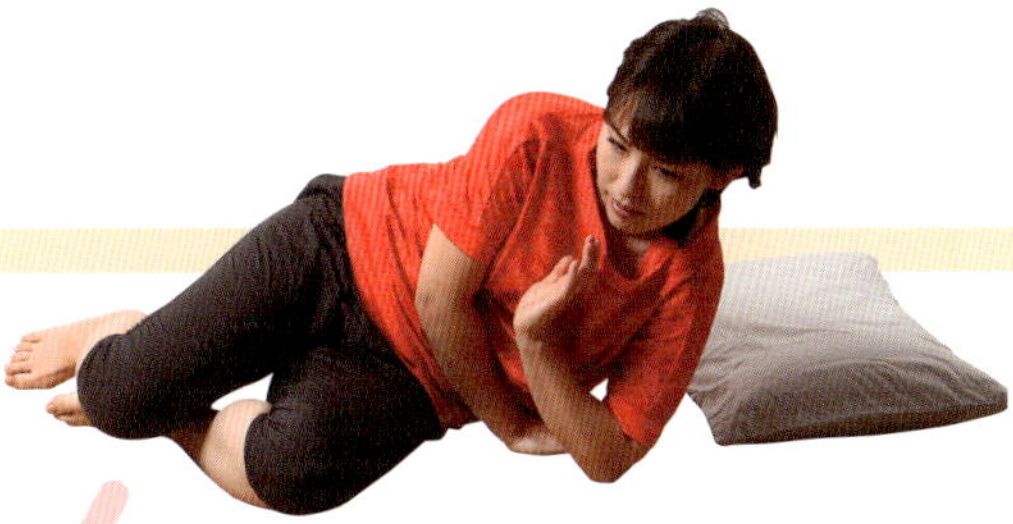

6
右手のひらを床（布団）に押し付けながら左ひじを支点にして、前腕部分をゆっくりと床（布団）に添わせる

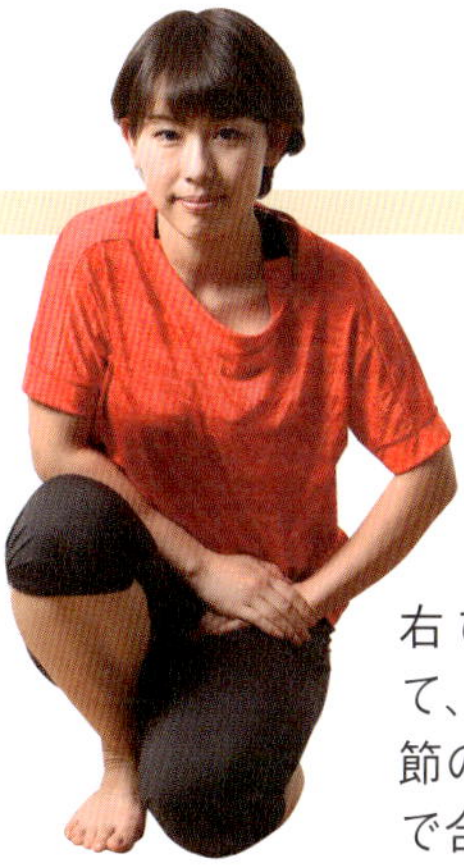

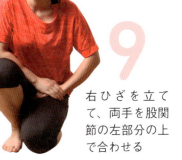

9
右ひざを立てて、両手を股関節の左部分の上で合わせる

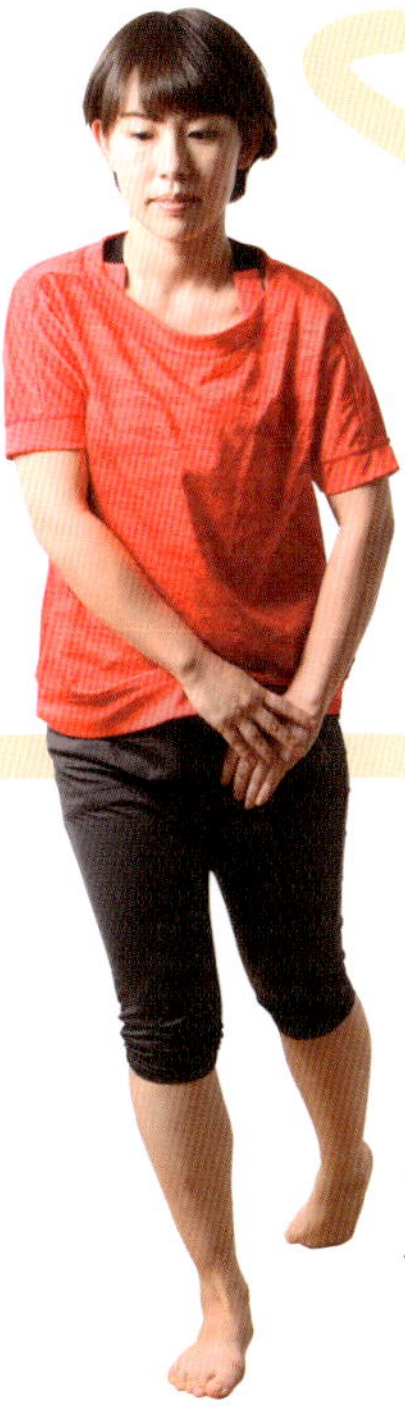

10
ゆっくりと立ち上がる

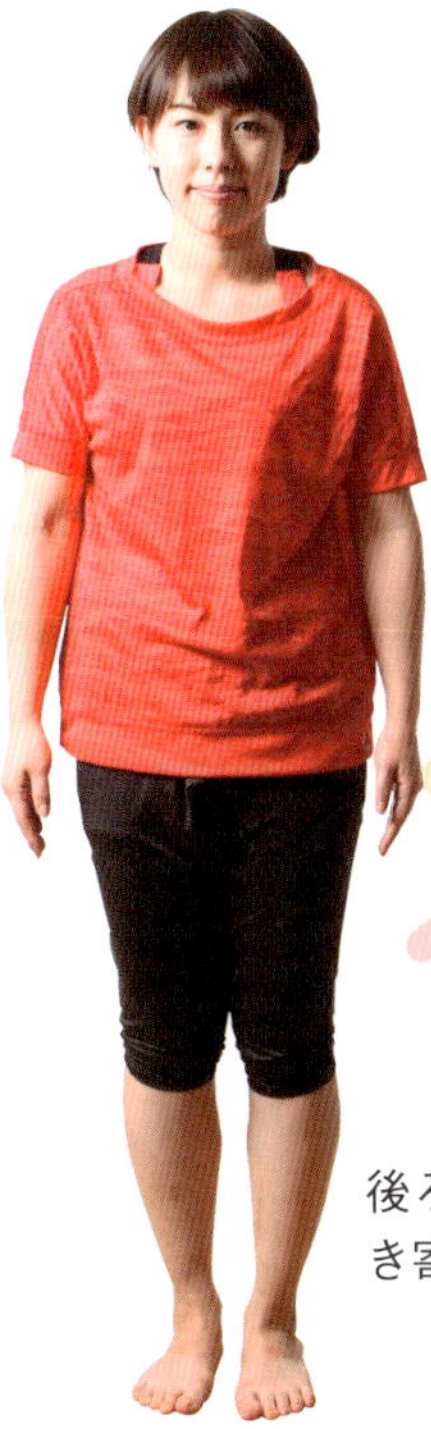

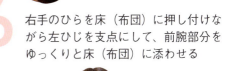

11
後ろ足を前に引き寄せて立つ

て動き続けたならばカラダを痛めます」

大切なのは骨格を正しく連鎖し動くこと。その上筋力に頼らず軸を意識して動くことなのです。寝た状態から起き上がる際にも、筋力に頼って動こうとしてはいけません。筋力に頼らなくても、軸を作りながら、それを移動させる感覚が身に付けば無理なく起き上がることができます。

ここではタイプ別の起き上がり方について解説します。一見するとプロセスが多いので難しいと思われるかもしれませんが、そんなことはありません。順番通りに動けば、腰を曲げることもなく、腹部や脚にも力が入らないので腰に痛みが出る危険性もなくなるのです。「腰を曲げない、力を入れない、ゆっくりと」

この意識で起き上がってみましょう。

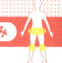

カラダの痛みを解消・予防するための正しい動き方 6

土踏まずの向きを意識して跳ぶ

余分な力を使わず、カラダを痛めないためにはカラダに軸を宿してジャンプすることが大切です。この時に必要なことは何でしょうか？　体幹主導の動きを実現するためには、土踏まずの向きに意識を払う必要があります。

CHECK

まずは正しく立つことが大切。肩甲骨、仙骨を地面に対して垂直に保とう。

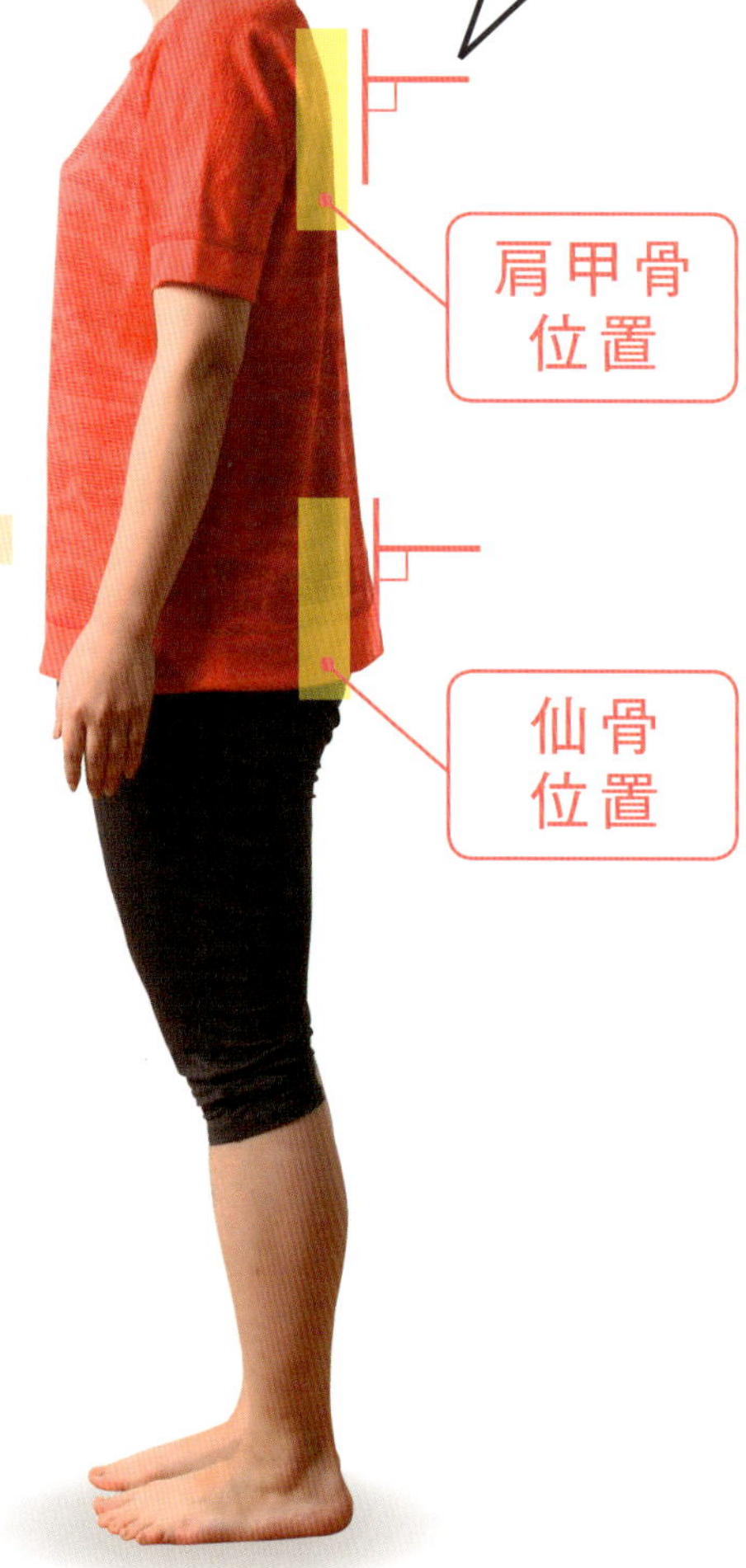

「土踏まずを後方に向ける」その意識を持ってジャンプ！

ジャンプをする際に、最も大切なことは何だと思いますか？　そう問うとこんなふうに答える人が多くいます。

「大切なのは背中のラインではないでしょうか。猫背にならないよう背中のラインを真っすぐにしておくことが重要だと思います」

跳ぶ

CHECK

足裏の土踏まずの部分を後方へ向ける意識を持ってジャンプする。すると無理なくリズミカルに跳ぶことができる。

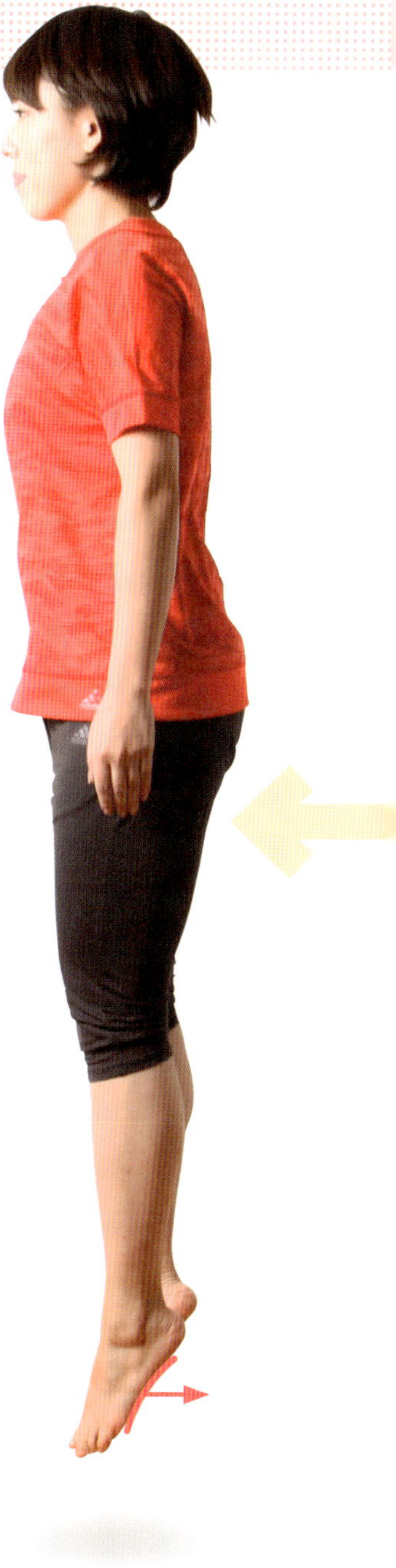

前から見ると

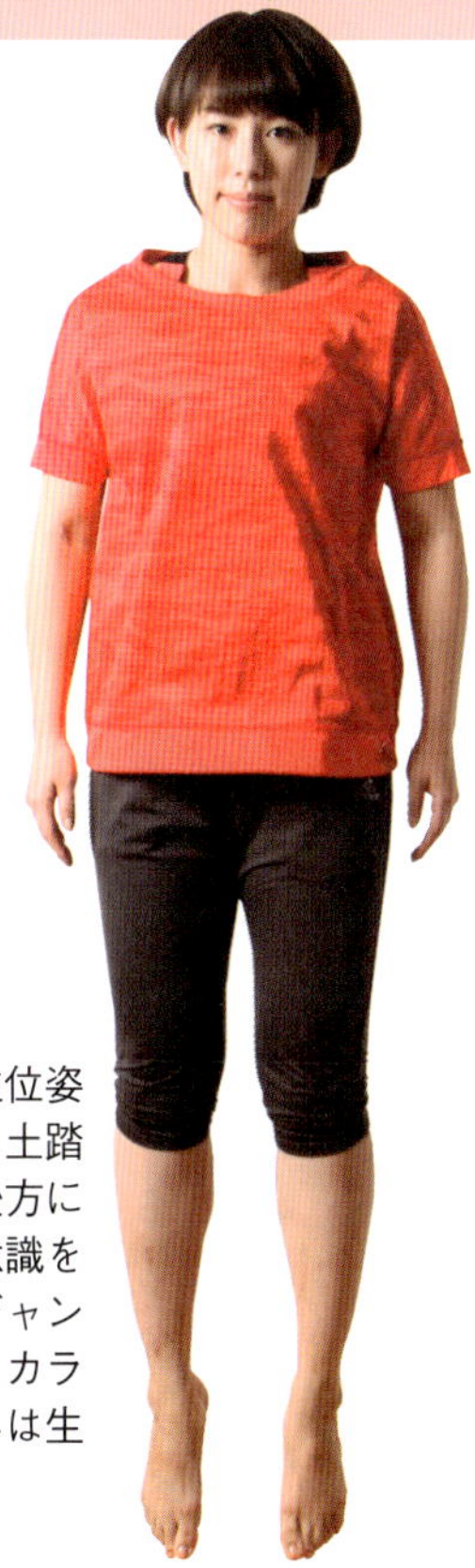

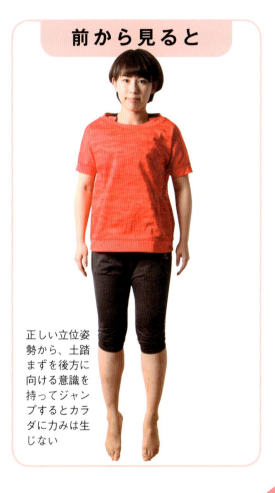

正しい立位姿勢から、土踏まずを後方に向ける意識を持ってジャンプするとカラダに力みは生じない

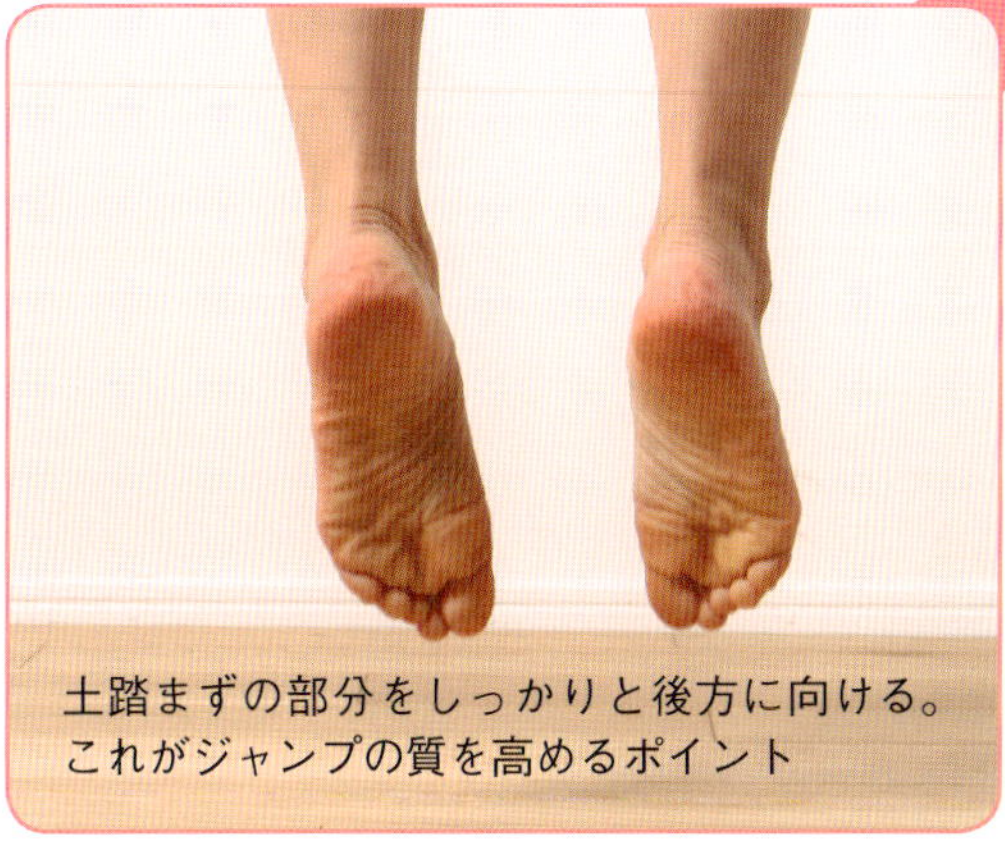

土踏まずの部分をしっかりと後方に向ける。これがジャンプの質を高めるポイント

もちろん、これも必要なことではあります。でも、その部分だけを意識すると効率よく高くは跳べないばかりか、余計な負荷をカラダに与えることになります。

ジャンプする際に大切な箇所は足裏です。ジャンプした時に足裏の土踏まずの部分を、しっかりと後方に向けてください。

「土踏まずを後ろに向ける」

その意識を持って跳ぶことが大切なのです。

カラダの痛みを解消・予防するための正しい動き方 7

頭の位置をぶらさずに歩く

日常生活に多く用いられる「歩く」という動き。これが正しくできていないとひざや腰の痛みに結び付いてしまいます。あなたは正しく歩けていますか？　いま一度、しっかりと確認しておきましょう。

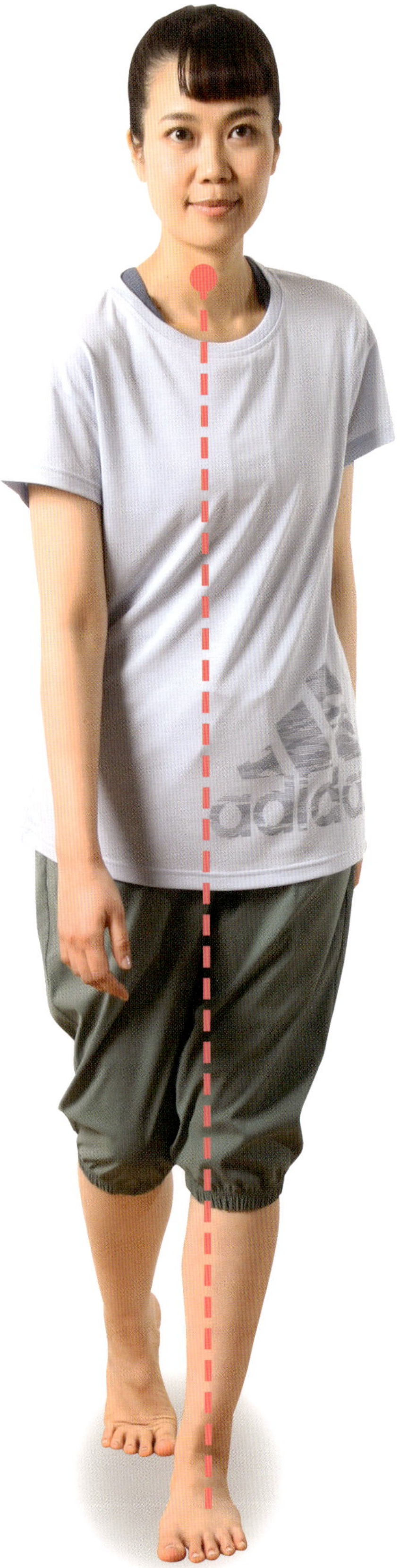

歩く

CHECK

左右に軸を移動させながら、しっかりと骨盤をリフトさせて前へと進もう！

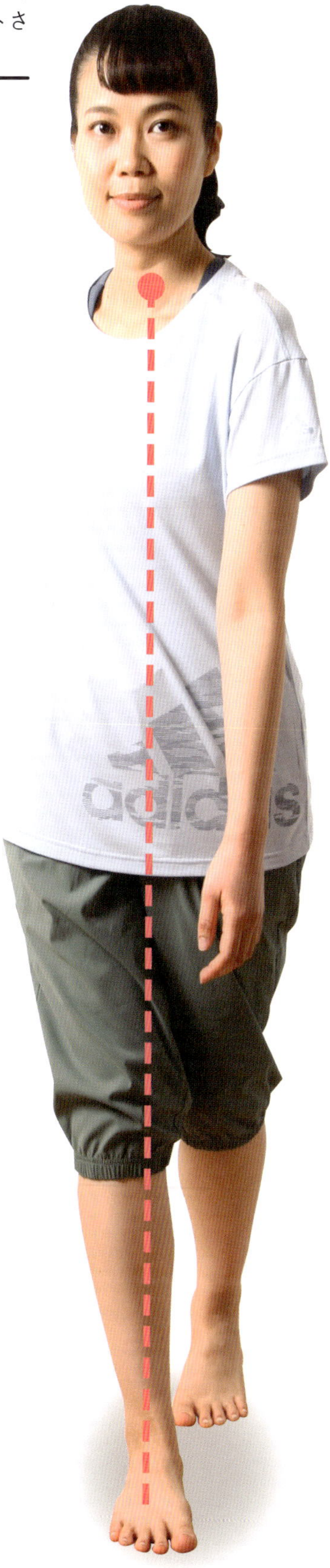

左右の軸をシフトさせ 無理なく前へ進む

「歩く」という動きは健常者であれば誰にでもできます。そのため、正しい歩き方ができているか否かを考える機会は、ほとんどの人が得ていません。

でも、「正しい歩き方」とは何かを知り、それを実践することは、年齢を重ねても健康な肉体を維持する上で、とても大切なことなのです。

ひざを曲げて足を前に出しさえすれば歩ける。

あなたは、そんなふうに考えてはいませんか。

確かに足を前に出す動作を連続して行えば前に進むことはできます。でも、ひざだけを上げても骨盤を引き上げていなければ、足は離陸しません。転びやすくなる上にカラダにゆがみが生じてしまうことでしょう。これが、ひざ痛、腰痛といったカラダの痛みに結びついてしまうのです。そうなる前にカラダに無理な負担をかけない正しい歩き方を身に付けておきましょう。また、ひざや腰を痛めた人も、歩き方を見直すことで症状の改善が期待できます。

歩く際には左右の軸をシフトさせながら前へと進みます。骨盤のひねりと足のリフトアップ……この体幹主導の動きを正確に繰り返す必要があります。

常に土踏まずの真上に頭部がある

CHECK

土踏まずの上に頭部がくるように軸を伴って動こう。脳は土踏まずに対して水平に保つ。

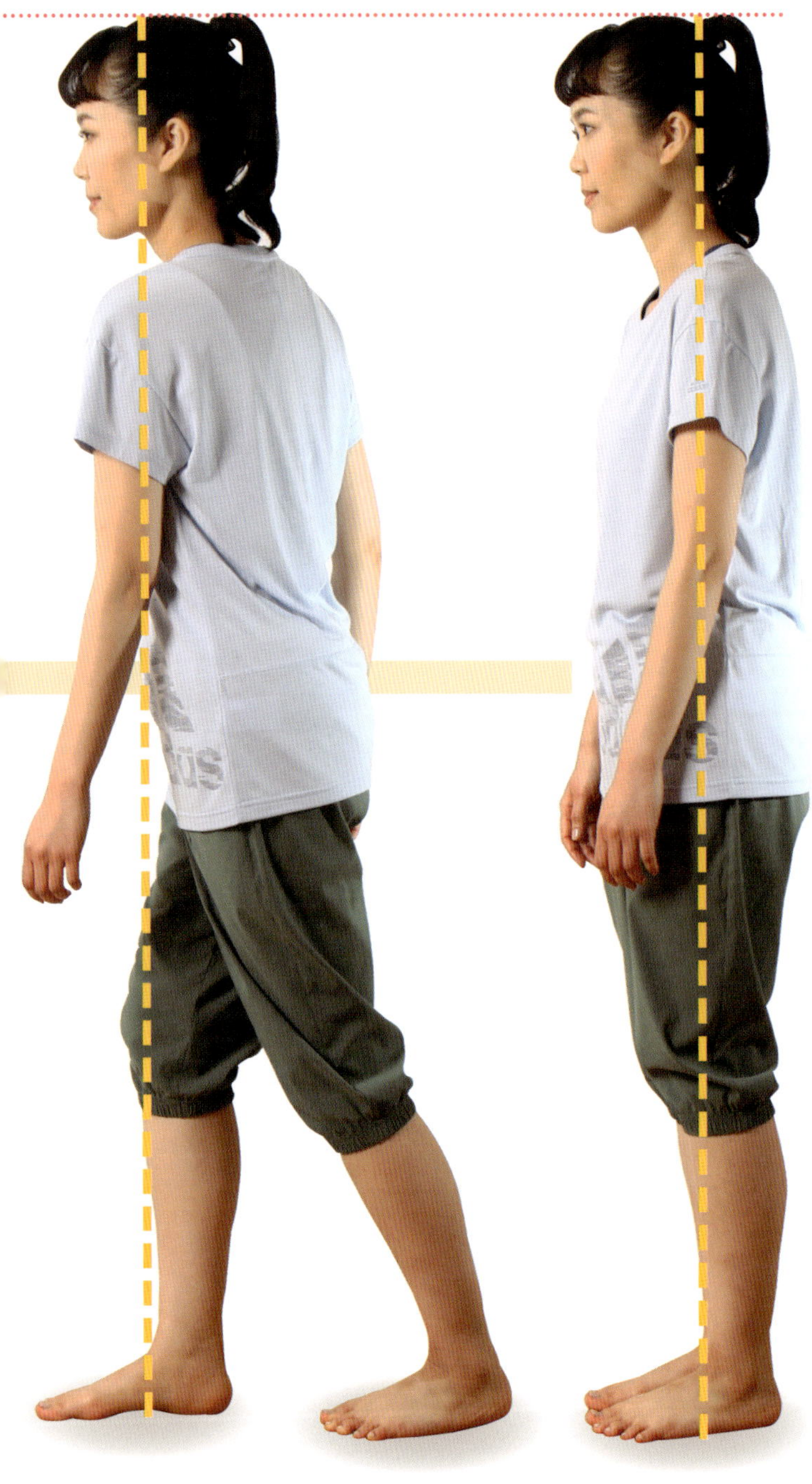

頭の高さは常に一定に体幹主導を心掛けよう

〈地面を垂直に踏む感覚を持つ〉
〈できる限り土踏まずを水平にして移動させる〉
〈土踏まずの真上に頭部がある〉
〈頭を上下させない〉

これが、歩く際に意識すべきことです。

歩く際にも大切なのは、体幹主導の動きです。単に足を前に出し、ひざを曲げることを繰り返すのではありません。骨盤のリフト、軸の移動を正確に行いましょう。

足の力だけに頼って歩くと、頭の上下動が見られます。しかし、体幹主導の動きであれば、常に土踏まずの真上に頭部があり、頭の位置がブレることもありません。これは、この後に紹介する「走る」にも共通する、質の良い動きを実現するための肝となる部分になります。

CHECK

足の力に頼るのではなく体幹部を前へ移動させる動きができていれば、頭の高さが上下にブレることもない。

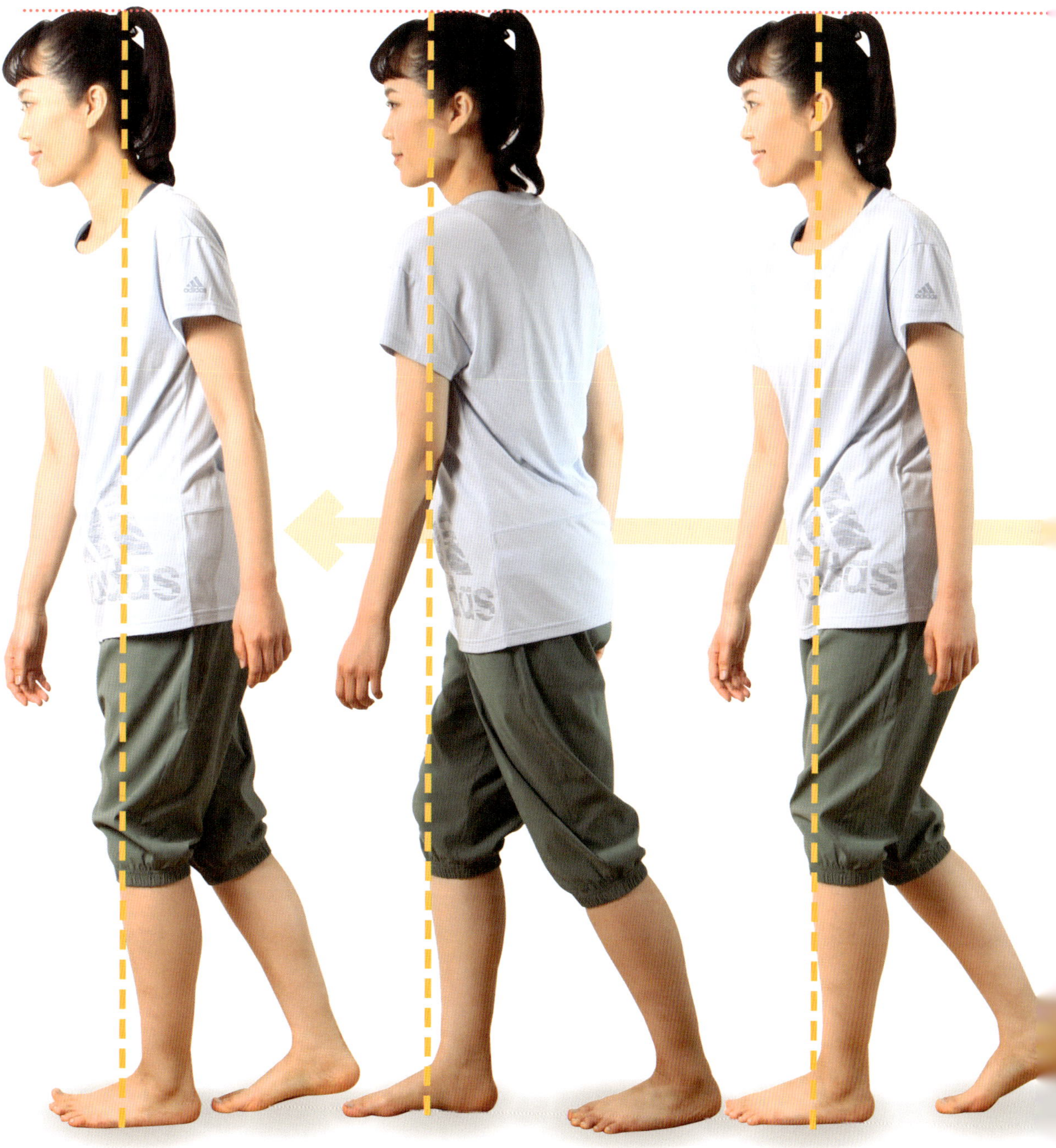

解消できる
主なつらさ
腰痛
ひざの痛み

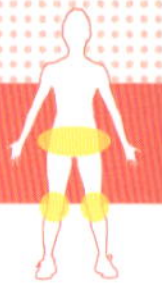

カラダの痛みを解消・予防するための正しい動き方 8

胸郭を柔軟に動かして走る

足の動きだけを意識すれば良いというものではありません。「走る」という動作は体幹主導でなければスムーズには行えないのです。けがなく走り続けるためにも、体幹主導の「正しい走り方」を身に付けましょう。

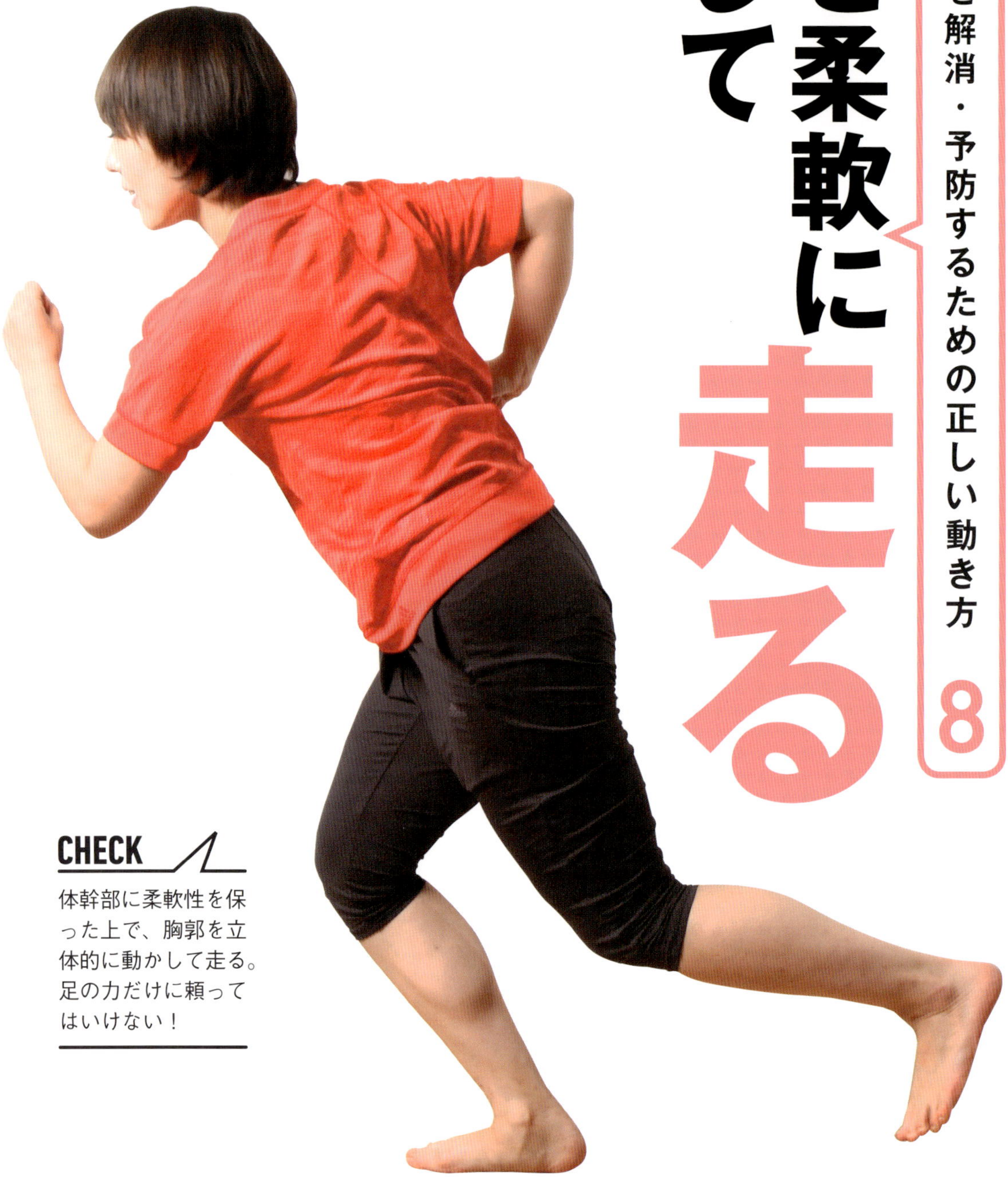

CHECK

体幹部に柔軟性を保った上で、胸郭を立体的に動かして走る。足の力だけに頼ってはいけない！

走る

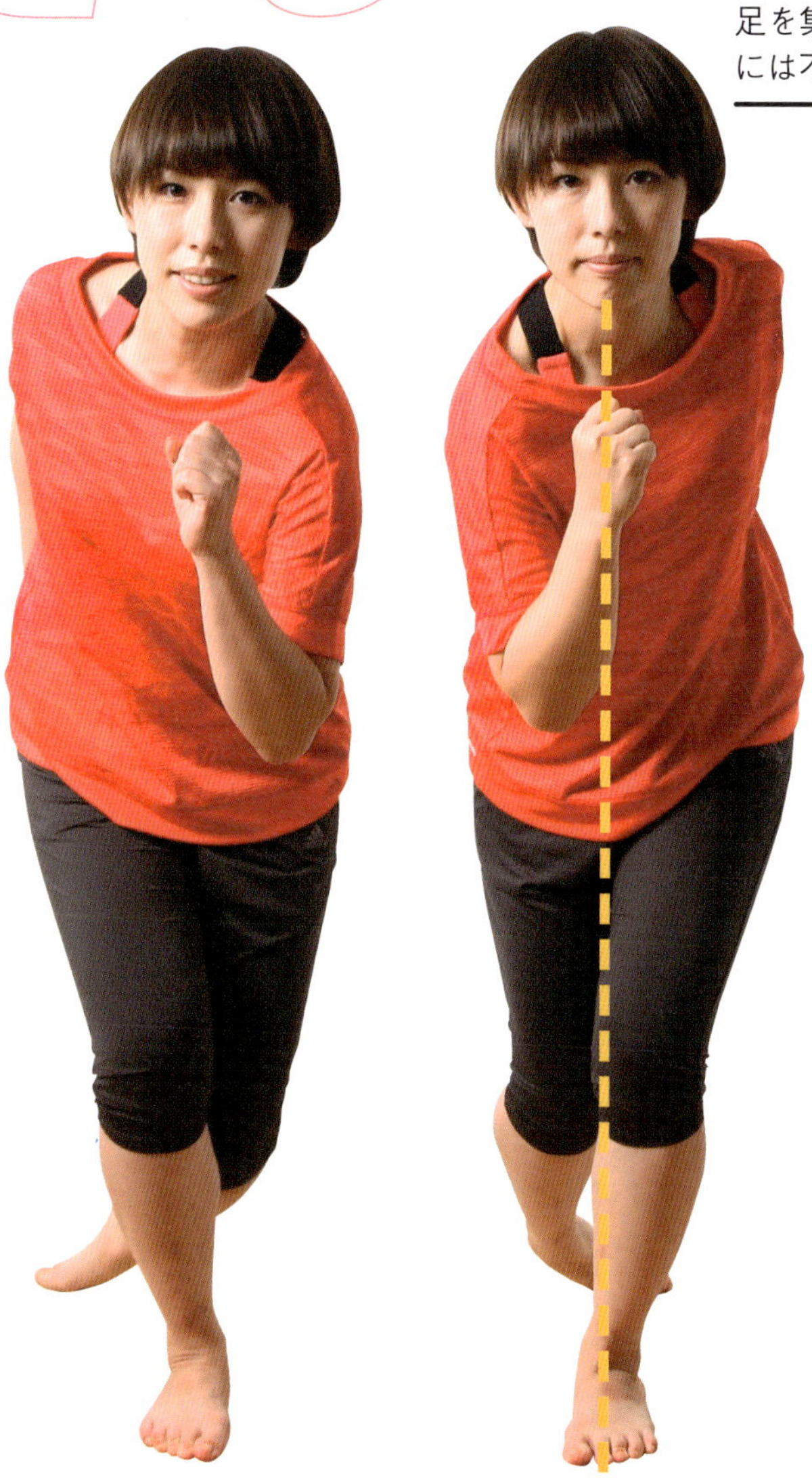

CHECK

胸部をたゆませて中心線上に手足を集める。この動きが、「走り」には不可欠！

足だけを動かすのではない「体幹主導」の動きが大切

「走る」動作も、「歩く」動作と同様に、（速い遅いはともかく）健常者であれば誰にでもできてしまいます。でも、足の力だけに頼って走り続けるとカラダを痛めかねません。

昨今、ランニングがブームになっていると言われています。一般市民ランナーの数は、ここ十年程で急増しました。皇居の周辺をはじめ、ランナーが集う「名所」も各地に点在しています。

でも、残念なことにランニングを始めて数カ月でやめてしまう人も多くいます。理由はけが。ひざや腰、足首などを痛めてしまい心地よく走ることができなくなってしまうのです。

健康のためにと考えて走り始めたにもかかわらず、逆にけがをして不健康になってしまう。そんな悲しい状況は避けなければいけません。

問題はカラダの動かし方にあります。

走る動作は、「足だけを動かせばいい」と思ってしまっている人が多いのです。

もちろん、そうではありません。

体幹部を硬くした状態で足だけで走ろうとしたなら必ずカラダに無理が生じます。体幹部に柔らかさを保ち、胸部をしっかりたゆませなければ、カラダに無理を生じさせない「正しい走り方」は実現しません。

これは走りに限ったことではありませんが、動作は常に体幹主導が基本です。そのことを忘れないでください。

頭を上下させない!

胸郭をたゆませ、中心軸にカラダを乗り込ませて前へ進む

CHECK

体幹部をフルに動かす。その上で頭の位置が上下にブレない。これが、カラダに無理を与えずに効率よく走るポイント！

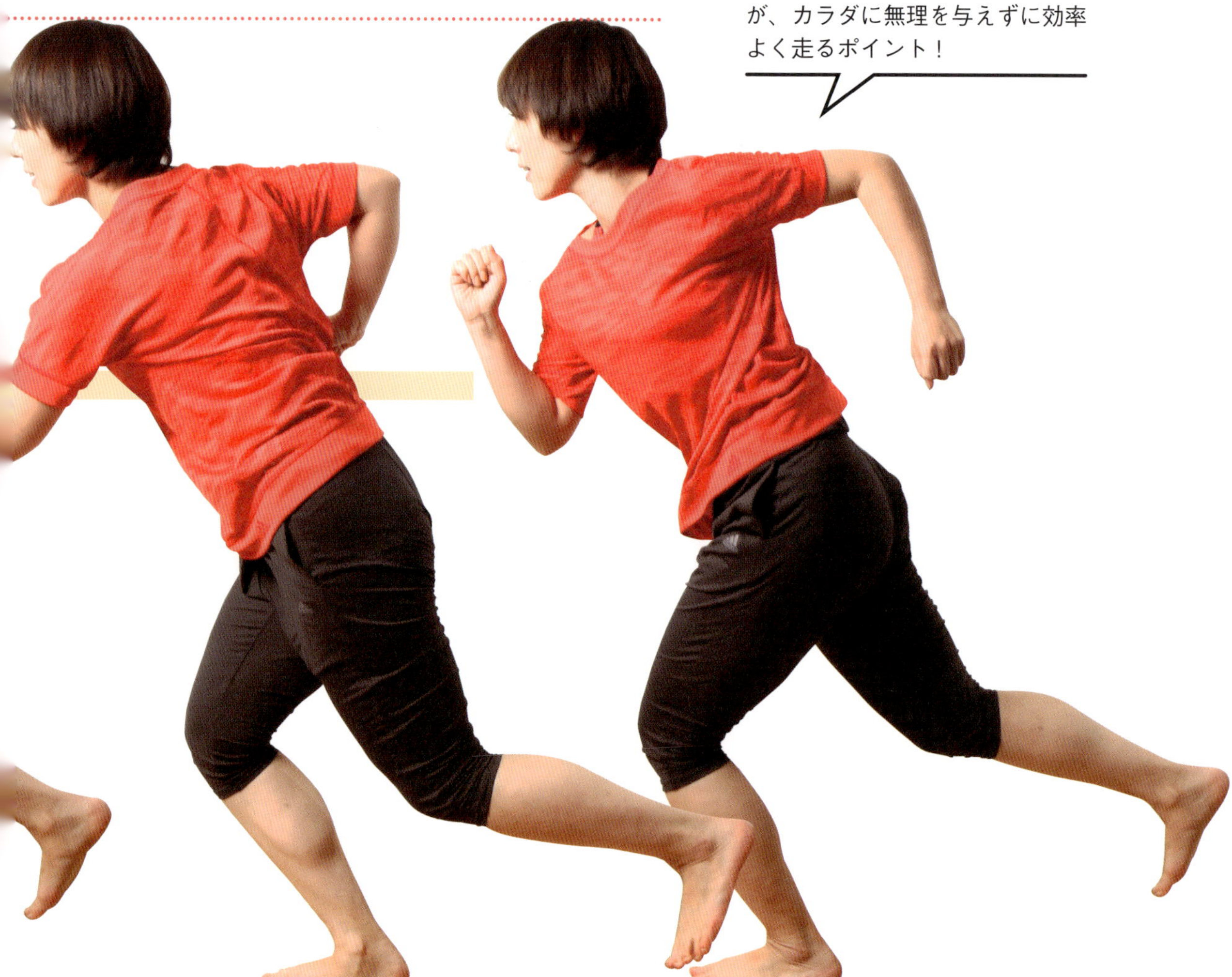

カラダの中心線上に手足を集めていく

「歩く」とは、左右の軸をシフトしながら前へ進む動作であると前述しました（50～53ページ参照）。

これが「走る」となると、軸を用いるイメージが変わります。

カラダの中心線（正中線）を中心軸にして、胸部をたゆませ、体幹全体を立体的に大きく、そして速く動かすのが「走る」という動作になります。骨盤も左右交互に大きく上下動することになりますから必然的にストライドも広がります。

2本のレール上に左右の手足を乗せる動きが「歩く」であるならば、1本のレール上に、左右のカラダの手足を集める動きが「走る」ということ。また、この時、頭部の上下動を少なくすることも必要不可欠になります。

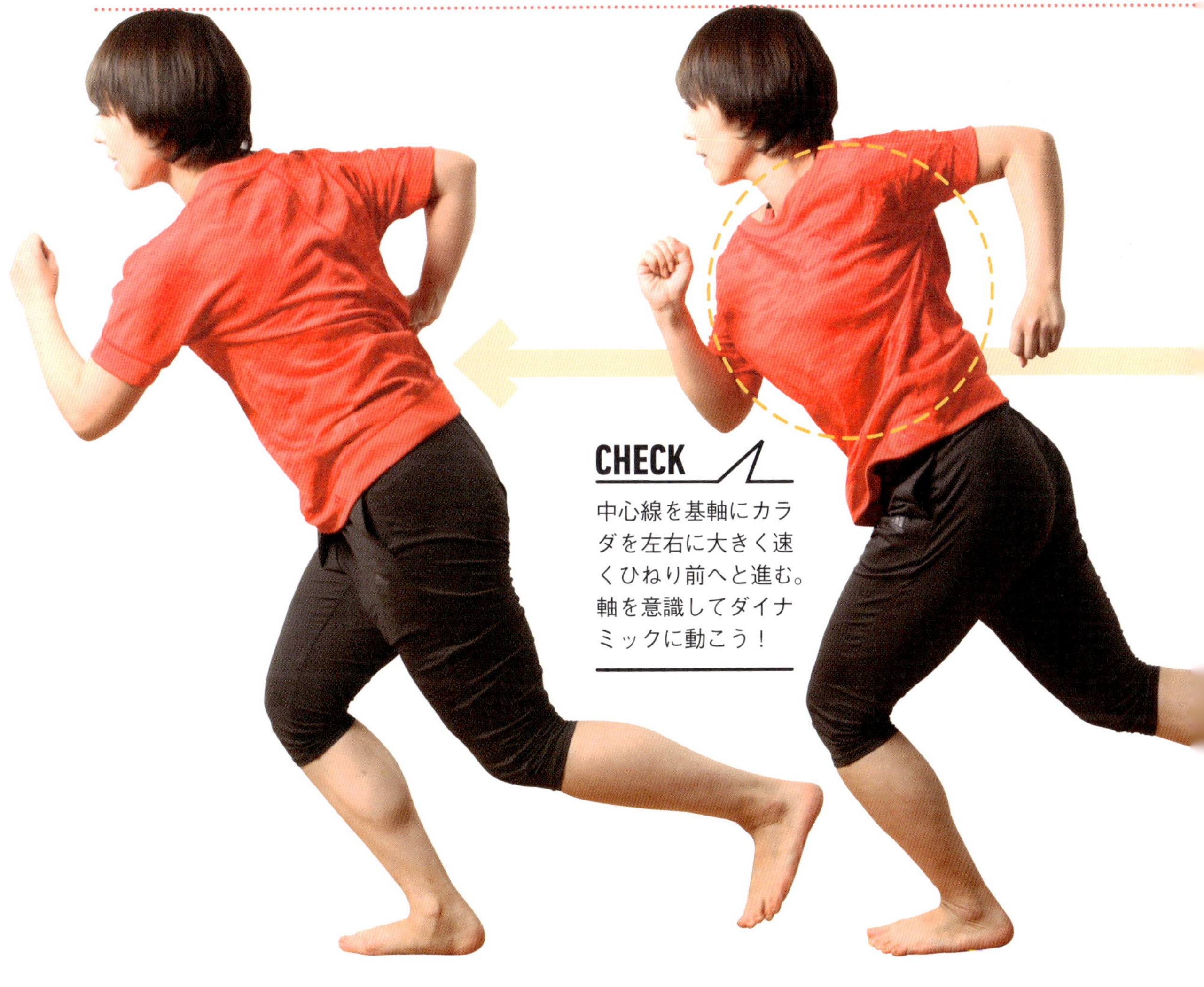

CHECK

中心線を基軸にカラダを左右に大きく速くひねり前へと進む。軸を意識してダイナミックに動こう！

カラダの痛みを解消・予防するための正しい動き方 9

階段をスムーズに上る

階段を上る際に、足の力だけに頼ってしまっている人をよく見かけます。この動きを続けているとひざや腰を痛めかねません。軸を意識した動きで階段を上るようにしましょう。

Aタイプはこうして上る

CHECK

片足を段に乗せると同時にカラダを伸び上がらせると、もう一方の足がスッと上がる。

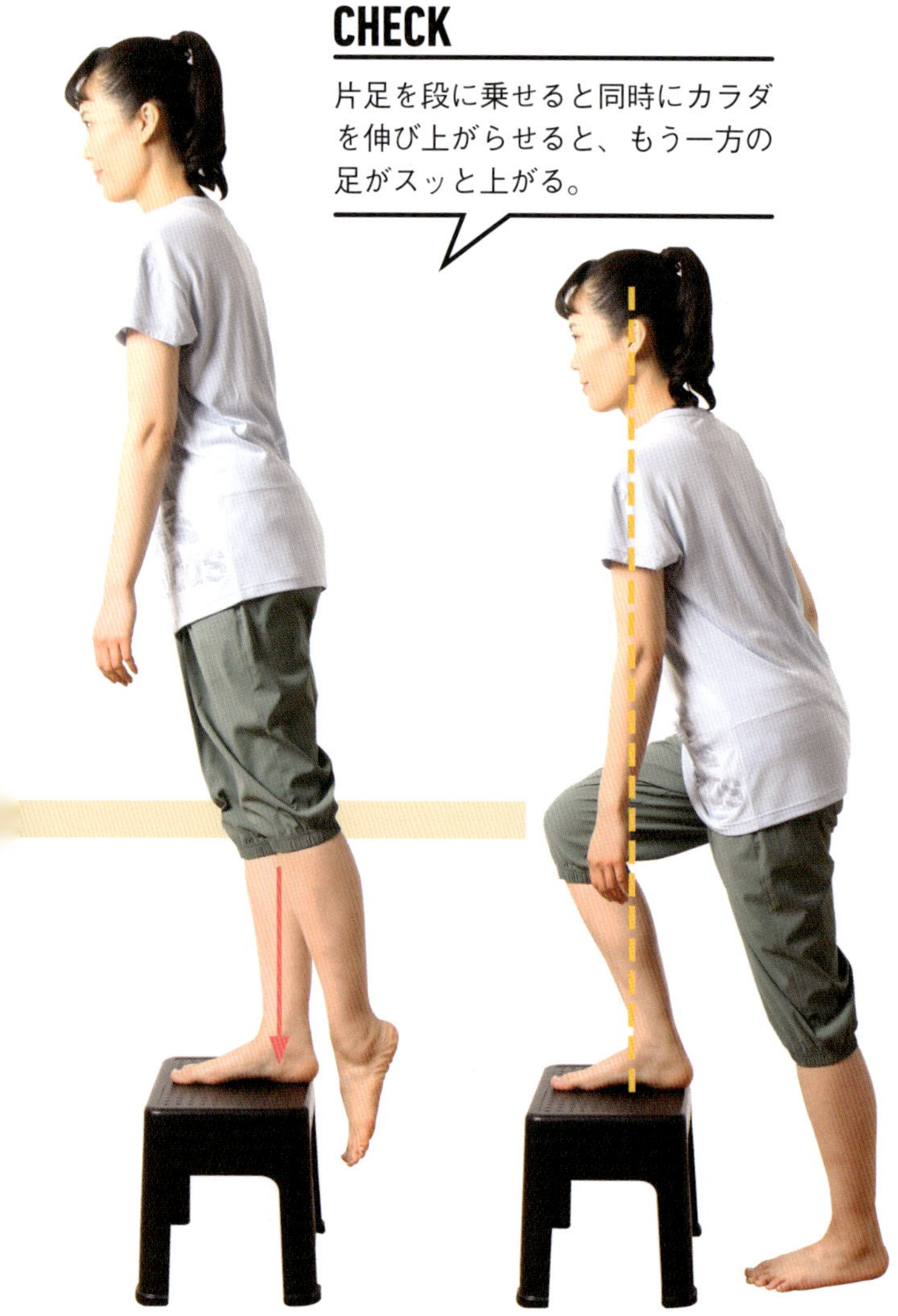

足の力だけに頼らない軸を作って動く

歩いたり、走ったりする際に、足の力だけに頼るのではなく、体幹を生かした動きが必要なことは前述しました。これは、駅などで階段を上る際でも同じです。

足の力だけに頼って「よっこらしょ」と上るような動作では、ひざや腰に負荷がかかってしまいます。しっかりとカラダに軸を作って動きましょう。Aタイプ、Bタイプともに土踏まずの真上に頭部がある状態で動作します。

上る

Bタイプは
こうして上る

CHECK

片足を段に乗せた後、後ろ足で重心を前に移動させる。その後に、前足のひざが伸びる。

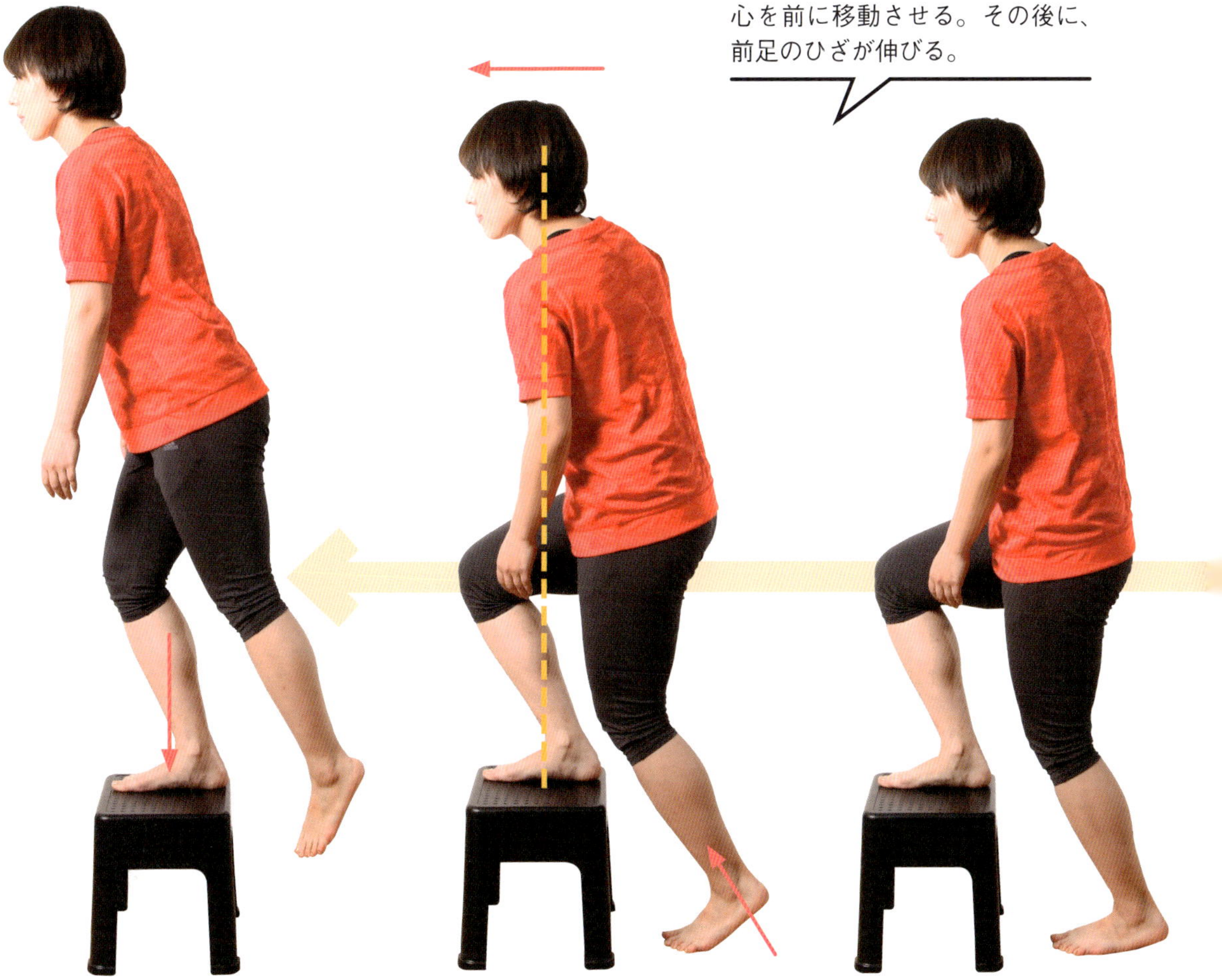

階段を下りる時の動き

Bタイプは…

前足を床に下ろした後に重心を前へと乗り込ませる

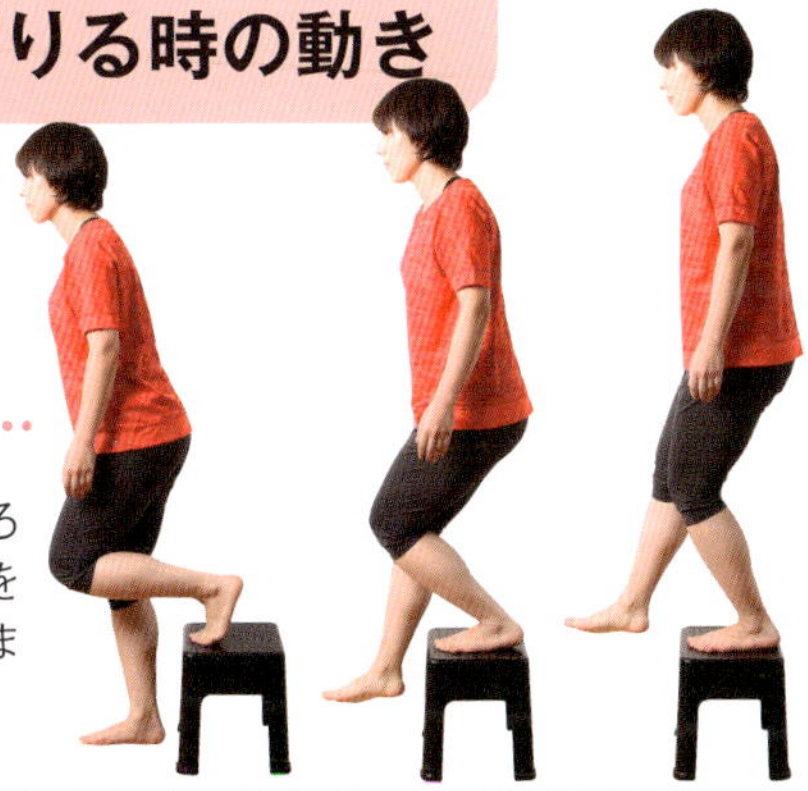

Aタイプは…

前足を出すと、そのままカラダが前にストン！と動く

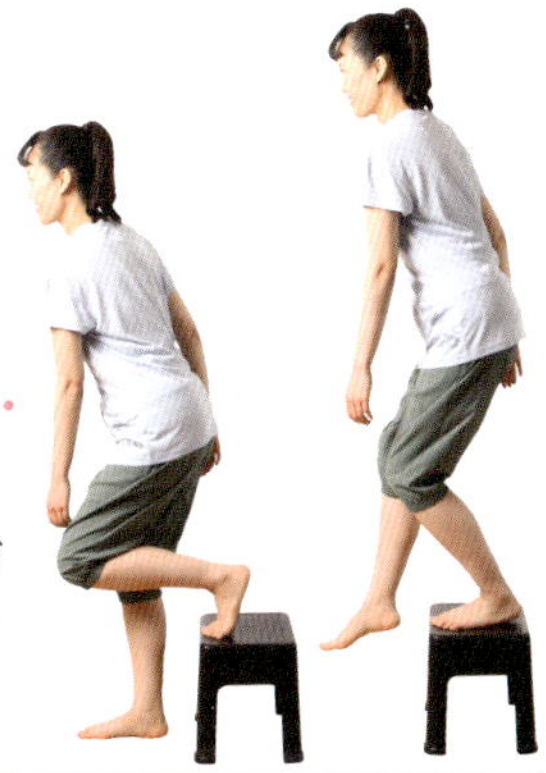

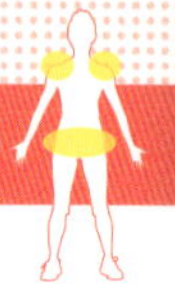

カラダの痛みを解消・予防するための正しい動き方 10

脚の力を使い物を持ち上げる

ダンボール箱のような荷物を持ち上げる際に手の力だけに頼ると大きな傷害のもととなり、とても危険です。荷物にカラダを沿わせるようにして動きましょう。

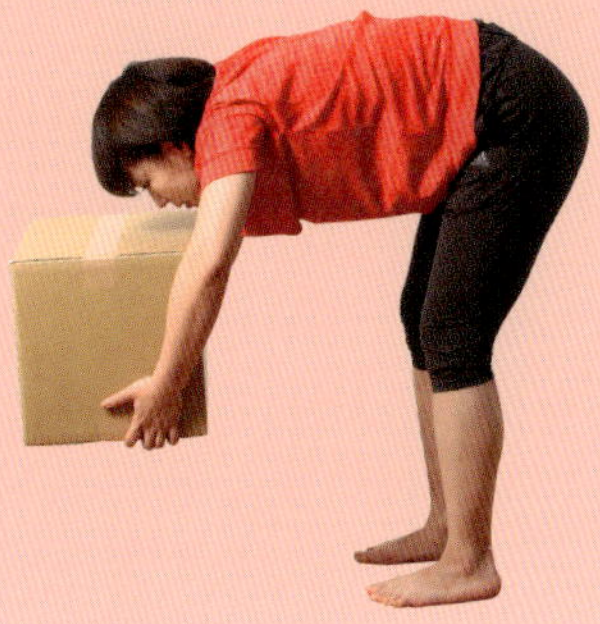

手と腕だけで荷物を持ち上げようとすると腰に過度の負担がかかり腰痛を引き起こす原因となります

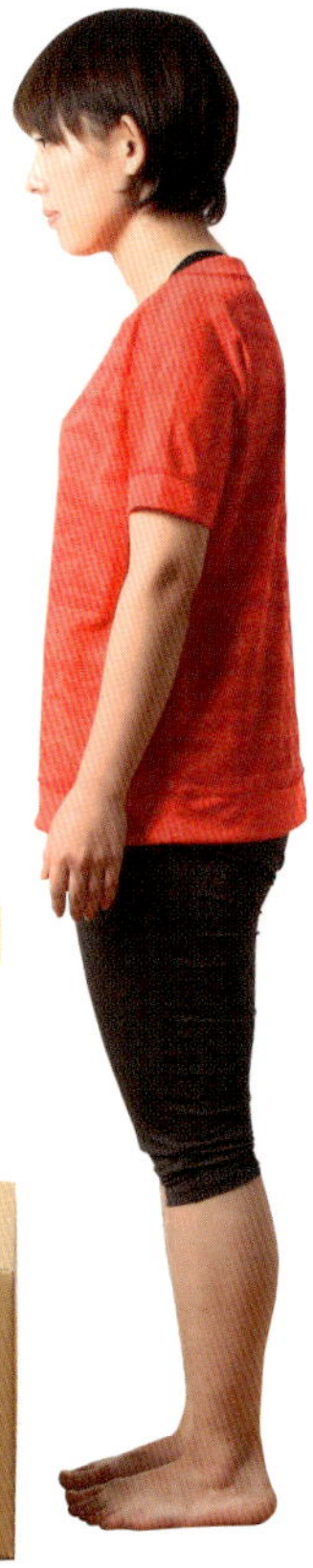

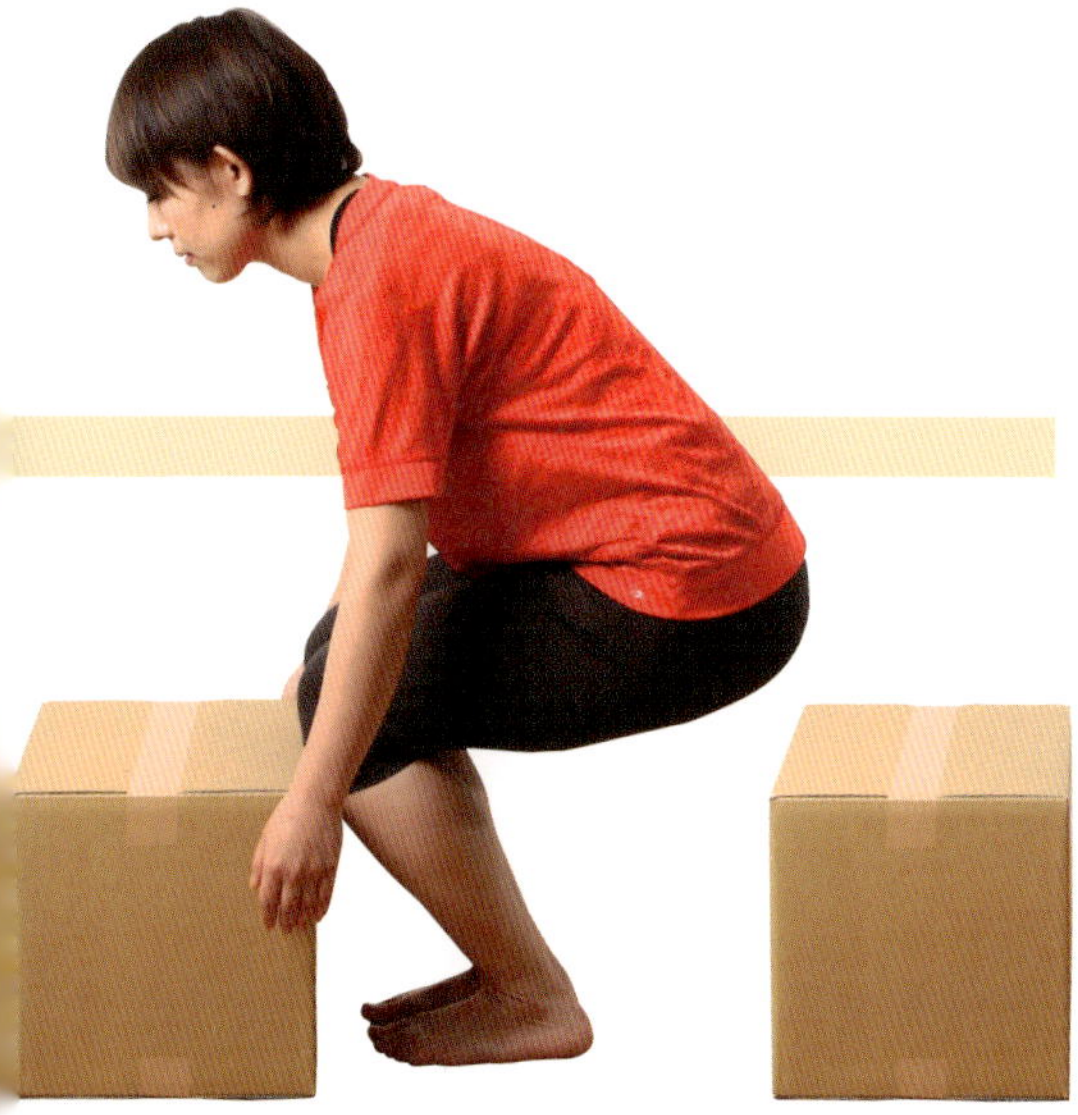

荷物をカラダに沿わし体幹全体で持ち上げる

荷物を持ち上げる時には、脚の力も十分に活用して体幹主導で動くようにしましょう。手や腕の力だけに頼って持ち上げる動作を行うことは、とても危険です。腰に過度な負担をかけることになり腰痛の発症につながりかねません。

大切なのは荷物をカラダに沿わせて、もう少し言えば荷物をカラダの動きに取り込むようにして持ち上げることです。そうすれば腰に負担が集中することを防げます。

持ち上げる

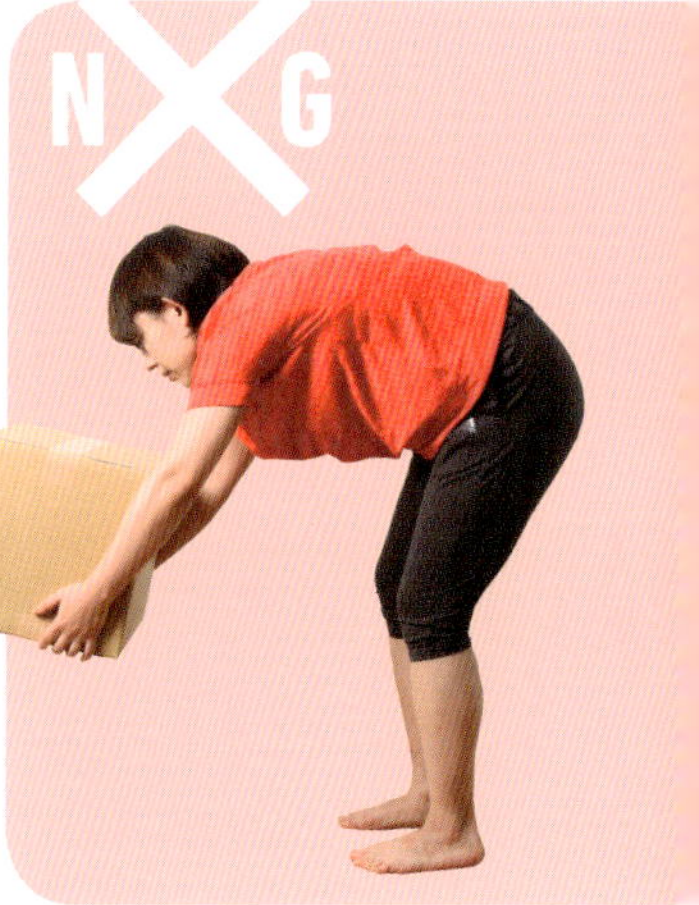

CHECK

手で保持（ホールド）し、足で持ち上げる（リフト）のがパワートレーニングの鉄則。これと同じで、荷物をカラダに沿わせながら足の踏む力を使ってゆっくりと持ち上げる。

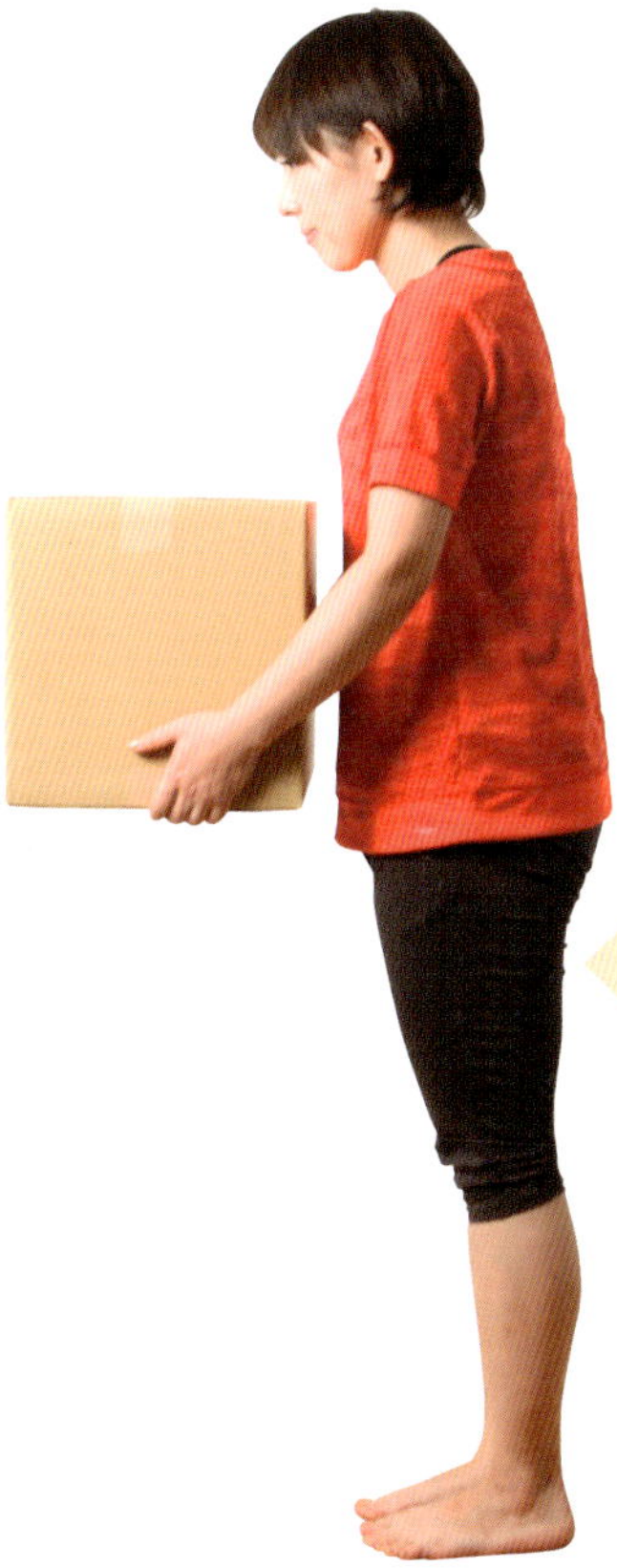

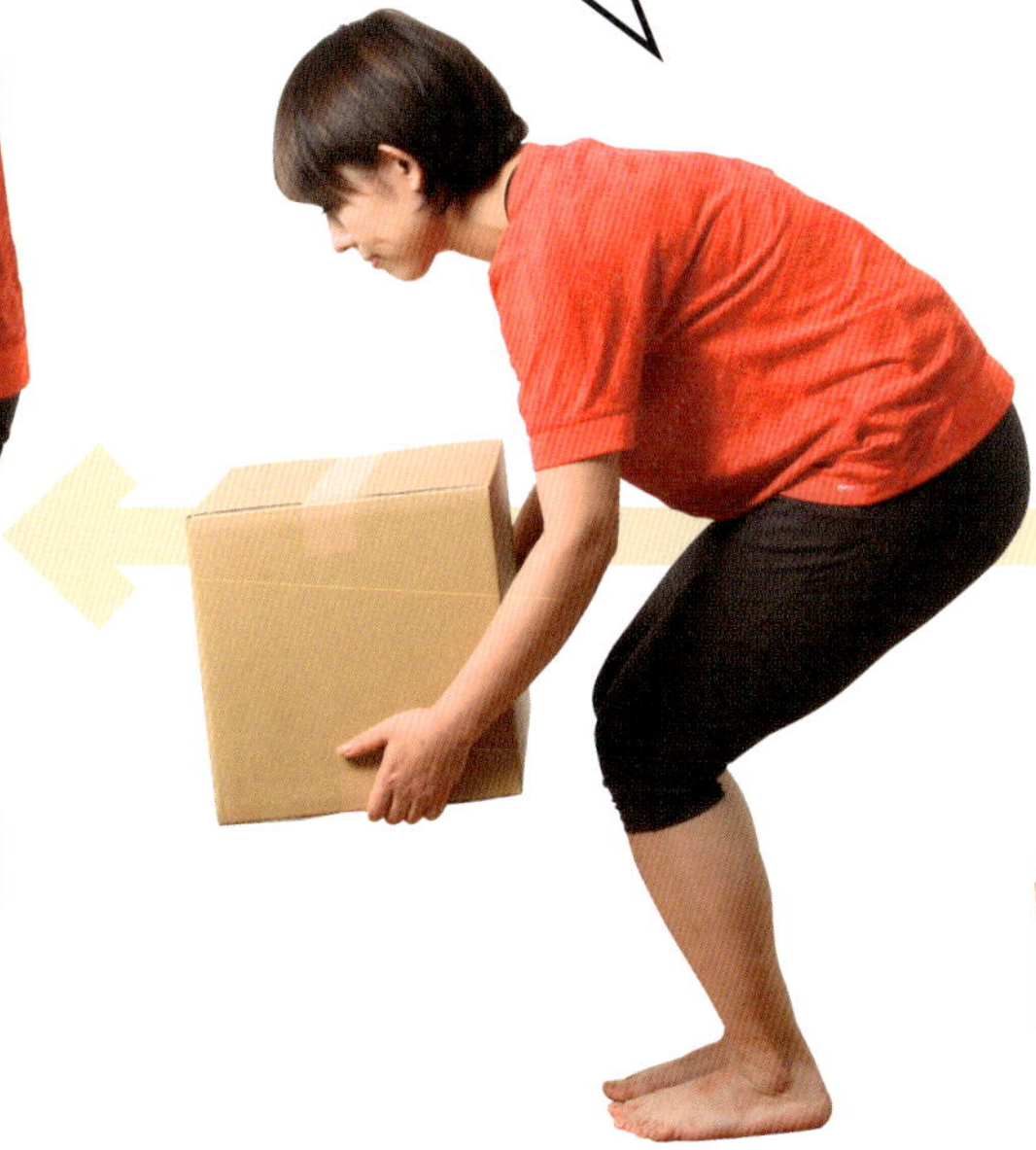

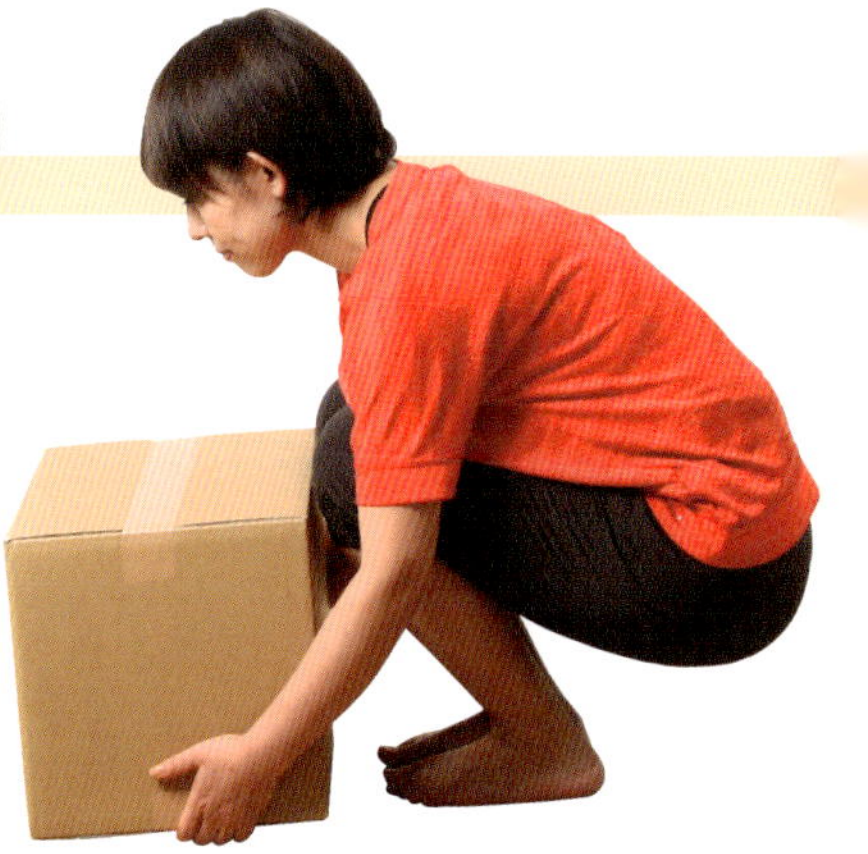

高い位置にある物を取る

荷物に片手が届いたら一度横を向き、その後、両手を添える。骨格で荷物の重みを支えながら下ろしていこう

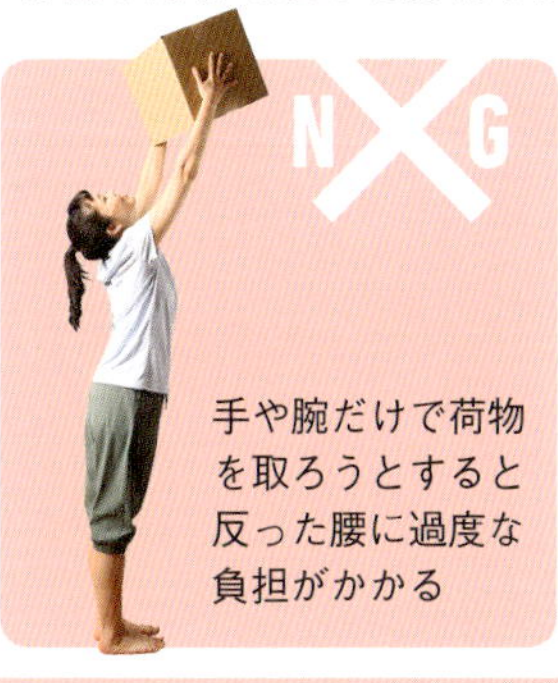

手や腕だけで荷物を取ろうとすると反った腰に過度な負担がかかる

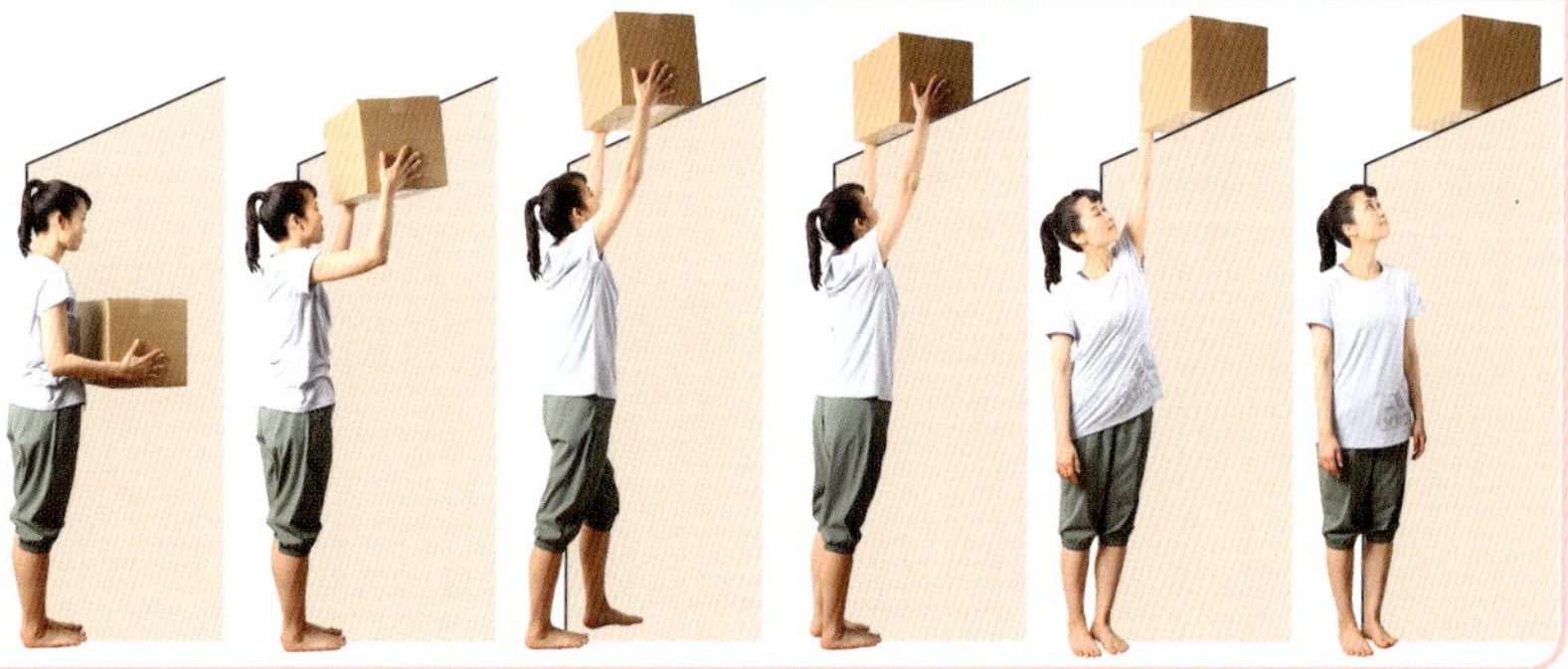

カラダの痛みを解消・予防するための正しい動き方 11

自分のタイプを知って正しく握る

電車のつり革であったり、階段の手すりであったり、日々の生活のなかでも「握る」という動きが多々あります。あなたは、自分のタイプに合った正しい握り方ができていますか？

は、こうして握る！

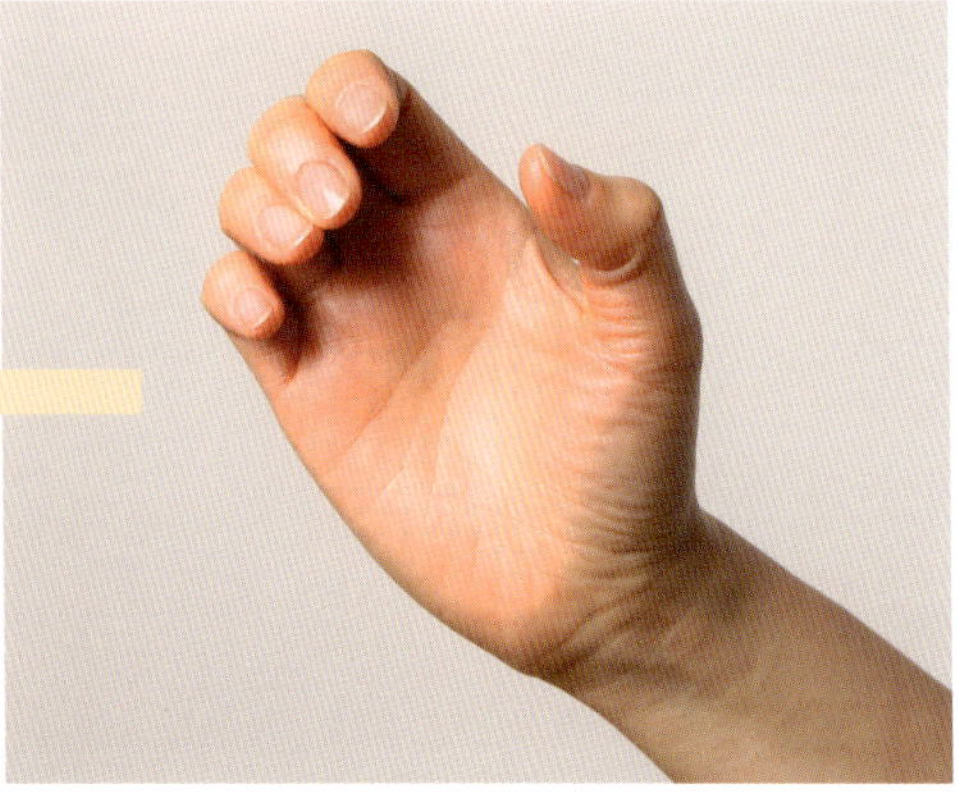

は、こうして握る！

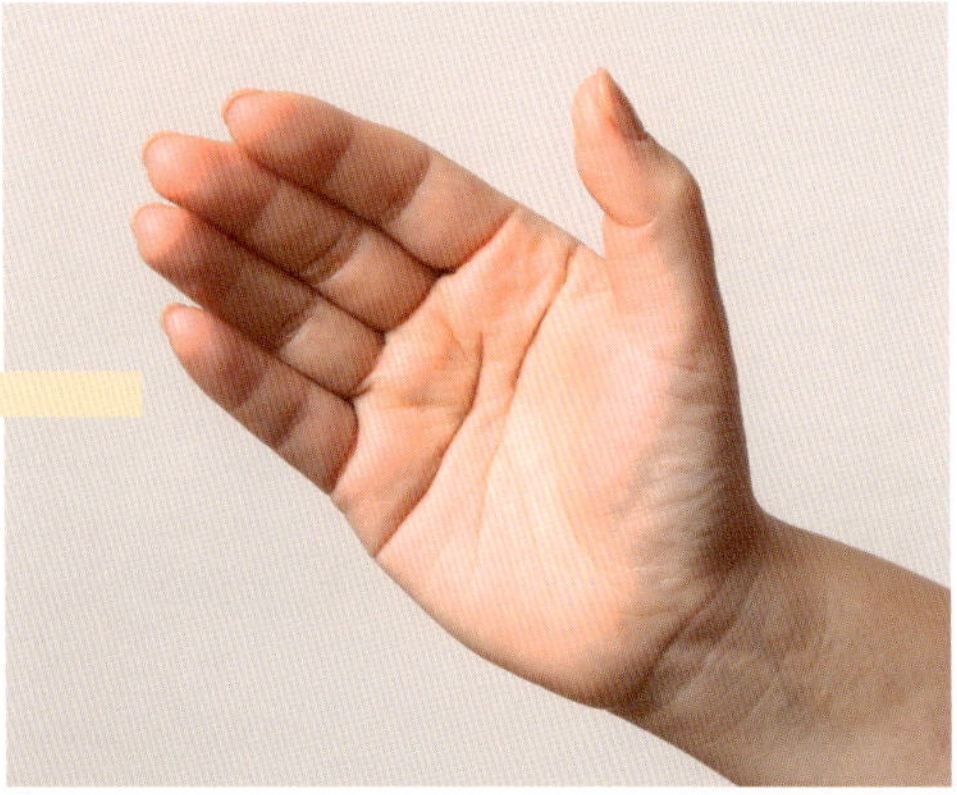

体幹主導の動きに沿って握れているか？

例えば野球の場合、ボールの握り方は1つではありません。指先でつまむようにしてボールを握るか、手のひら側に包むようにボールを握るか、これもタイプによって異なるのです。

もし自分のタイプに合っていない握り方をしてボールを投げたならば、球速は上がらずコントロールを定めにくくなってしまいます。自分のタイプに合った本来の動き

握る

Aタイプ

横から見ると…

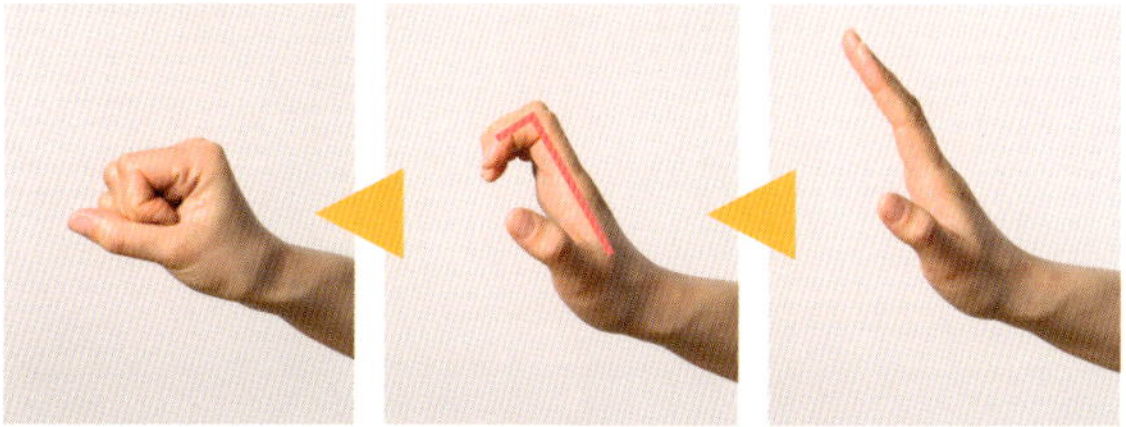

第二関節を基点とし指先でつかむようにして、そのまま丸め込むようにして握る。指先側から始動する

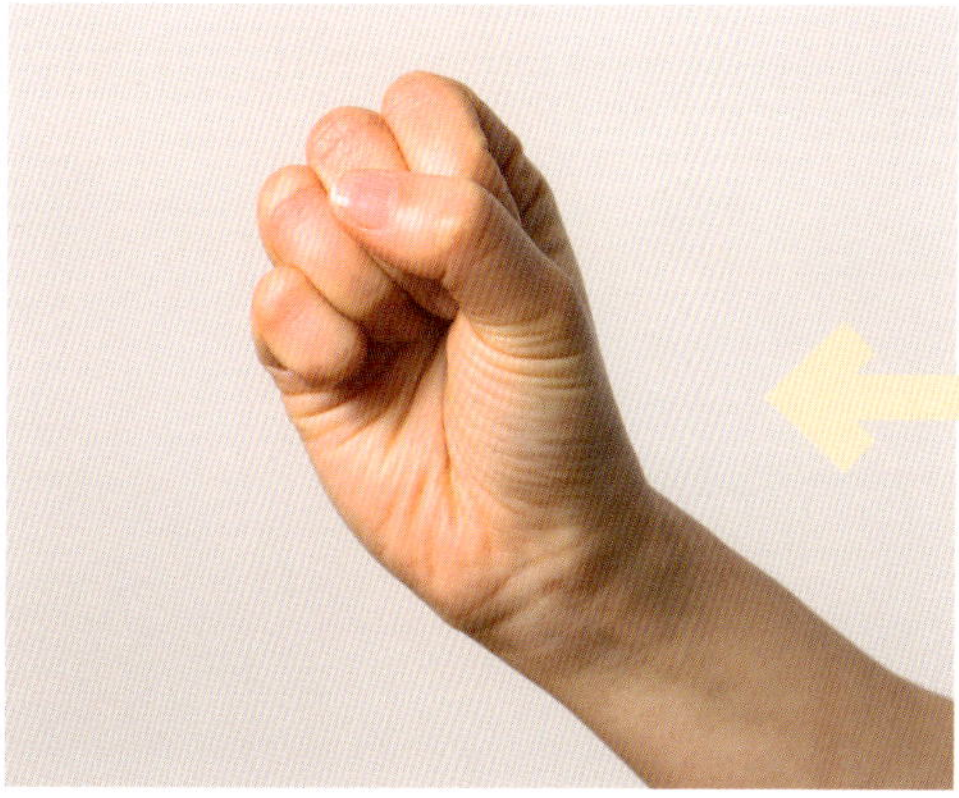

Bタイプ

横から見ると…

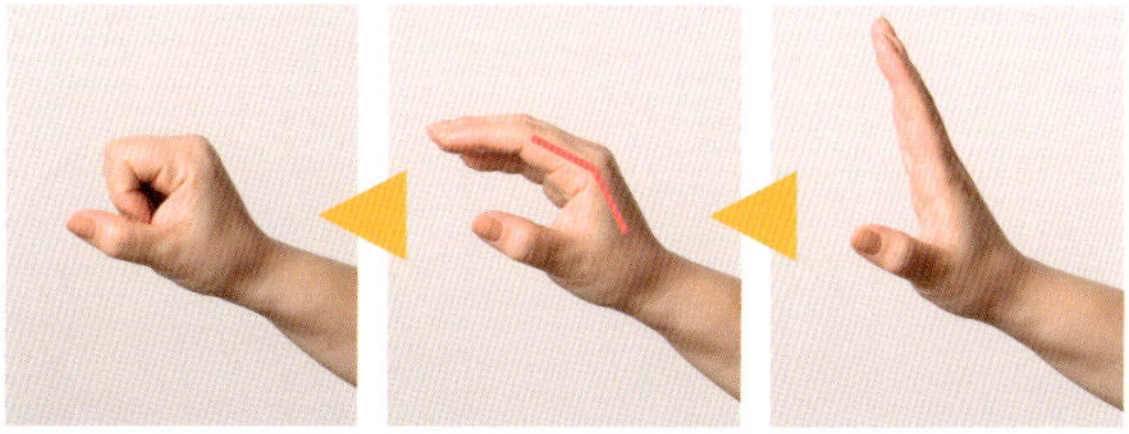

手のひらの中央付近をまずは折り曲げ、その後に順次、関節を曲げるようにして握る。手のひら側から始動する

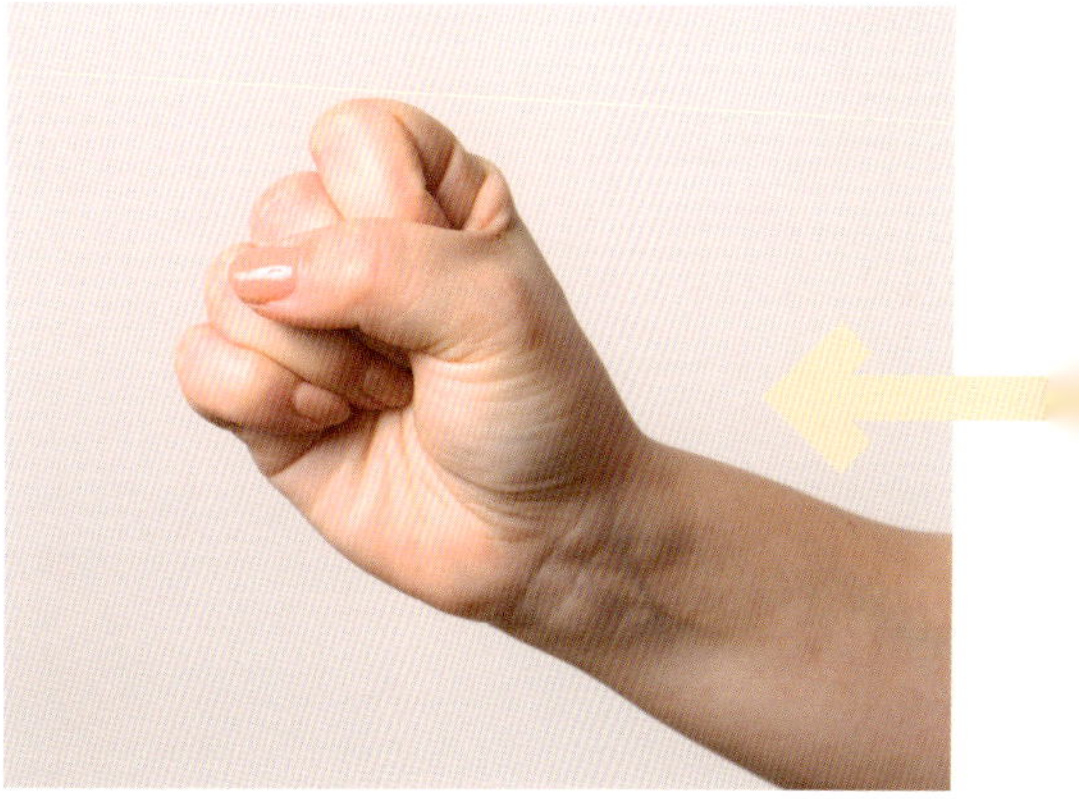

手を開いた形、握った形は、ABともに同じ

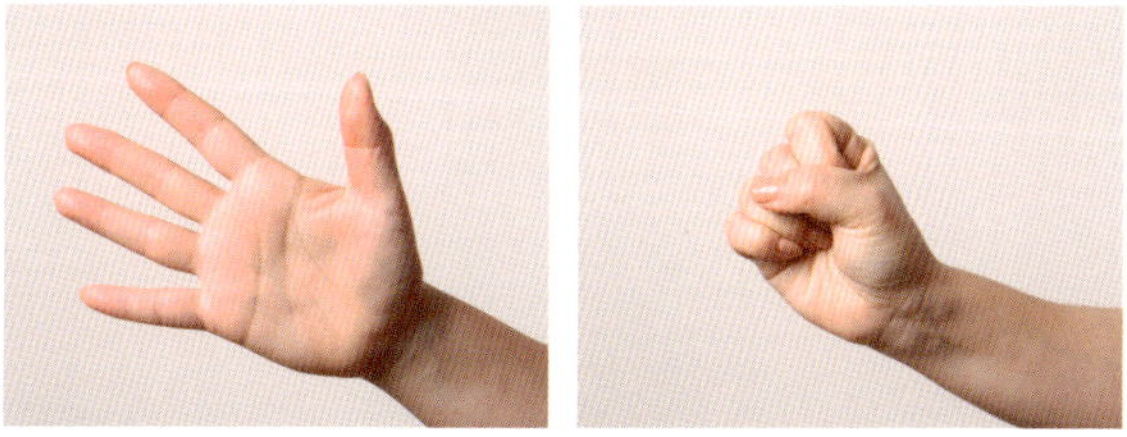

手を開いた形、握りきった形はAタイプ、Bタイプともに同じだ。握る過程において違いが生じる。自分のタイプを知り、それに合った自然な動きを心掛けよう

ができてこそパフォーマンスの向上がなされるのです。

　これは、日常生活の動きにおいても同じことがいえます。何かをつかむ時に体幹主導の動きができずにいたならば、腰などを痛めることになりかねません。ここで、いま一度、自分のタイプに合った自然な握り方ができているかどうかを確認しておきましょう。

COLUMN

相手のタイプを知って動けば もっとラクに介護ができる!

高齢化が進むなか、介護は身近なものとなっています。ここでは、効率の良い相手のカラダの抱き起こし方を解説します。

Aタイプ

4

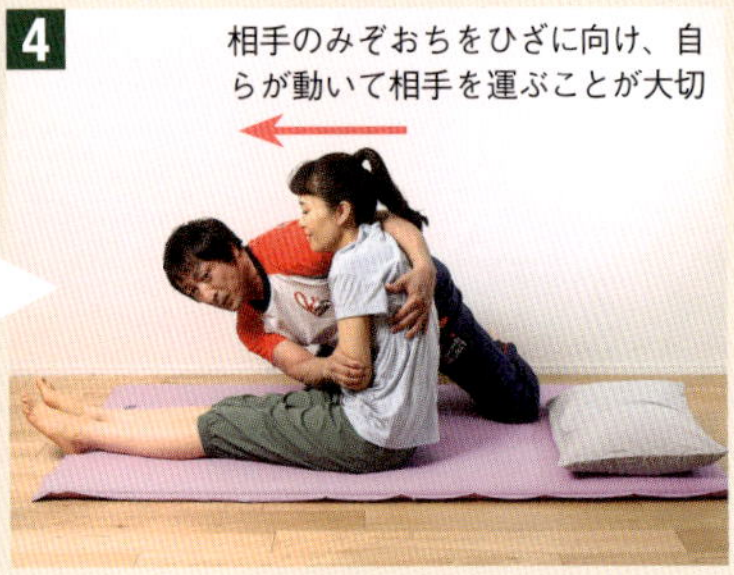

相手のみぞおちをひざに向け、自らが動いて相手を運ぶことが大切

8

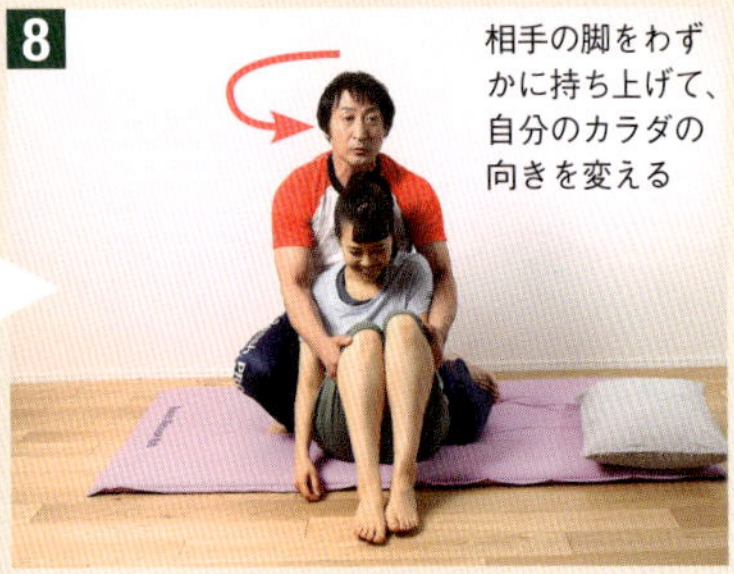

相手の脚をわずかに持ち上げて、自分のカラダの向きを変える

Bタイプ

4

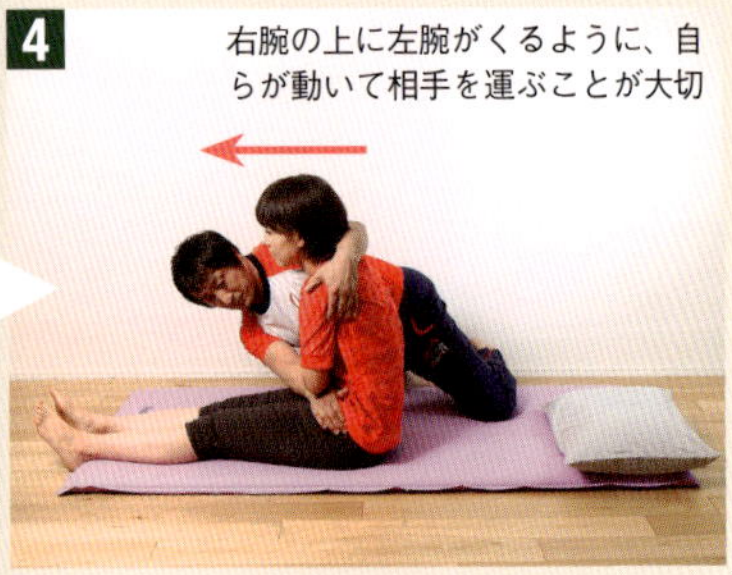

右腕の上に左腕がくるように、自らが動いて相手を運ぶことが大切

8

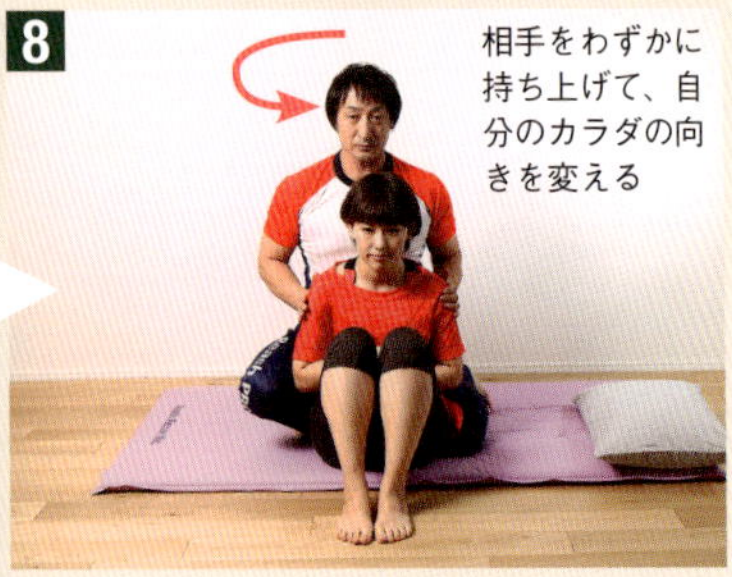

相手をわずかに持ち上げて、自分のカラダの向きを変える

介護の現場では、さまざまな問題が生じています。そのなかの1つが、介護をする側の人がカラダを痛めてしまうという現象です。

食事の際などは、布団やベッドで寝ている人を起こさなければなりません。腕の力だけに頼って無理に相手を引き起こそうとしたならば、介護する側も、される側にとってもカラダの負担が大きくなってしまいます。

でも、相手のタイプを知り、その上で上手にカラダを動かせば、もっとラクに介護をすることができます。

介護を受ける人のタイプによって、そのやり方は異なります。

相手を抱き起こす、あるいは、立ち上がらせる際に、このタイプ別ポイントを活用しましょう。

介護者がAタイプであれば、「みぞおち」と「ひざ」。Bタイプであれば、「首の付け根」と「股関節」を安定させ固定すれば上手にコントロールできます。相手を気持ち良くさせることが自分をラクにすることでもあるのです。

Aタイプの相手を抱き起こす

Aタイプの相手を抱き起こす場合は、「みぞおち」と「ひざ」が基点となります。ここを、しっかりとコントロールしましょう。

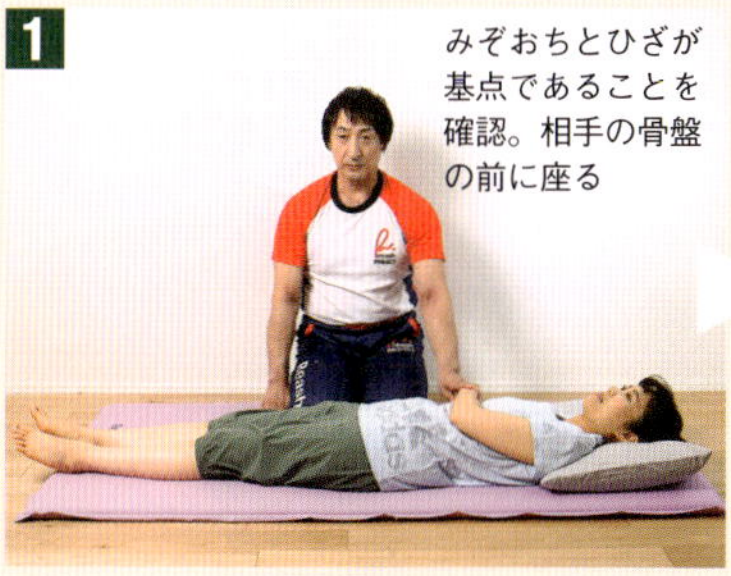

1 みぞおちとひざが基点であることを確認。相手の骨盤の前に座る

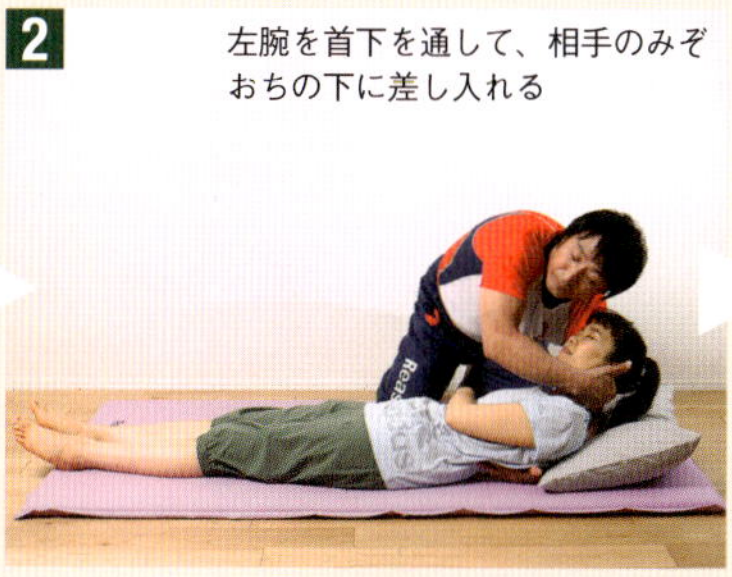

2 左腕を首下を通して、相手のみぞおちの下に差し入れる

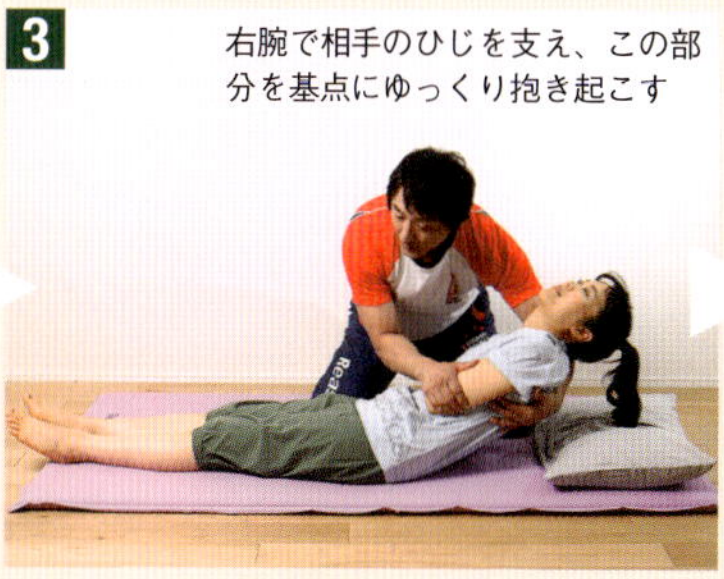

3 右腕で相手のひじを支え、この部分を基点にゆっくり抱き起こす

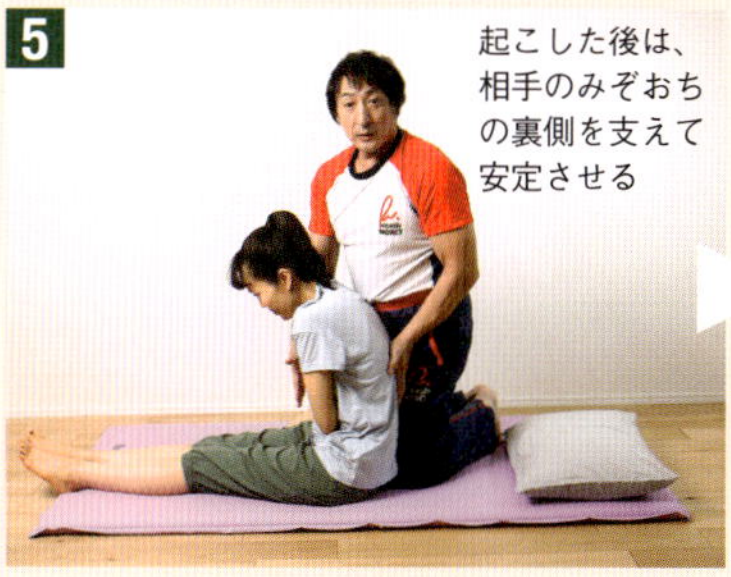

5 起こした後は、相手のみぞおちの裏側を支えて安定させる

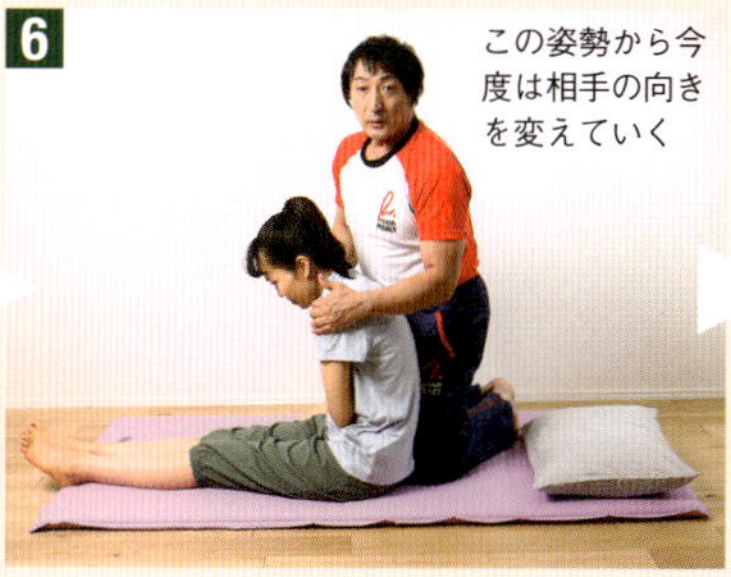

6 この姿勢から今度は相手の向きを変えていく

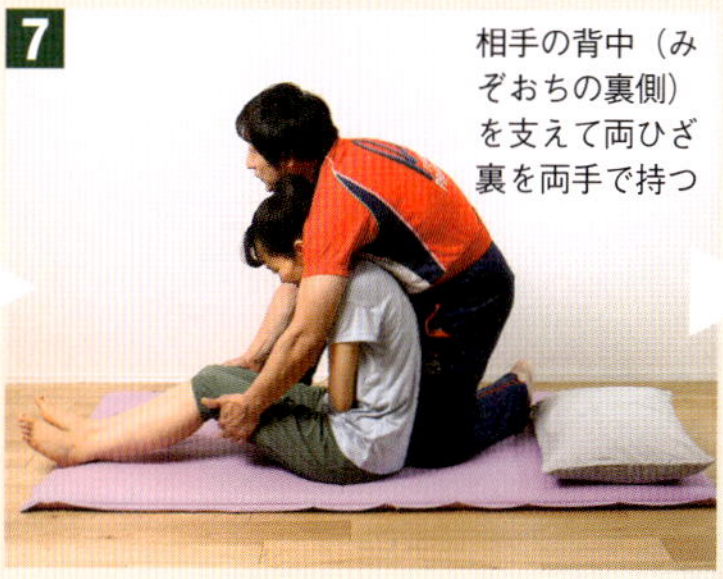

7 相手の背中（みぞおちの裏側）を支えて両ひざ裏を両手で持つ

Bタイプの相手を抱き起こす

Bタイプの相手を抱き起こす場合は、「首の付け根」と「股関節」が基点となります。ここを、しっかりとコントロールしましょう。

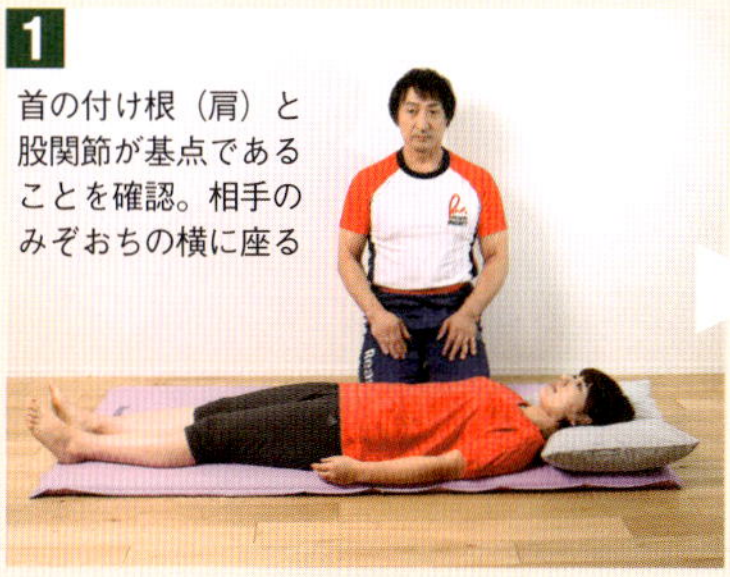

1 首の付け根（肩）と股関節が基点であることを確認。相手のみぞおちの横に座る

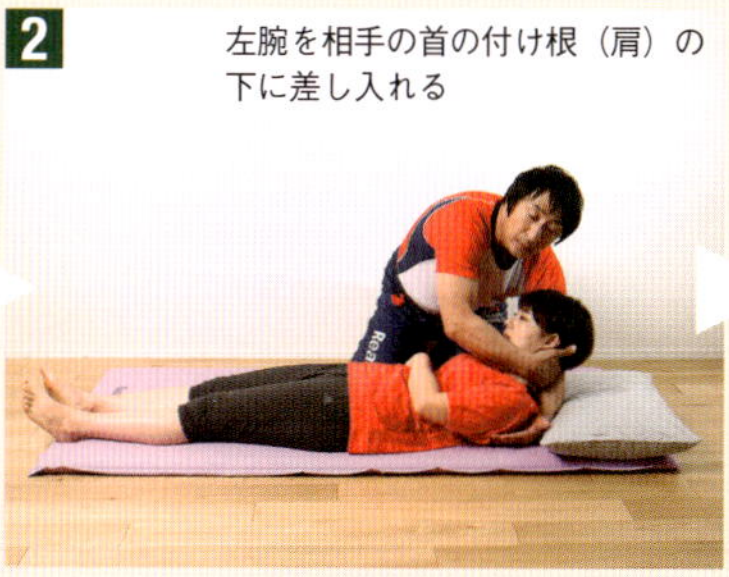

2 左腕を相手の首の付け根（肩）の下に差し入れる

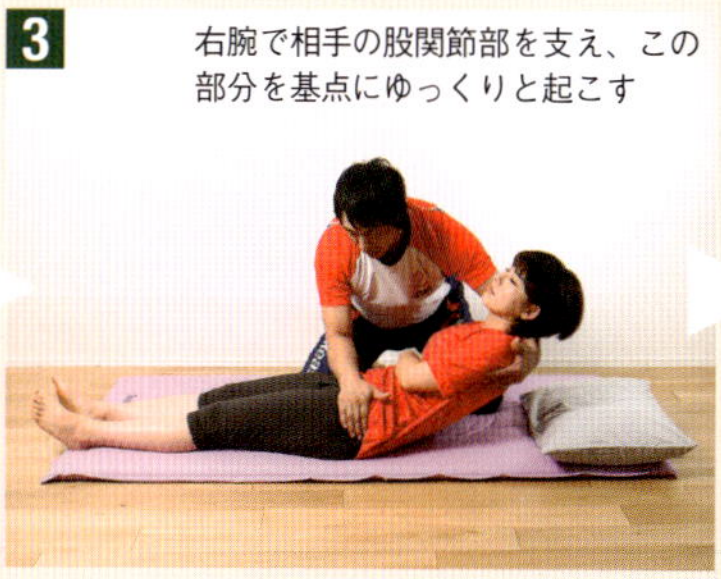

3 右腕で相手の股関節部を支え、この部分を基点にゆっくりと起こす

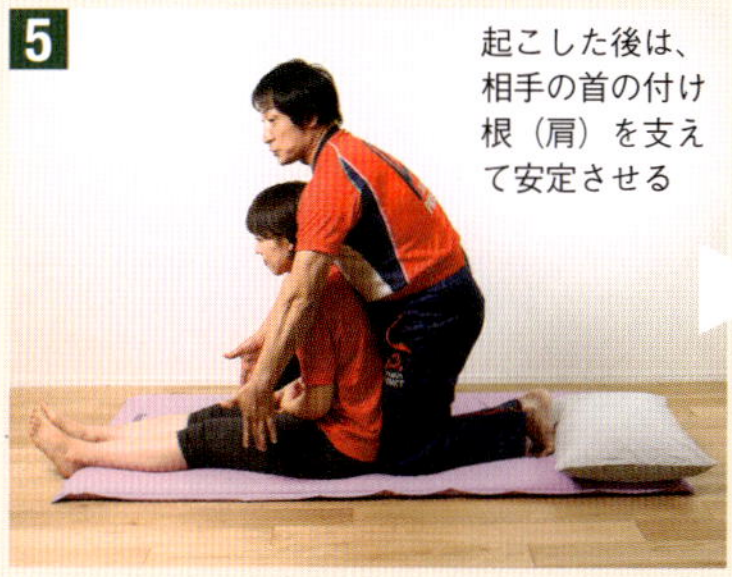

5 起こした後は、相手の首の付け根（肩）を支えて安定させる

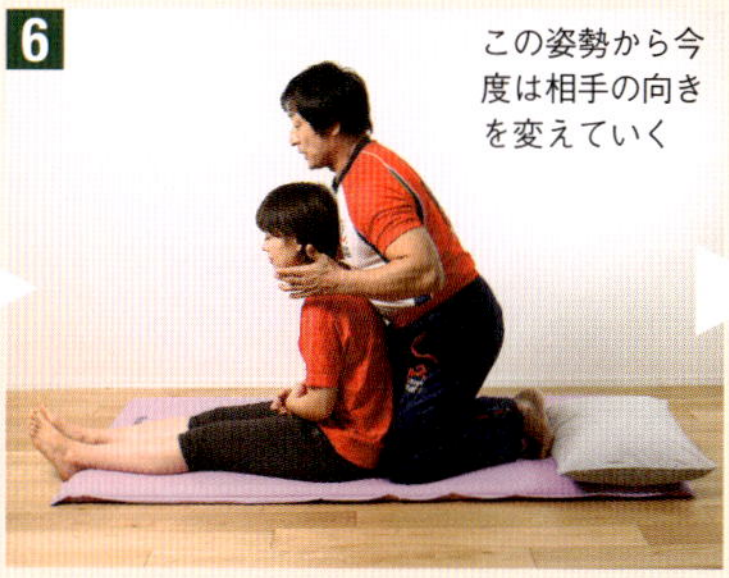

6 この姿勢から今度は相手の向きを変えていく

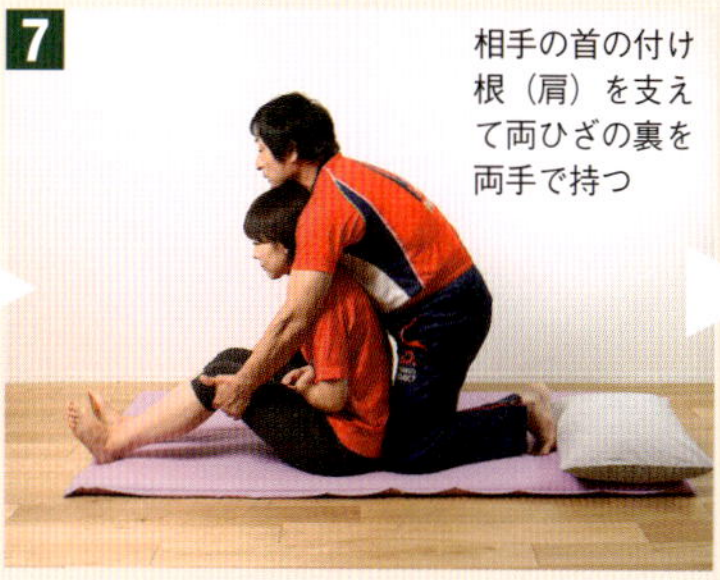

7 相手の首の付け根（肩）を支えて両ひざの裏を両手で持つ

Aタイプの相手を立ち上がらせる

Aタイプの場合は、「みぞおち」と「ひざ」が基点となります。この部分をうまくフォローして相手を無理なく立ち上がらせましょう。

1
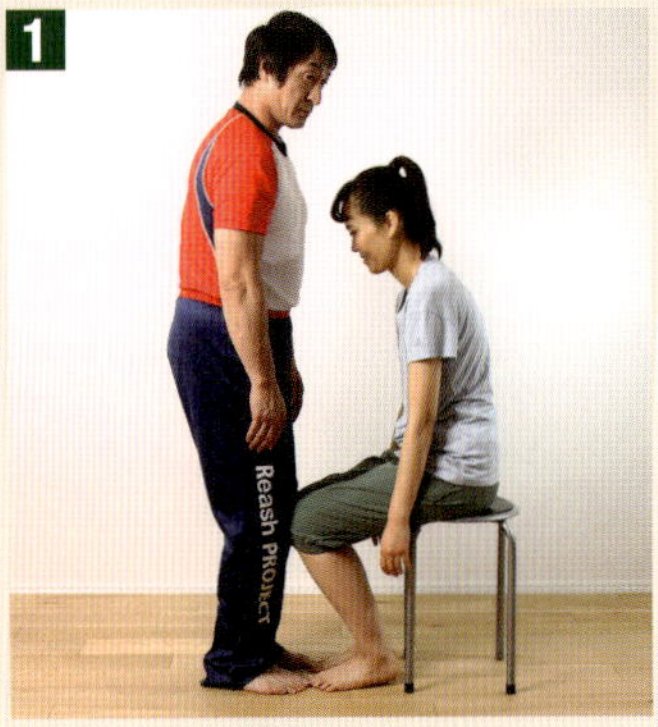
相手の正面に立ち、ひざの位置を合わせる

2
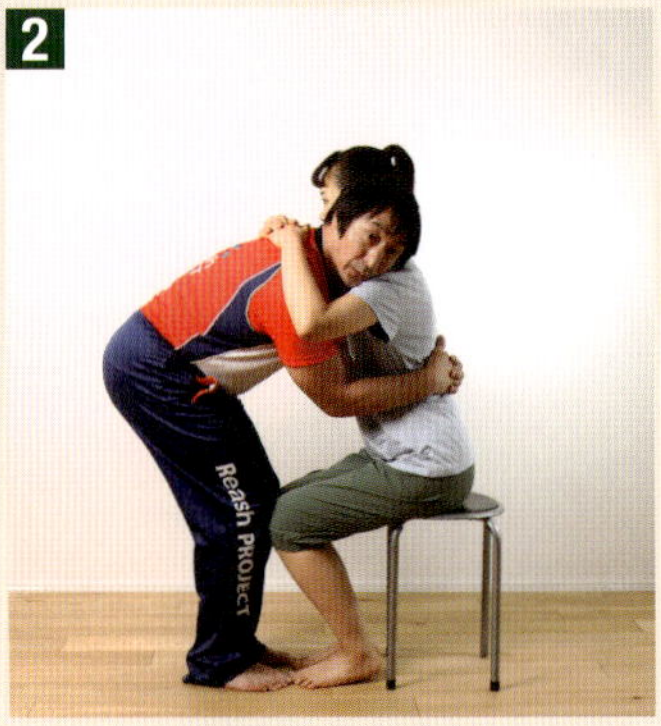
みぞおちが基点になるように両腕全体で胴体を抱え、相手の両ひじで自分の背中に抱え込ませる

3
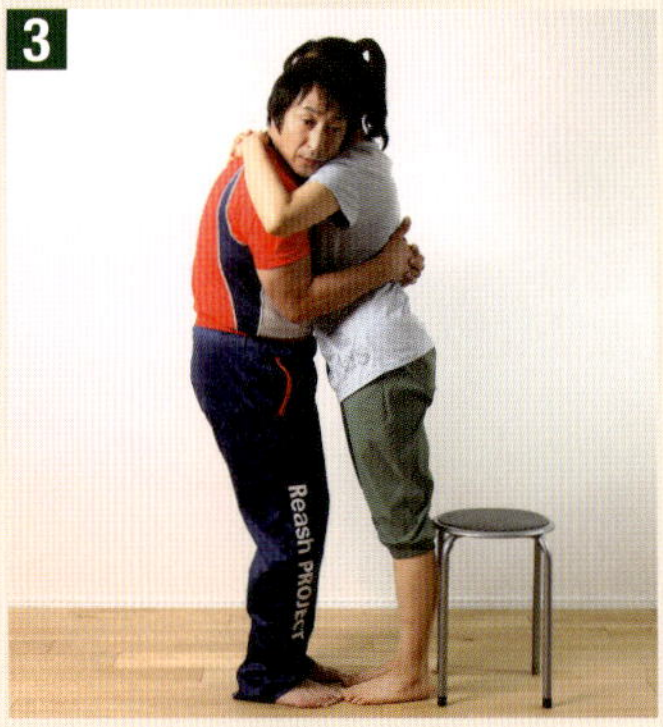
相手のみぞおちをひざの真上に引き寄せるように動くと無理なく立ち上がらせることができる

Bタイプの相手を立ち上がらせる

Bタイプの場合は、「手首」と「股関節」が基点となります。この部分をうまくフォローして相手を無理なく立ち上がらせましょう。

1
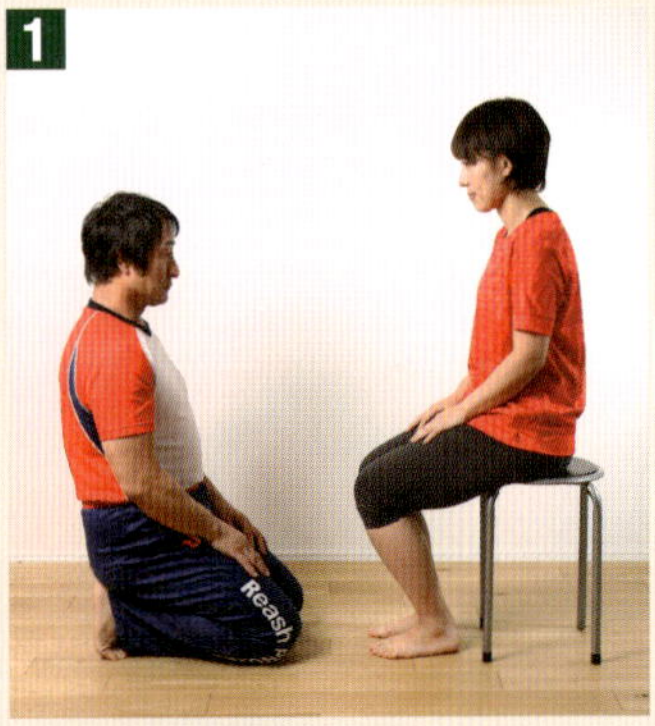
相手の正面にひざを着いて座る

2
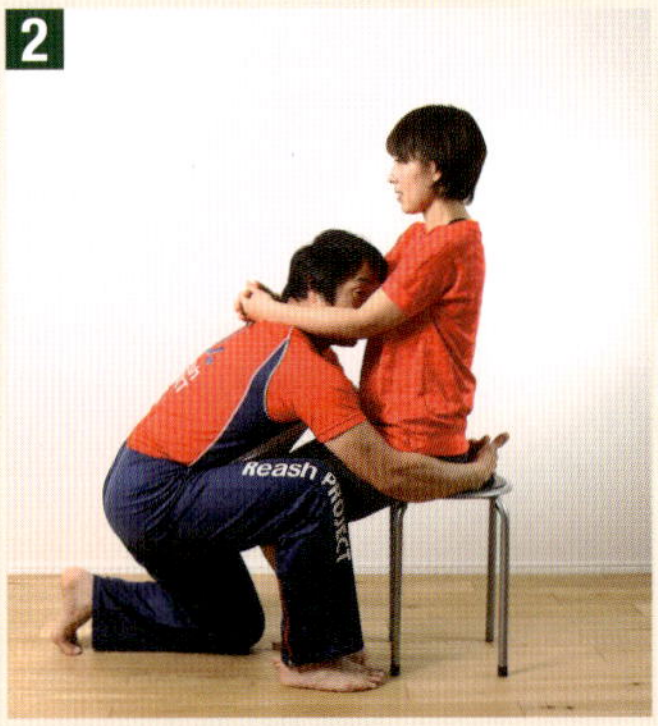
相手に自分の首を抱えさせ、仙骨の辺りを深く抱え込む

3
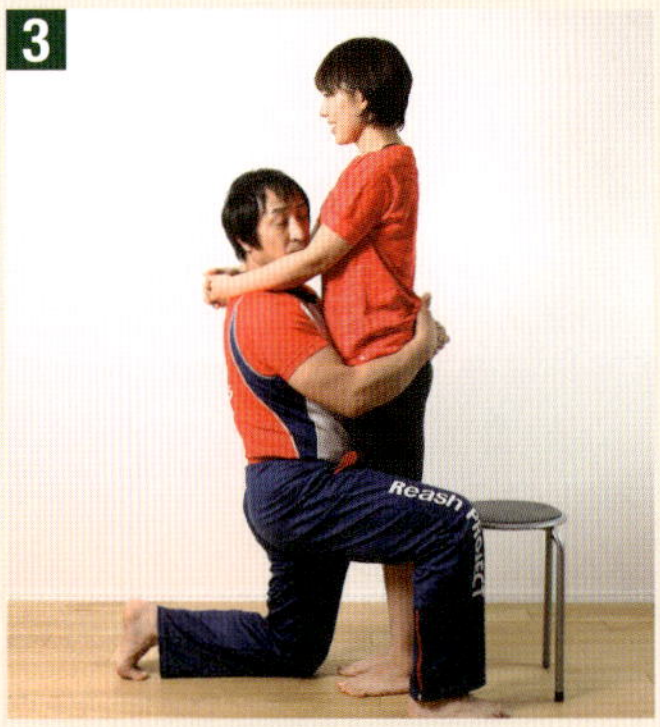
両足の踏む力で自分の上半身を垂直に立てると無理なく相手を立ち上がらせることができる

NG

無理に腕だけ引っ張ったり、相手の体勢が不安定な状態なままで立ち上がらせようとしてはいけない

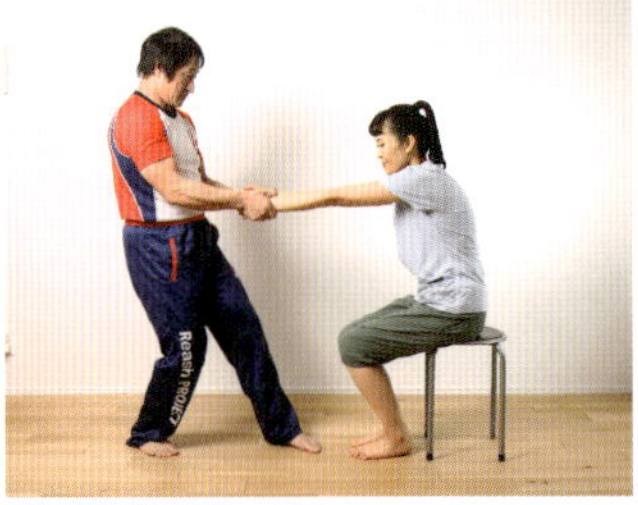
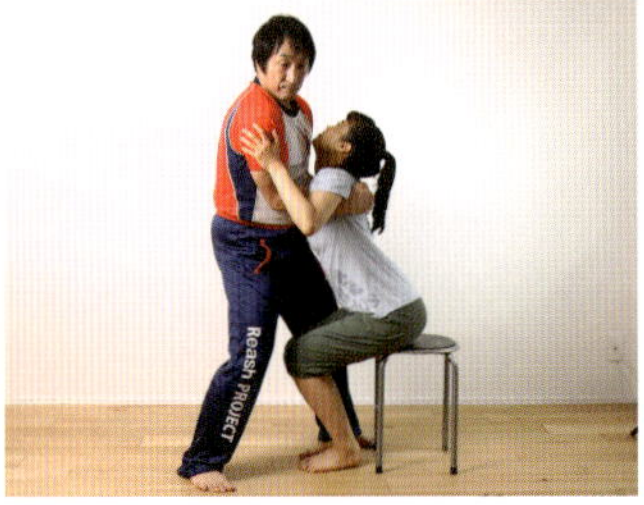

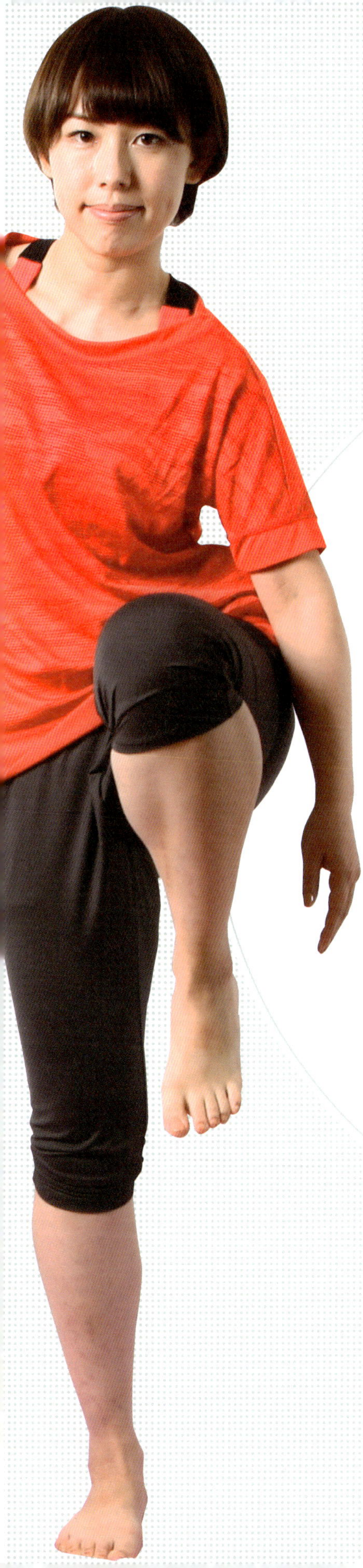

PART 3

筋肉は伸ばさずゆるめる!

痛みを解消・予防するエクササイズ

2章で紹介した「正しいカラダの使い方」を
しっかりとカラダに寝付かせ、習慣化するためには
日頃からカラダをメンテナンスしておく必要があります。
この章では、カラダをさらに柔軟にし、
軸を用いて動けるようになるための
6種類のエクササイズを紹介していきます。

エクササイズを始める前に

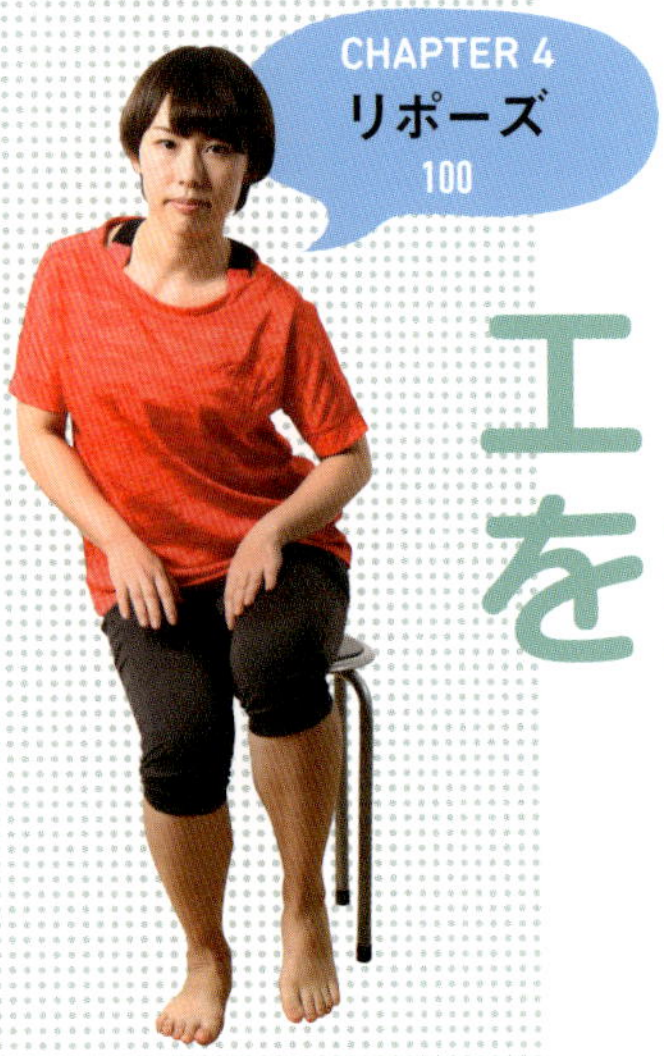
CHAPTER 4
リポーズ
100

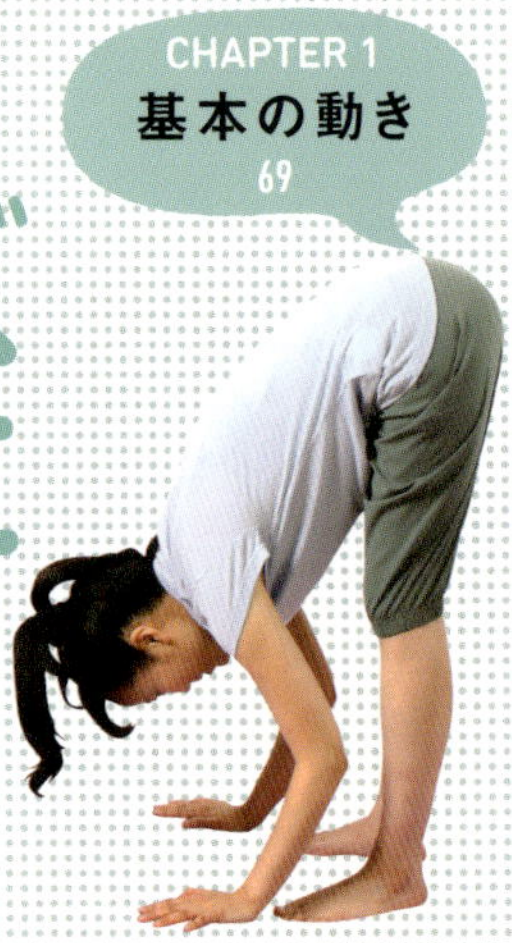
CHAPTER 1
基本の動き
69

最初は「基本の動き」から1日10分〜でもOK!

けがや痛みを予防する、または改善するためには常にカラダを柔軟にし、軸を用いて動けるようになる必要があります。これから紹介する6種類のエクササイズを行うことで、正しいカラダの動かし方を身に付けていきましょう。

エクササイズは、「基本の動き」から「軸トレーニング」まで6つに区分けしていますが、これをすべて順番通りに行わなくても大丈夫です。数種目、1日10分〜でも構いませんから、目的に合わせてやってみてください。

ただ最初にチャプター1「基本の動き」にトライすることをオススメします。〈01左右に転がる〉〈02前後に転がる〉などを行うことによって現在の自分が体幹主導で動けているかどうかが確認できます。

また、エクササイズを行う回数はあえて決めていません。自分が余裕をもってできるペースで行ってください。大切なのは回数をこなすことではなく、その動きの意味を感じ取って行うことなのです。

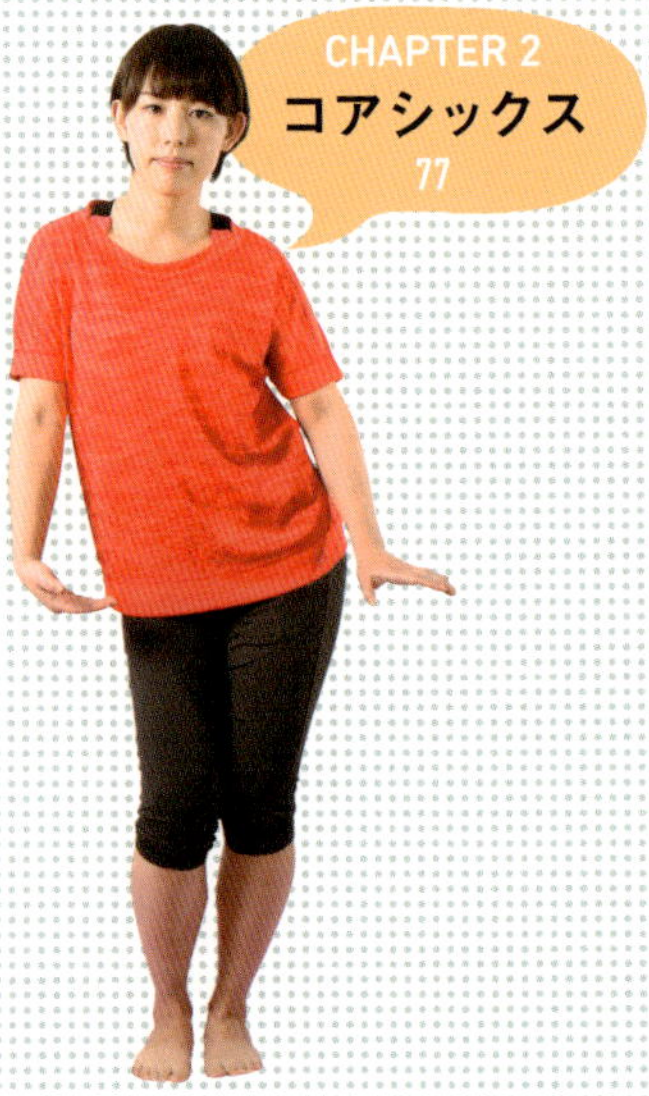
CHAPTER 2
コアシックス
77

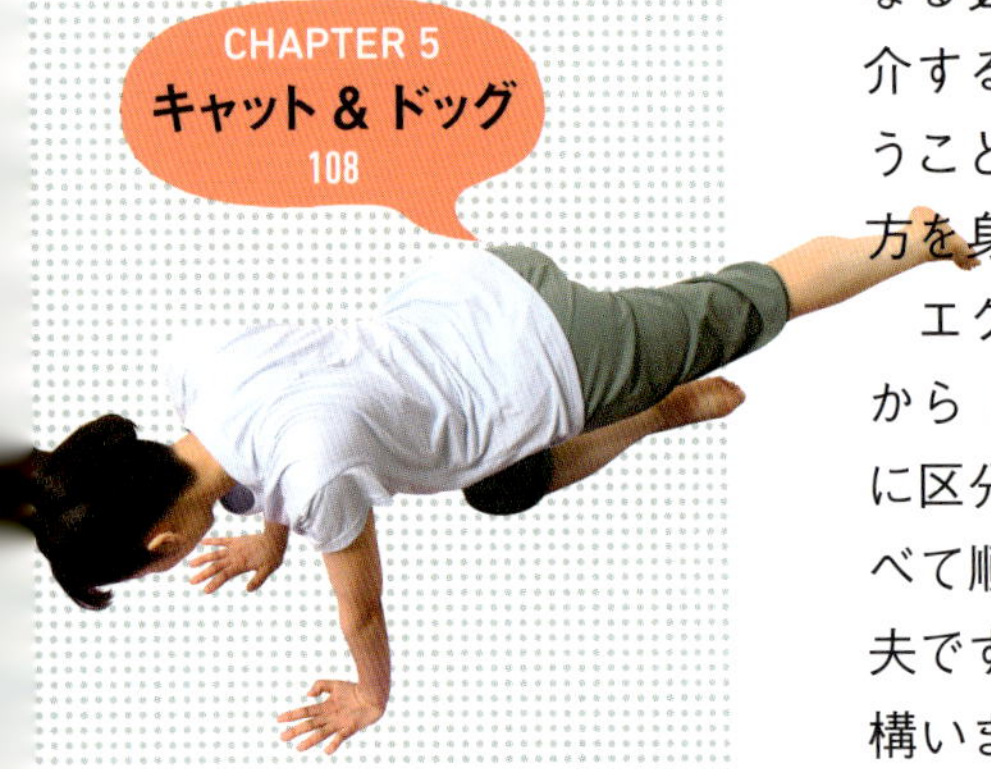
CHAPTER 5
キャット & ドッグ
108

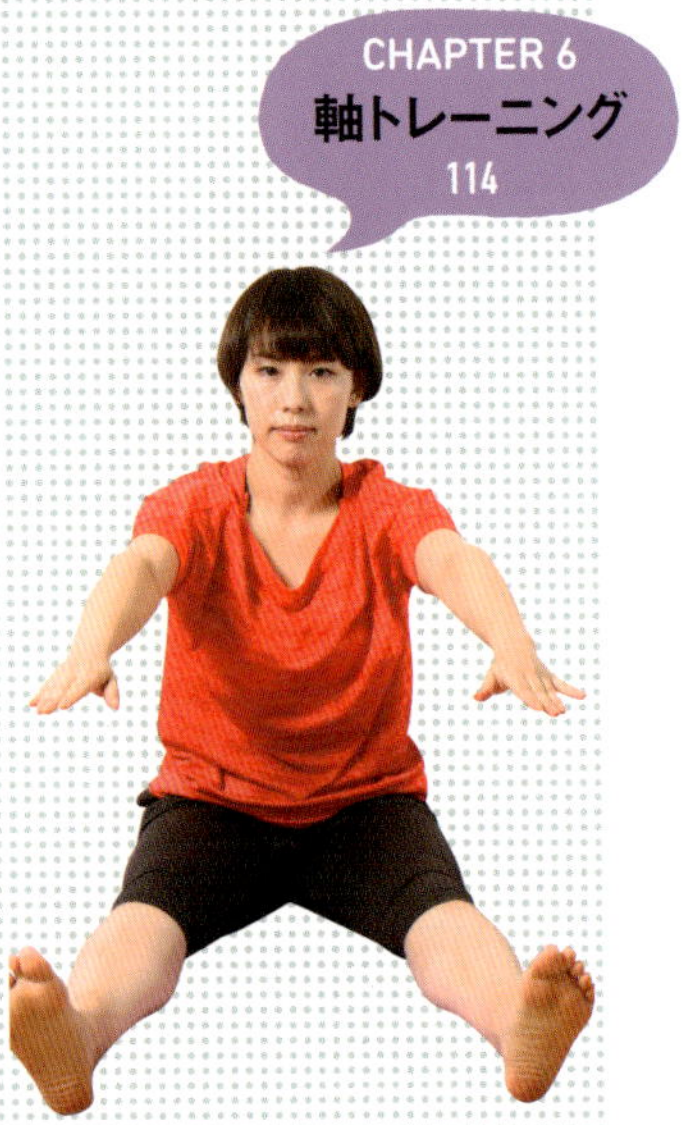
CHAPTER 6
軸トレーニング
114

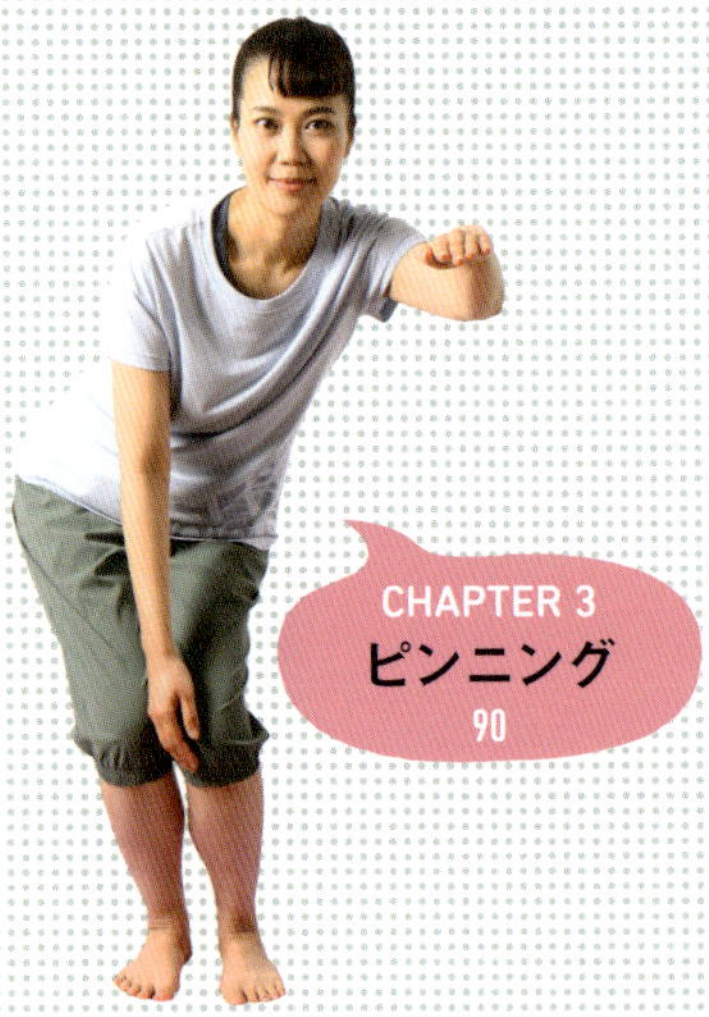
CHAPTER 3
ピンニング
90

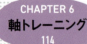

CHAPTER 1
持っていた能力を取り戻す!

基本の動き

子供のころは当たり前のようにできていた動きが、年齢を重ねると、できなくなってしまっていることが少なくありません。まずは、その状態に気付き、本来持っていた運動能力を取り戻すことから始めましょう。

CHAPTER 1
01

左右に転がる

両手両足を伸ばして寝た姿勢から体幹部のみを動かして左へ右へバランスを崩すことなく転がってみましょう。

1

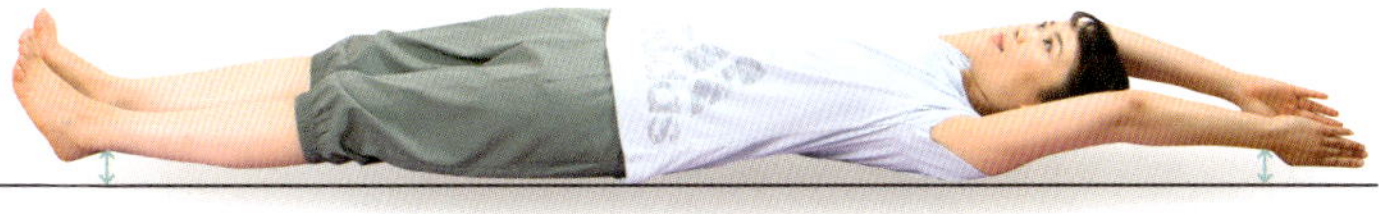

両手両足を伸ばし、床から５センチ程浮かした状態であおむけに寝ます

2

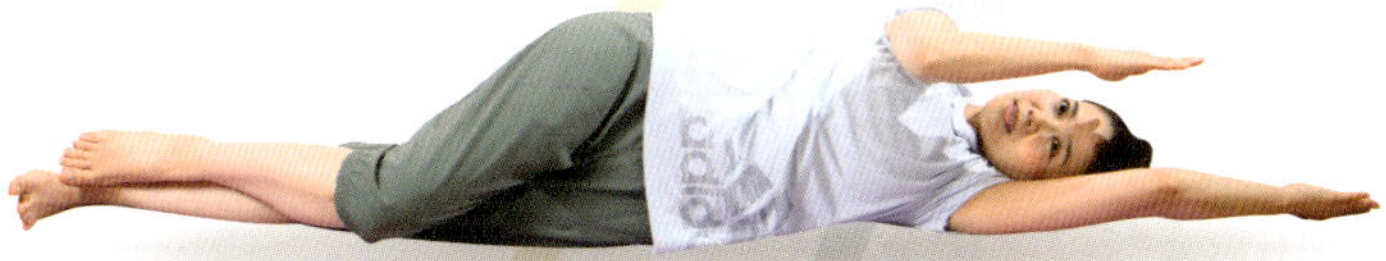

体幹部の動きだけで左側に重心を移します。カラダの下側の手足はピンと伸ばし、カラダの上側の手足は曲げていきます

3

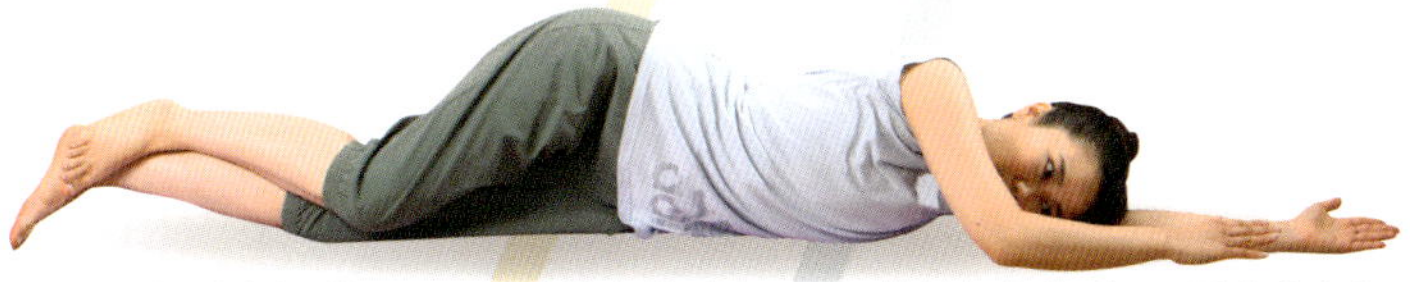

カラダの上側で縮めていた手足を伸ばすことで体幹部も伸ばし、重心をもう一度、右側に戻すようにします

4

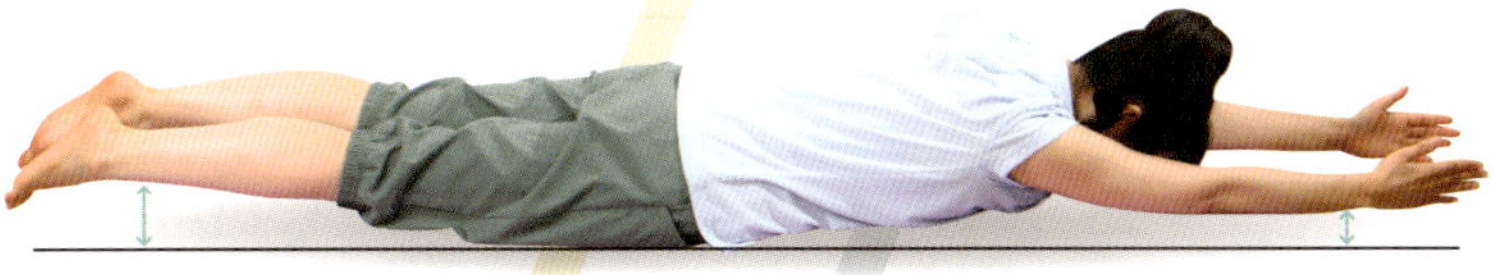

うつぶせになり安定した状態を作ります。腕を真っすぐ伸ばし、両手のひらは向き合わせるようにします

5

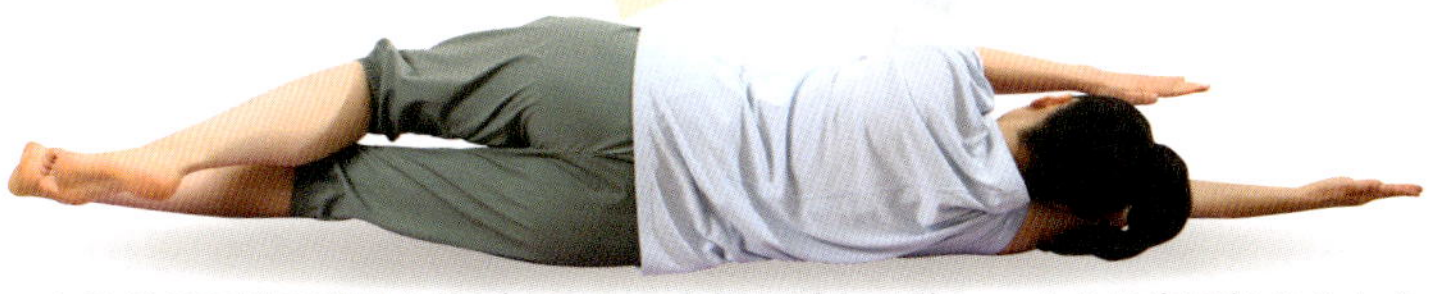

カラダの下側の手足を伸ばすことで右側に重心を移し、さらに半回転させます

基本の動き

前後に転がる

子供のころによくやった「でんぐり返し」の要領で後方に転がり、その後に立ち上がってからジャンプ。勢いで回るのではなく、土踏まずの向きを意識して前後に転がります。

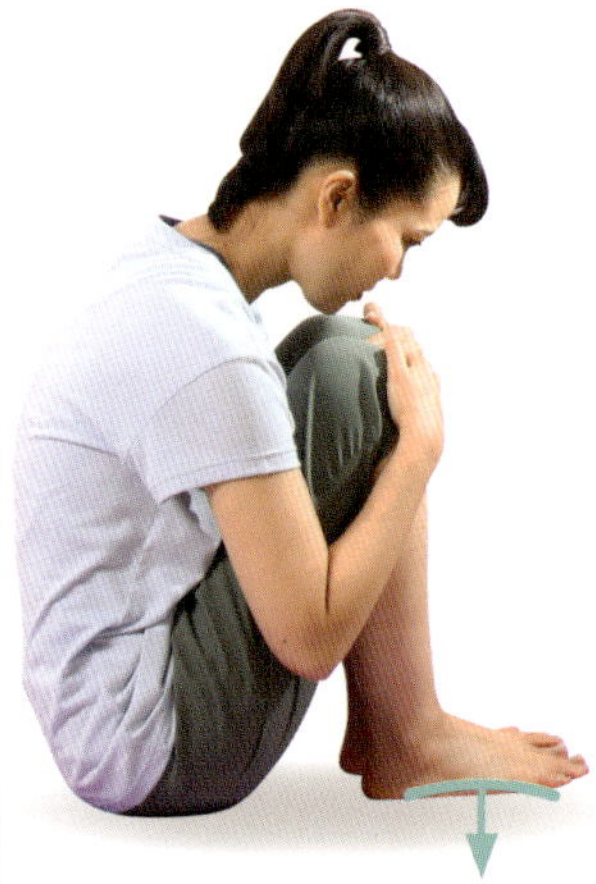

1

座位の姿勢を作り、両脚を抱えます。土踏まずを床に向けることを意識しましょう

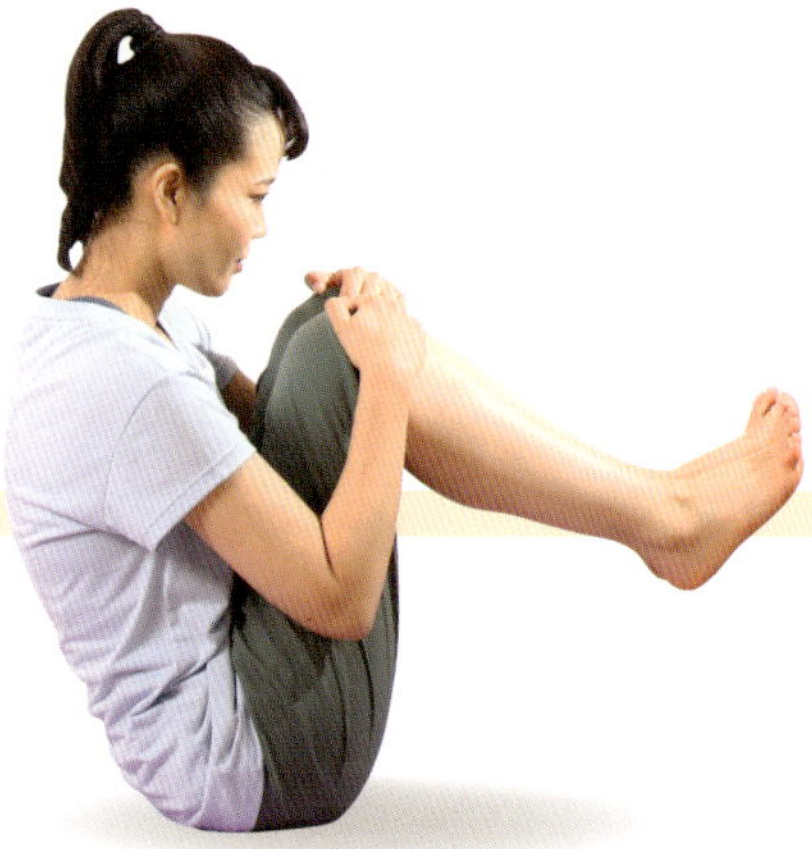

2

両足の土踏まずを床から浮かせるイメージで骨盤から後ろに倒れます。この際、背骨を少しずつ床に接地していくように意識します

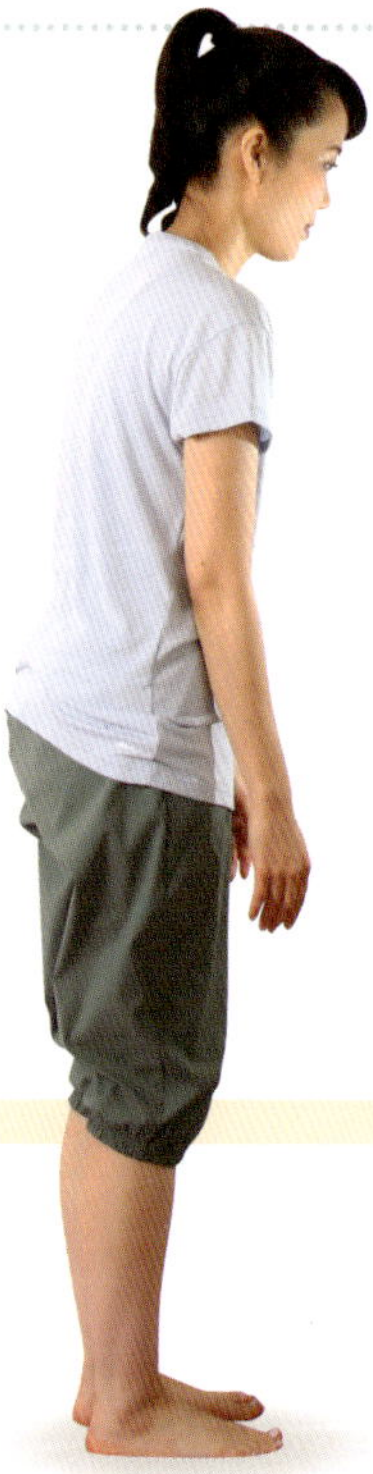

7

正しい立位姿勢をとり立ちましょう

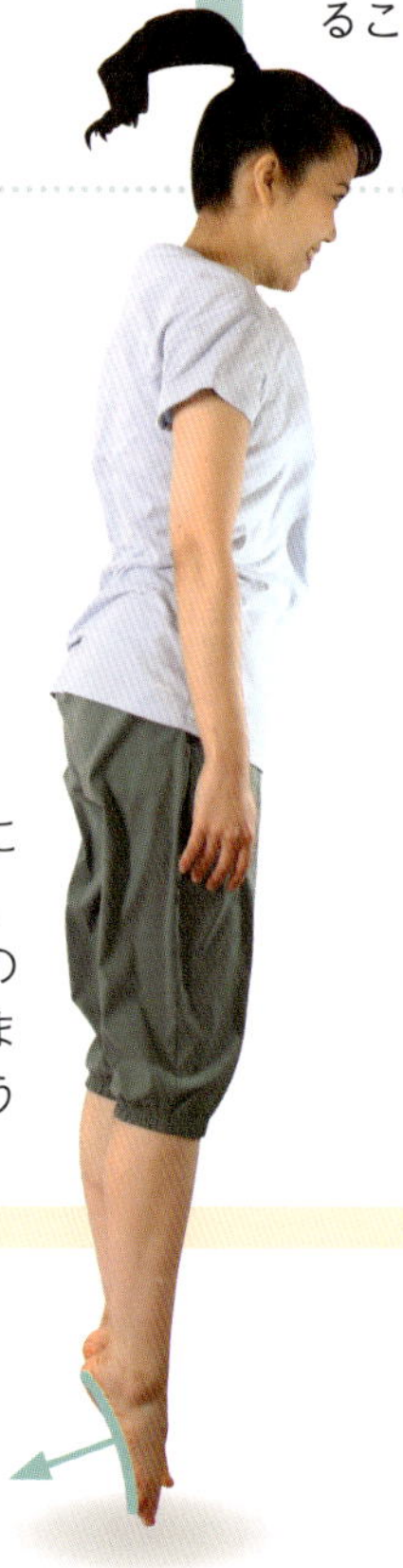

8

そのまま、真上にジャンプします。この時、カラダの後ろ側に土踏まずを見せるよう意識しましょう

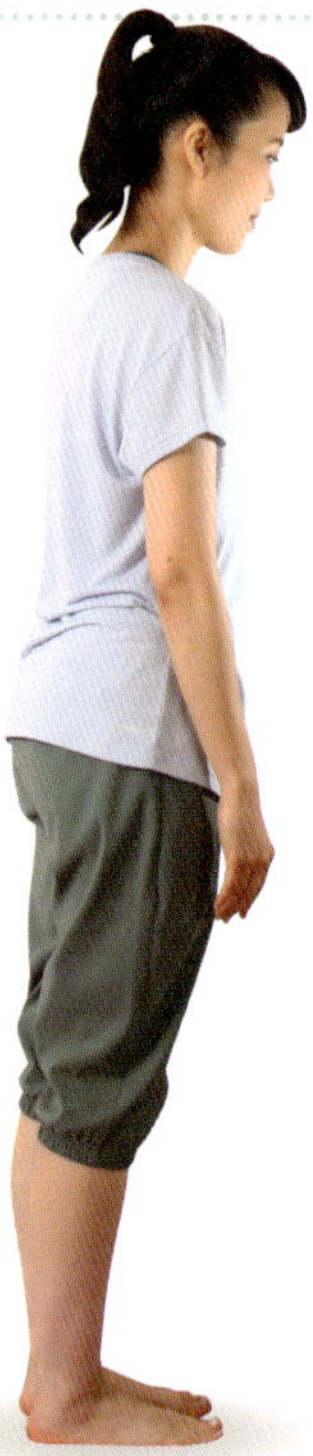

9

土踏まずでしっかりと床を踏みしめて着地します

この運動の
POINT

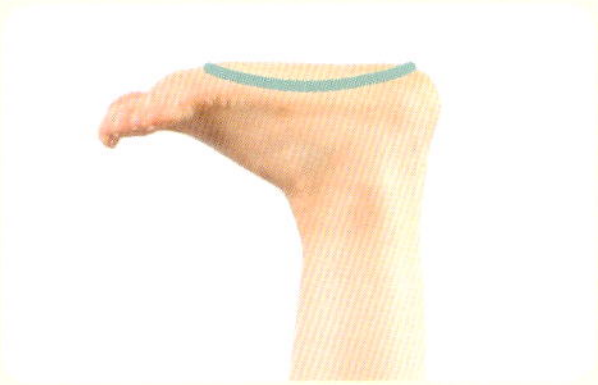

常に土踏まずは、垂直になるように意識する

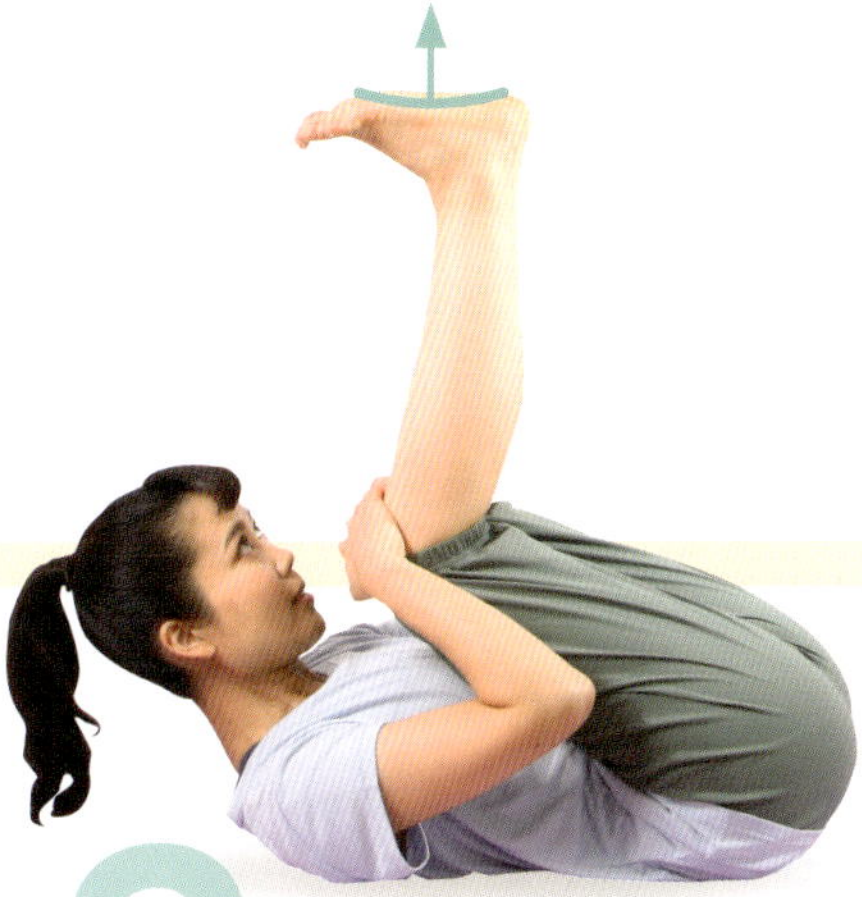

3

土踏まずを真上に向けるイメージでゆっくりと後転していきます

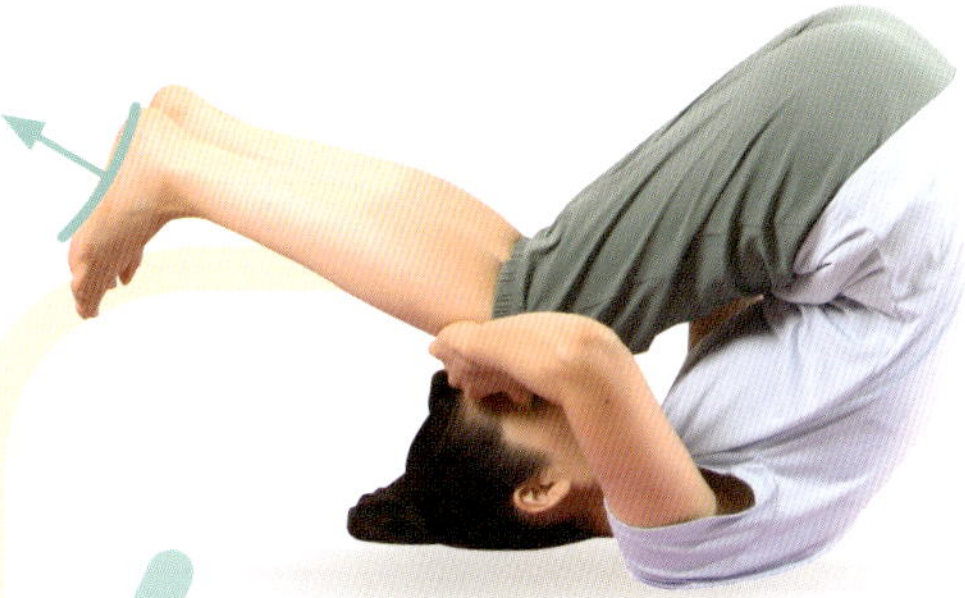

4

床に肩が着いたら、キャタピラーのように背骨を順番にゆっくりと丸めていきます。この時、土踏まずが後方に向いていることを意識しましょう

5

力まずに、土踏まずが床に戻ってくるイメージで元の体勢に戻していきます

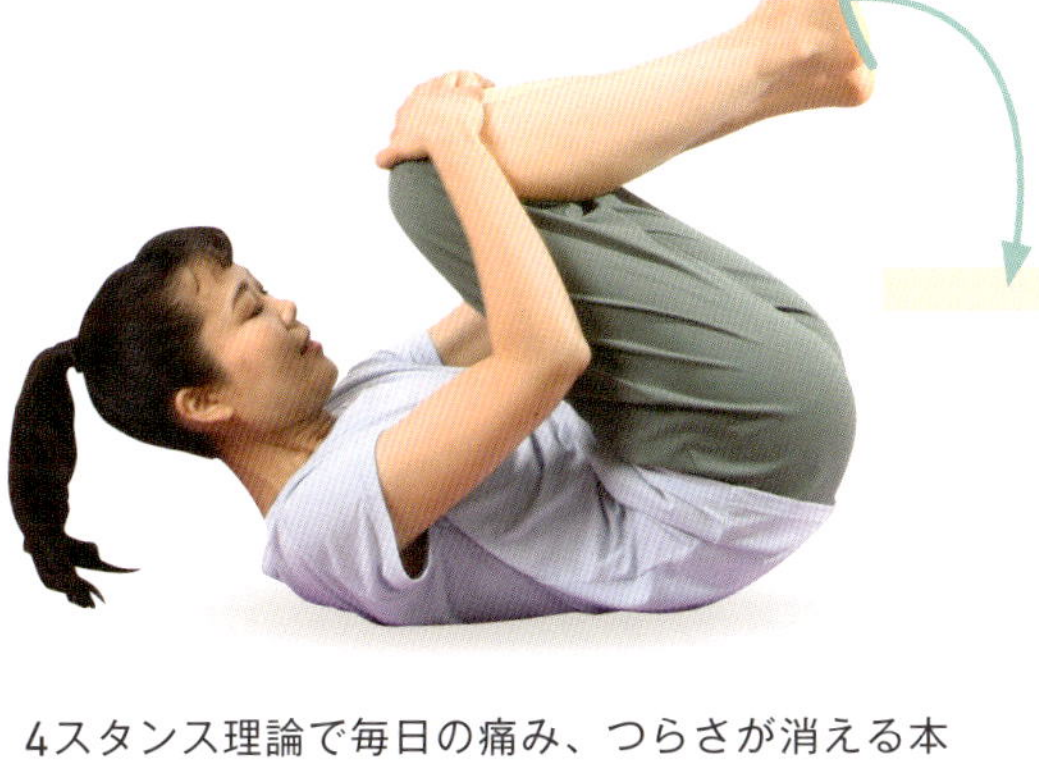

6

土踏まずを床に着け、体勢を元に戻す動きでお尻を浮かして立ち上がります

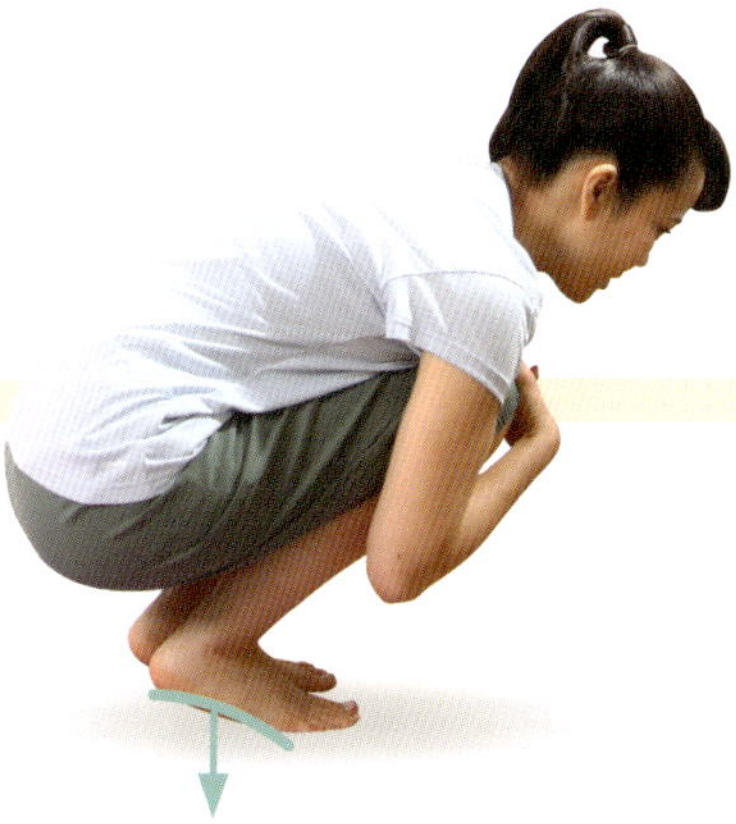

基本の動き

しがみつき

簡単そうに見えますが、手足の力だけに頼るとうまくしがみつくことはできません。背骨、肩甲骨、骨盤などを変形させての体幹主導の動きが求められます。

1 床に座った状態で、木の幹を両腕と両脚で抱え込むような姿勢をとります

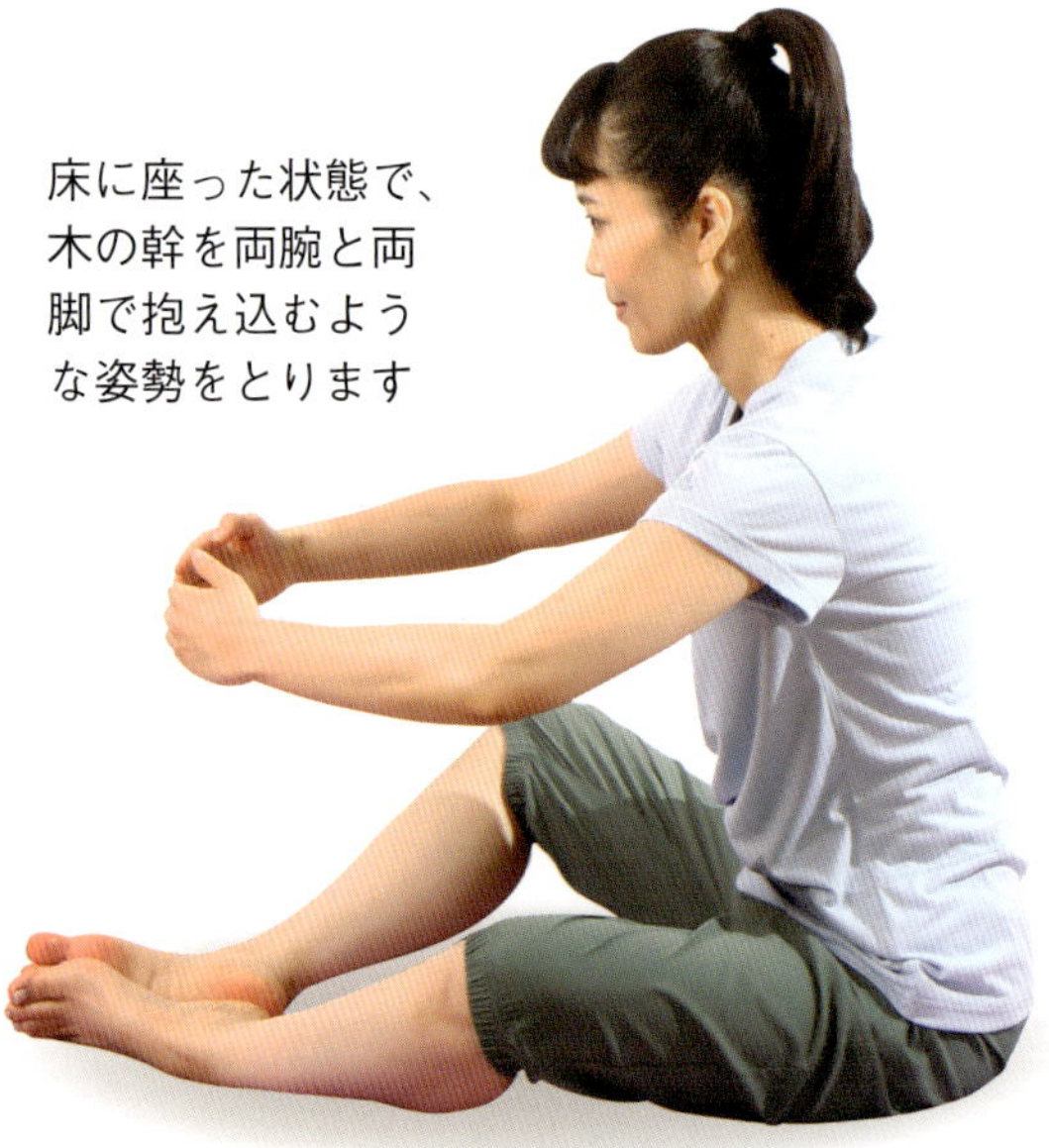

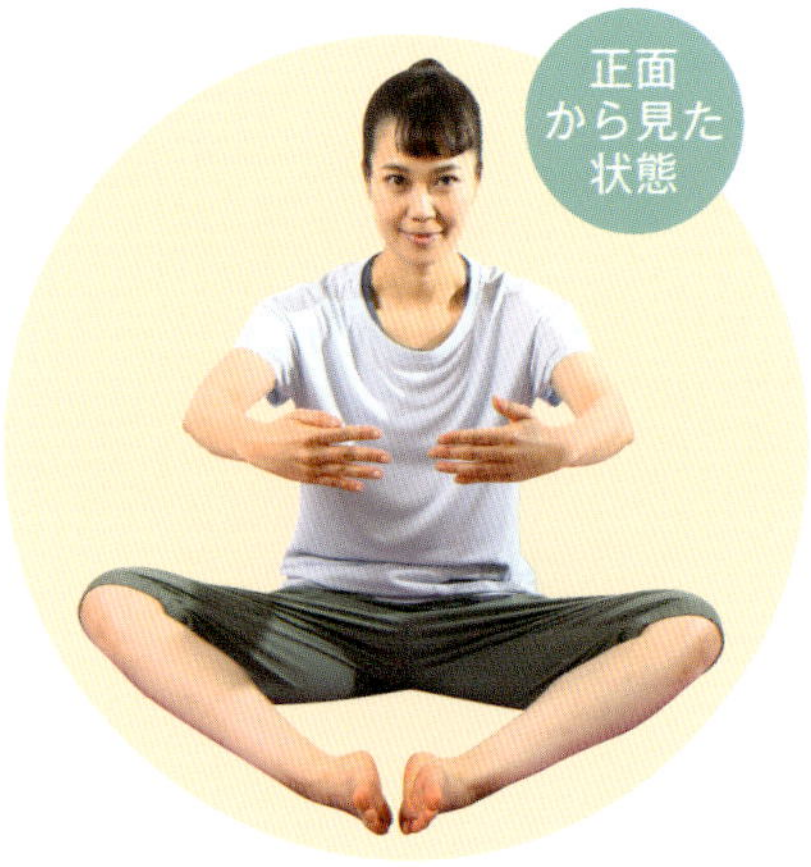

2 1の姿勢から骨盤をコントロールして両足を浮かせ安定を保ちます

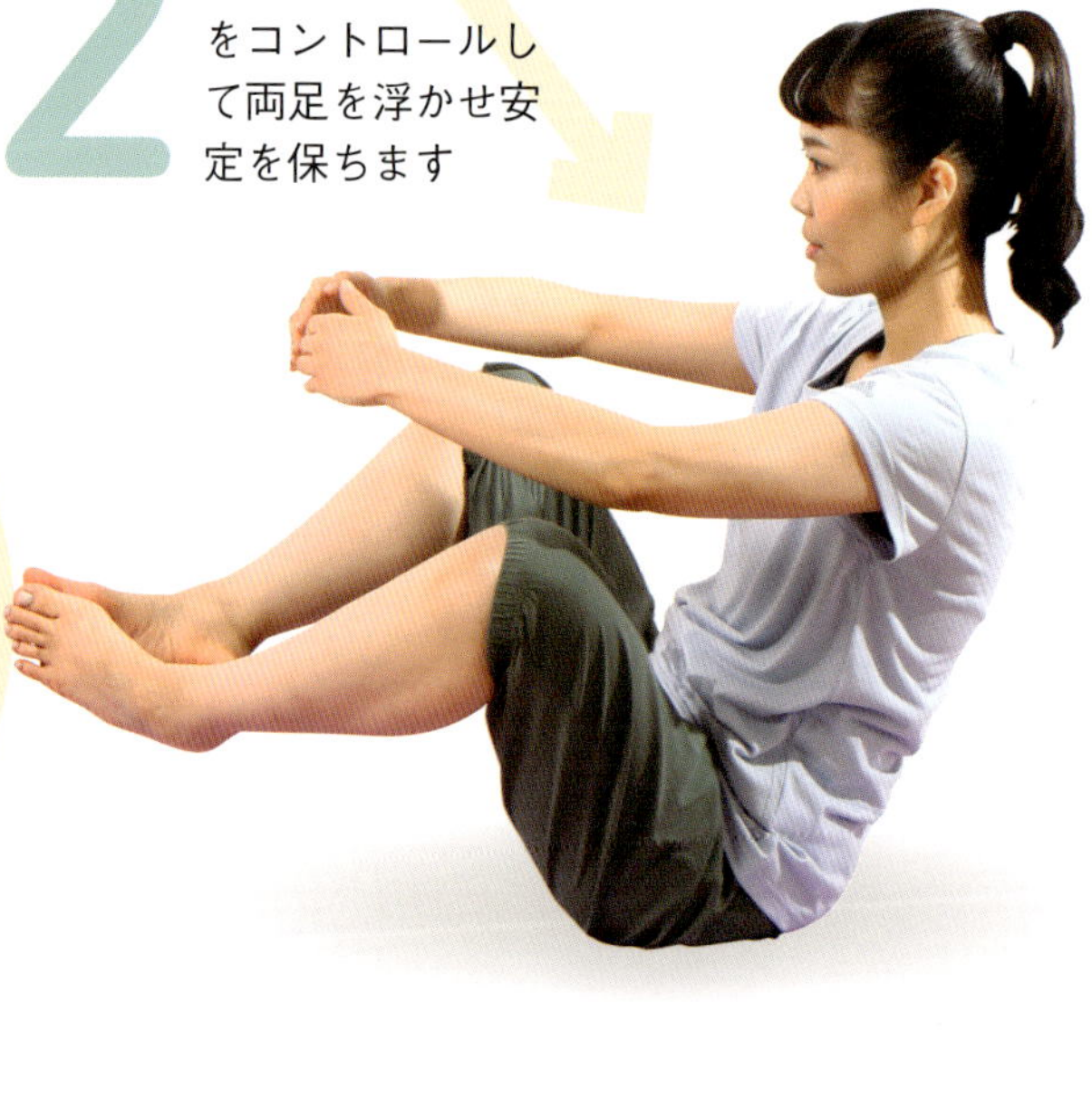

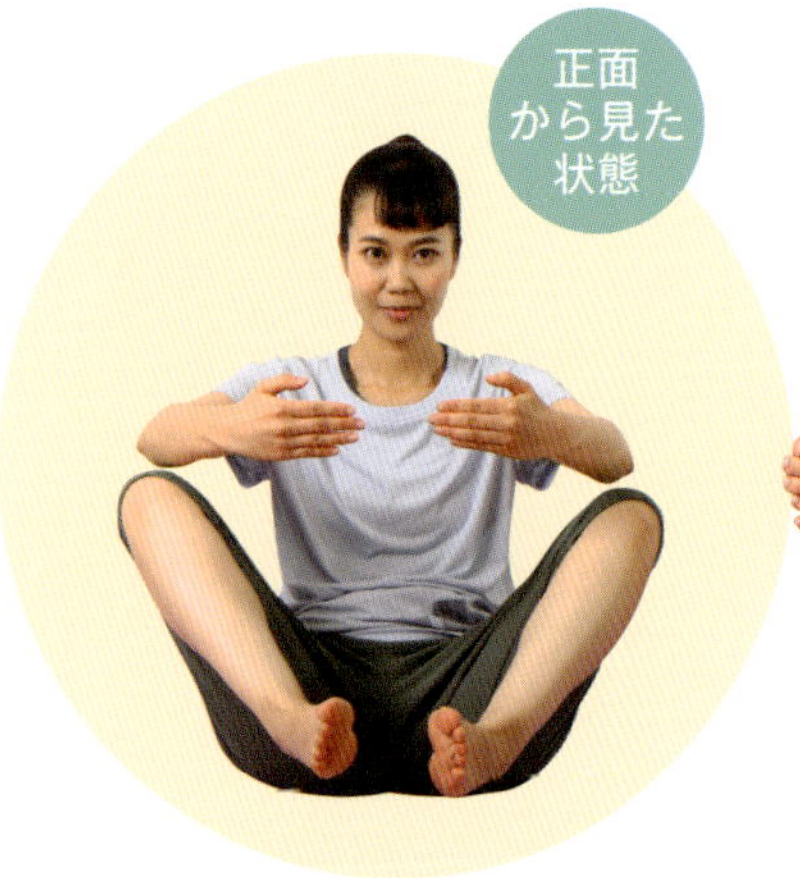

CHAPTER 1

04

基本の動き

両腕上げ下げ

何の気なく両手を上げてアクビをします。この状態を「自然開腕角度」といいます。上半身下半身の可動域をフルに生かして左右交互に両腕の上げ下げを行います。

基本形

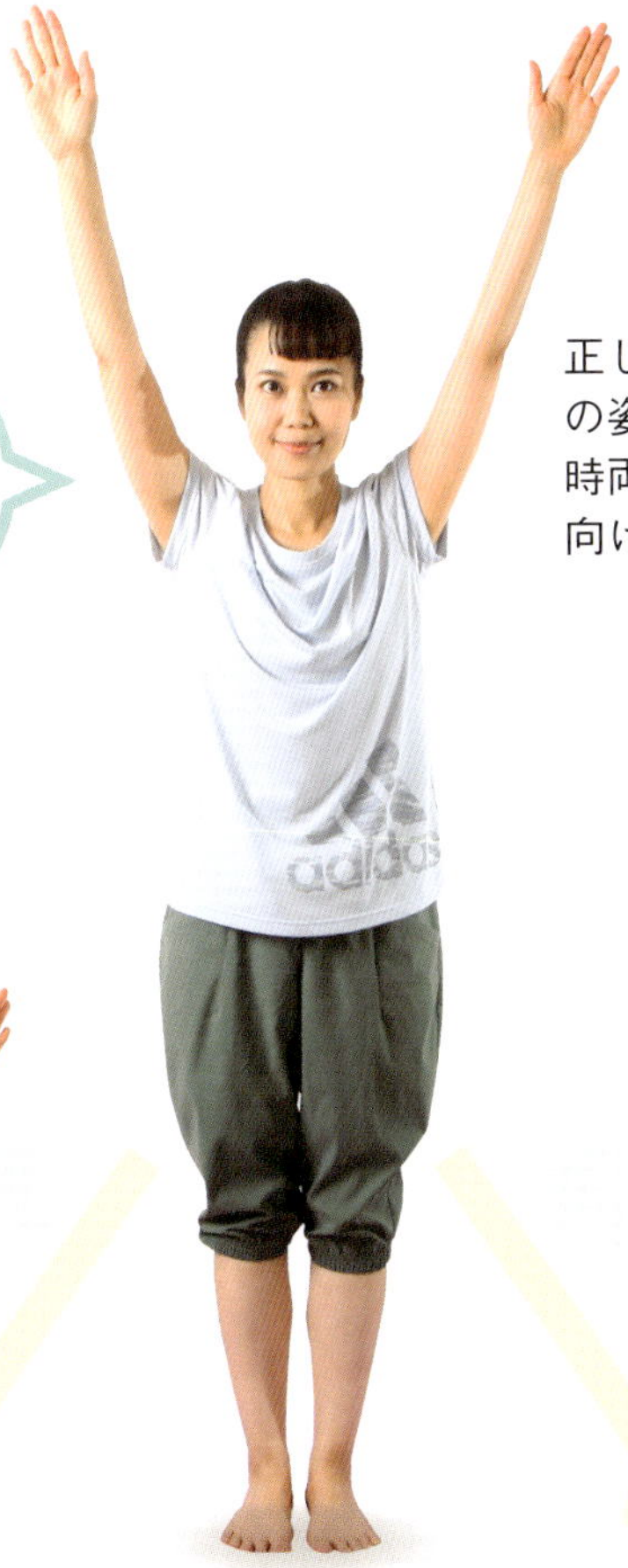

正しい立位から自然開腕の姿勢を作ります。この時両足のつま先は正面を向けておきます

右

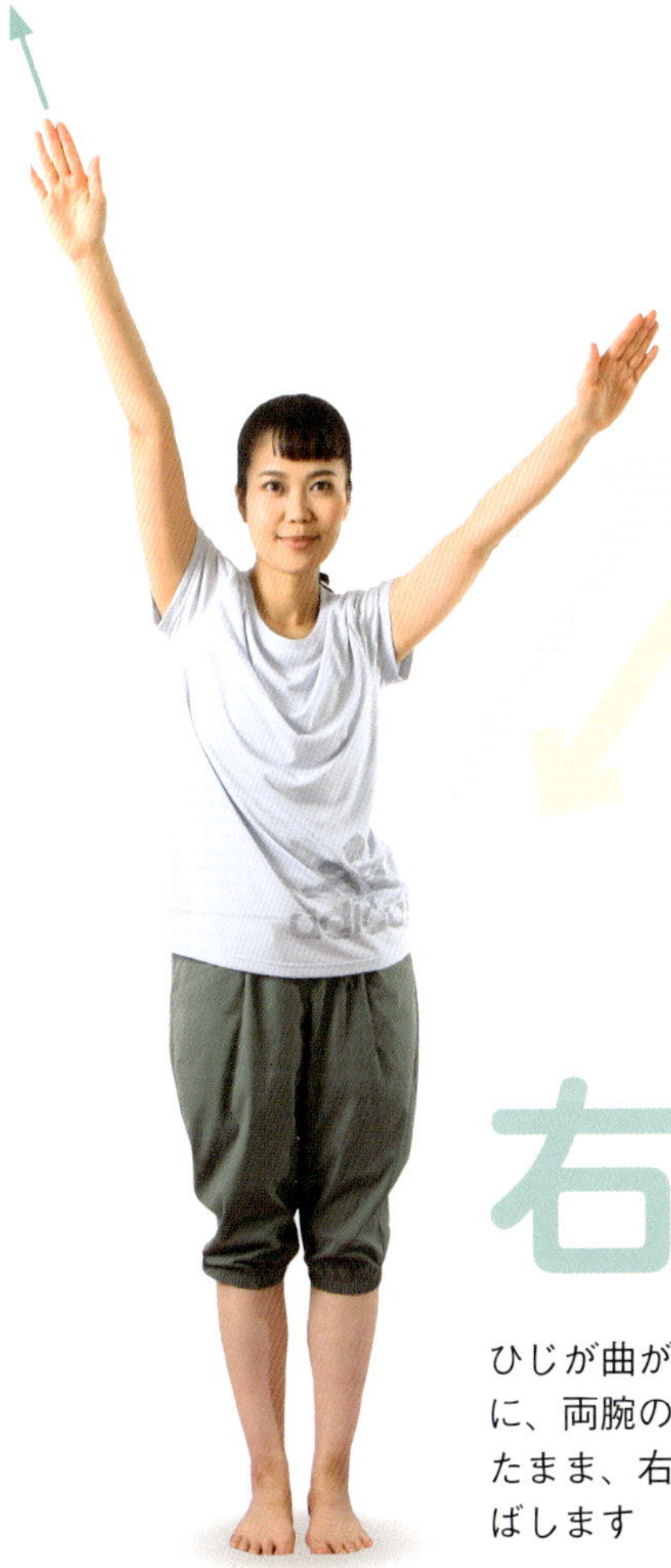

ひじが曲がらないように、両腕の角度を保ったまま、右腕全体を伸ばします

左

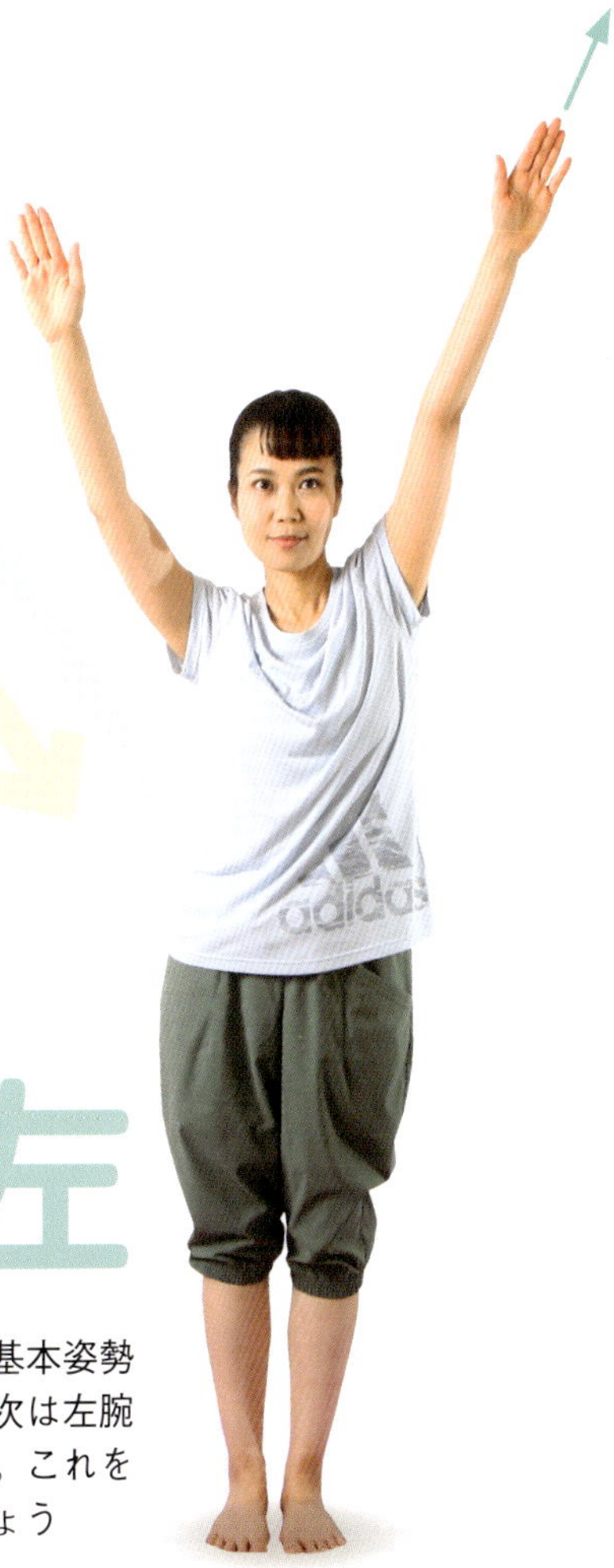

右腕を戻して基本姿勢に戻ったら、次は左腕を伸ばします。これを繰り返しましょう

基本の動き

前方に出し入れ

「自然開腕角度」で肩の高さに腕を伸ばします。この状態から左右交互に両腕の前方出し入れを行います。軸シフトも意識しながらやってみましょう。

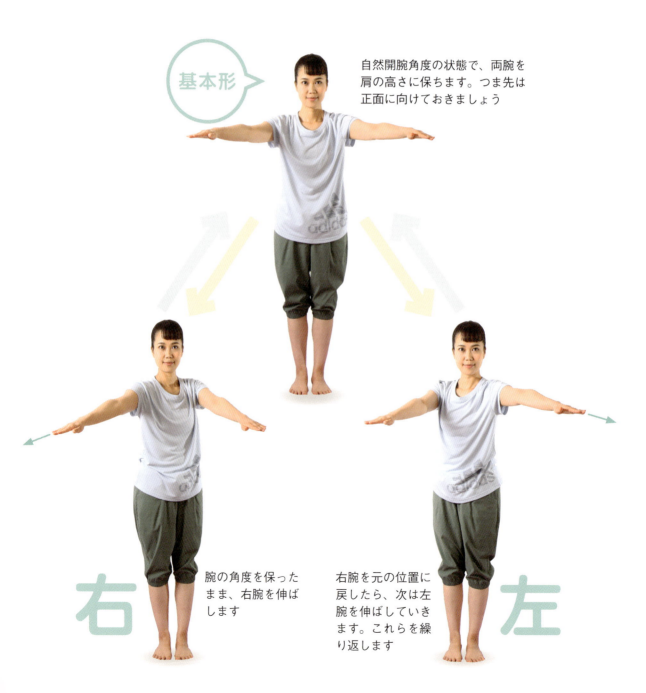

基本形

自然開腕角度の状態で、両腕を肩の高さに保ちます。つま先は正面に向けておきましょう

右

腕の角度を保ったまま、右腕を伸ばします

左

右腕を元の位置に戻したら、次は左腕を伸ばしていきます。これらを繰り返します

06

基本の動き

床に座って自然開脚

何の気なく両手を上げてアクビをします。この時の両腕両脚の角度が、肩関節の可動性を最も生かせる角度。この状態を「自然開腕開脚角度」といいます。

CHAPTER 1
CHAPTER 2
CHAPTER 3
CHAPTER 4
CHAPTER 5
CHAPTER 6

基本形

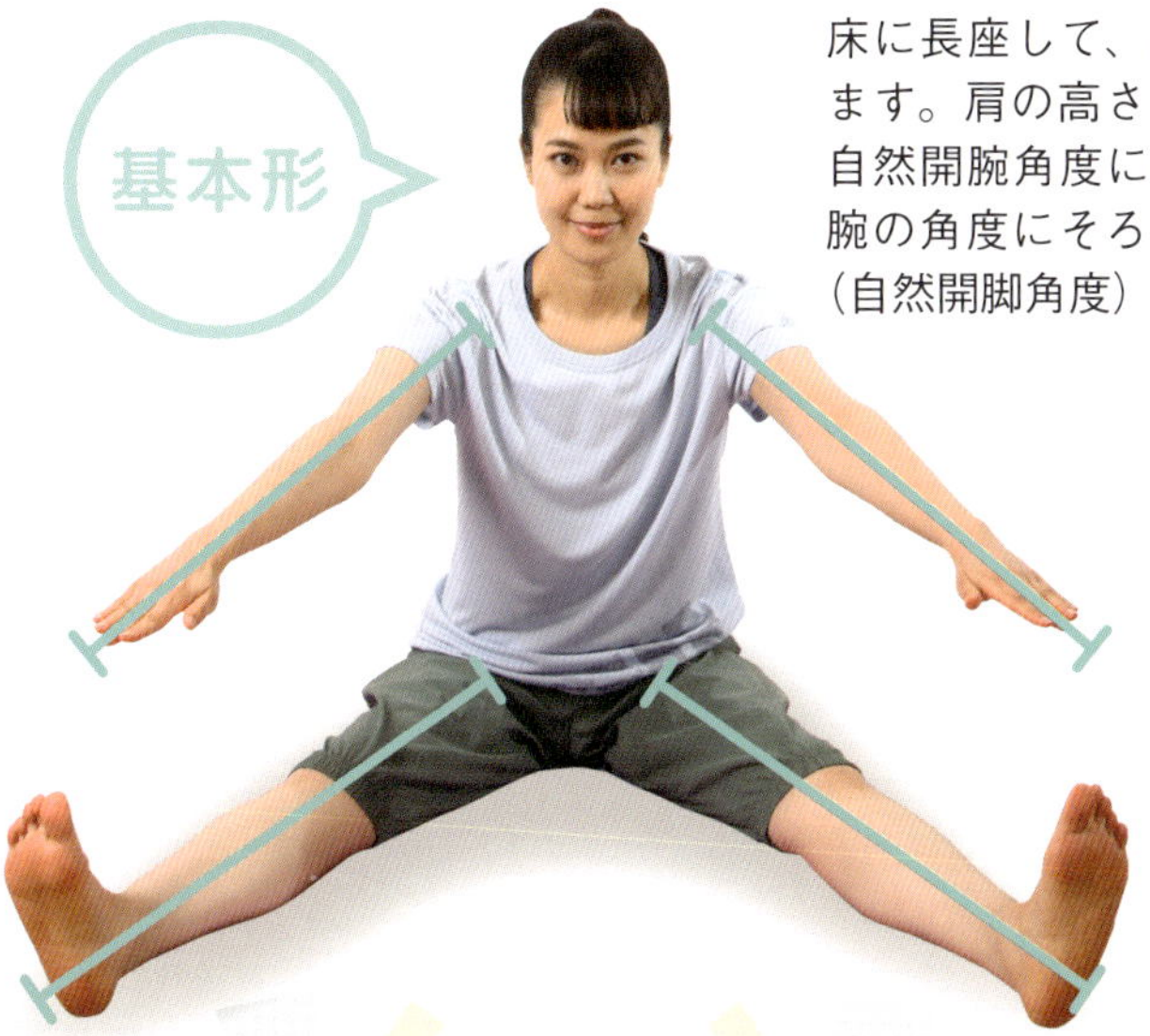

床に長座して、両腕を伸ばします。肩の高さで床と水平に自然開腕角度に保ち、両脚も腕の角度にそろえて開きます（自然開脚角度）

右

基本形の状態から右腕と右脚を伸ばします

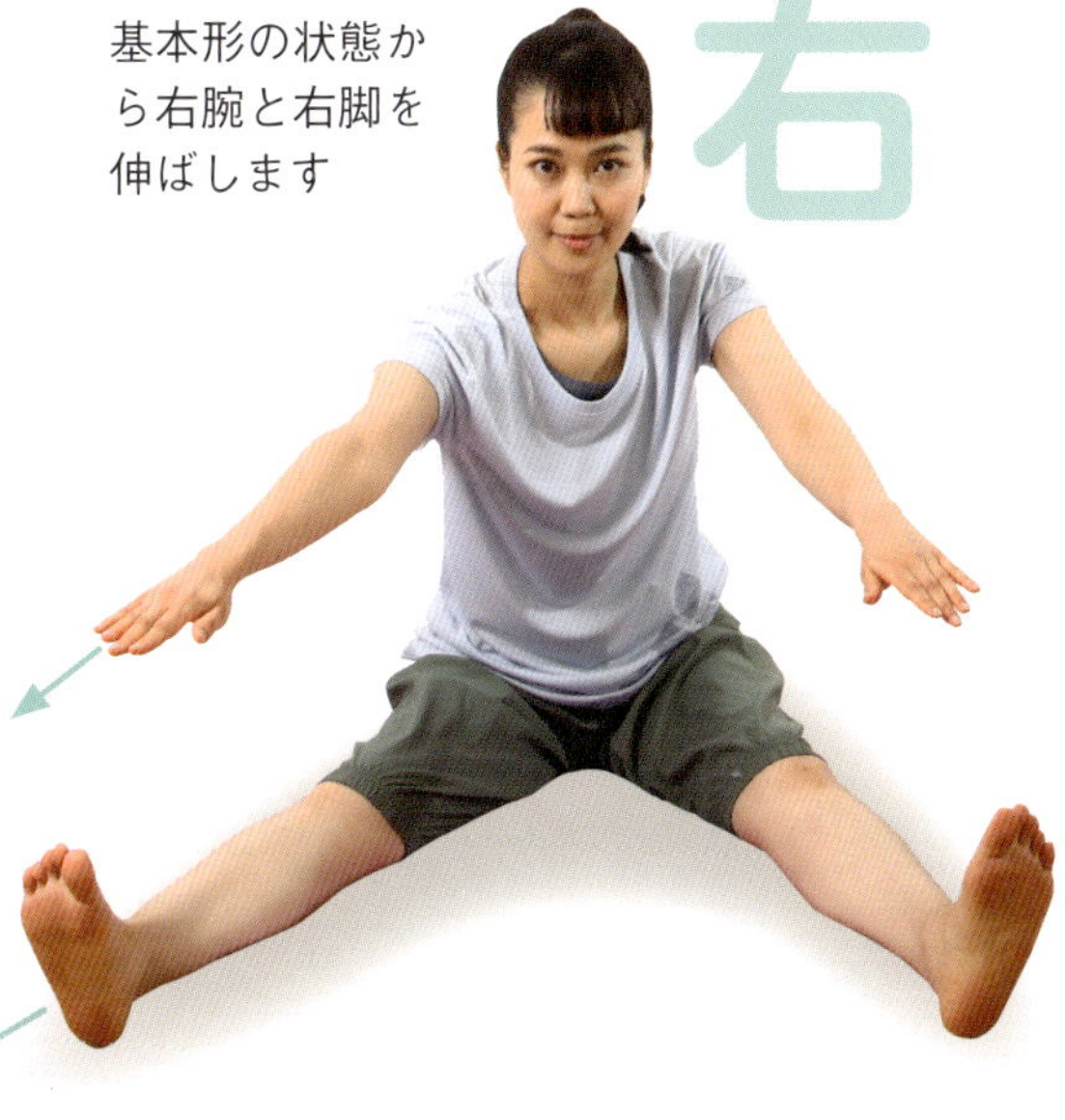

左

腕と脚の角度を保ったまま、右腕と右脚を元の位置に戻し、左腕と左脚を伸ばします

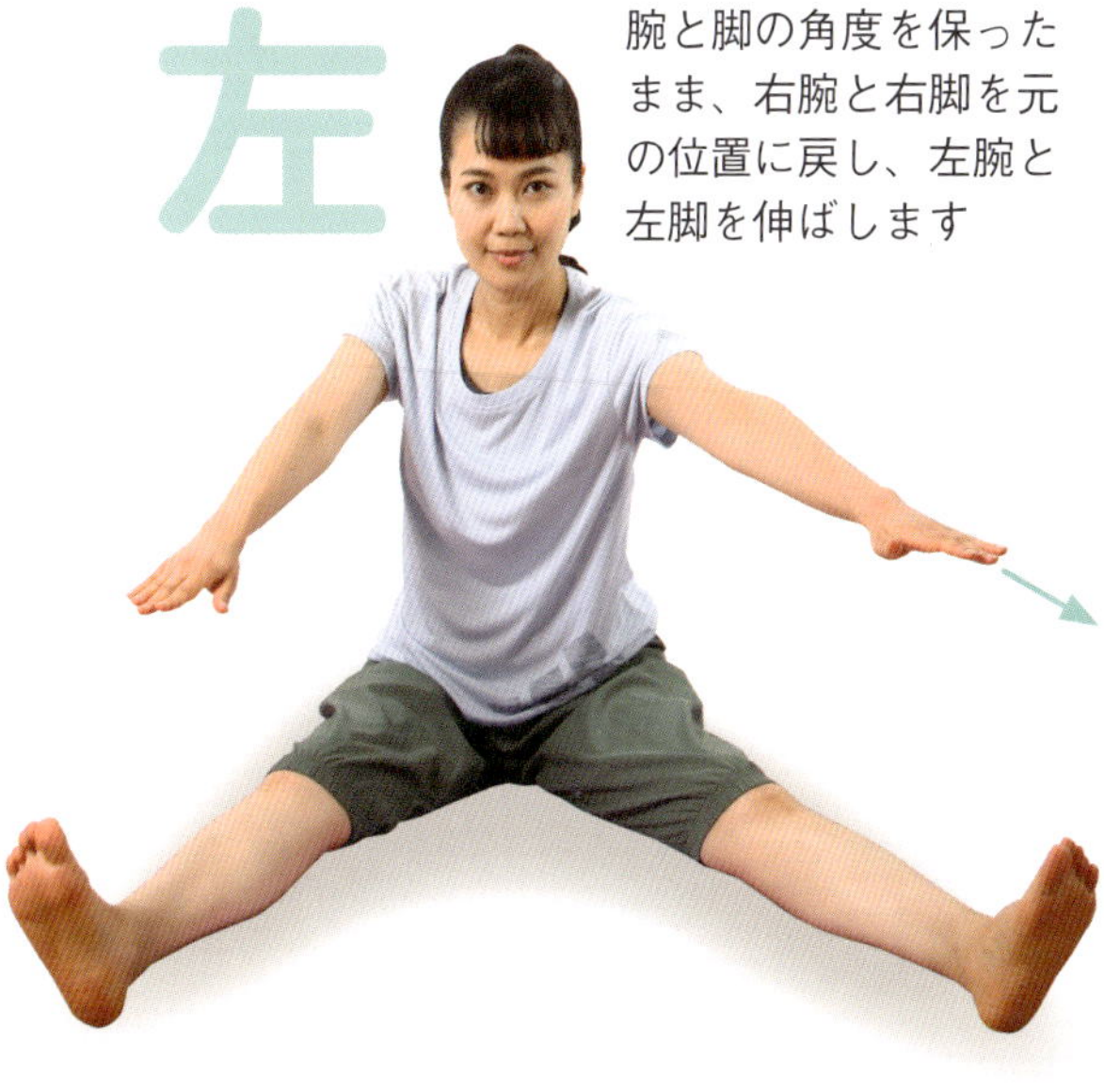

基本の動き

前方に屈む

「自然開腕角度」で肩の高さに腕を伸ばし、さらに「自然開脚角度」で脚を開きます。この姿勢から前屈し、両手のひらを地面にペタリと着けてみましょう。

1

自然開腕角度で、腕を肩の高さに保ちます。脚も自然開脚角度を保って立ちます

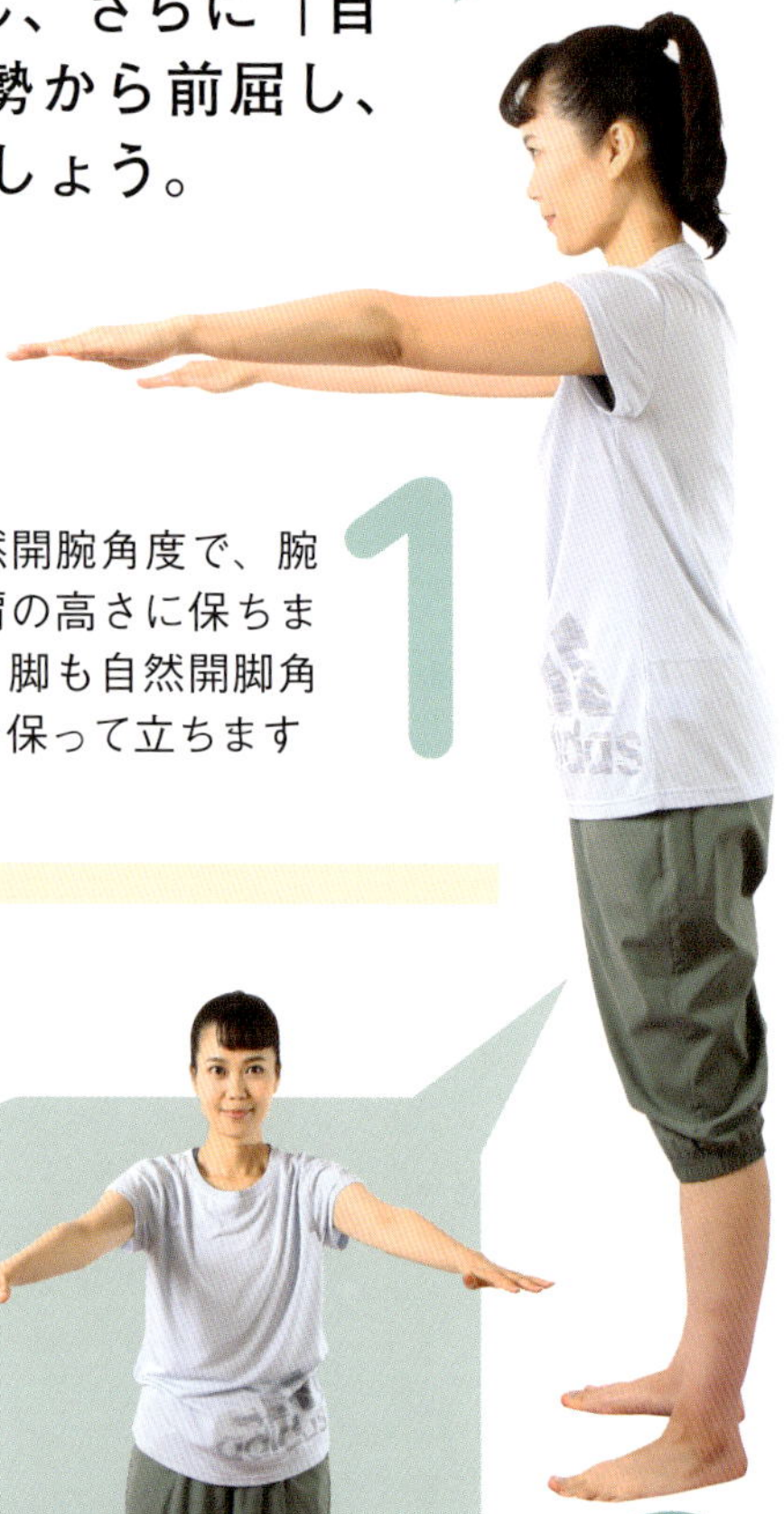

側面から見た状態

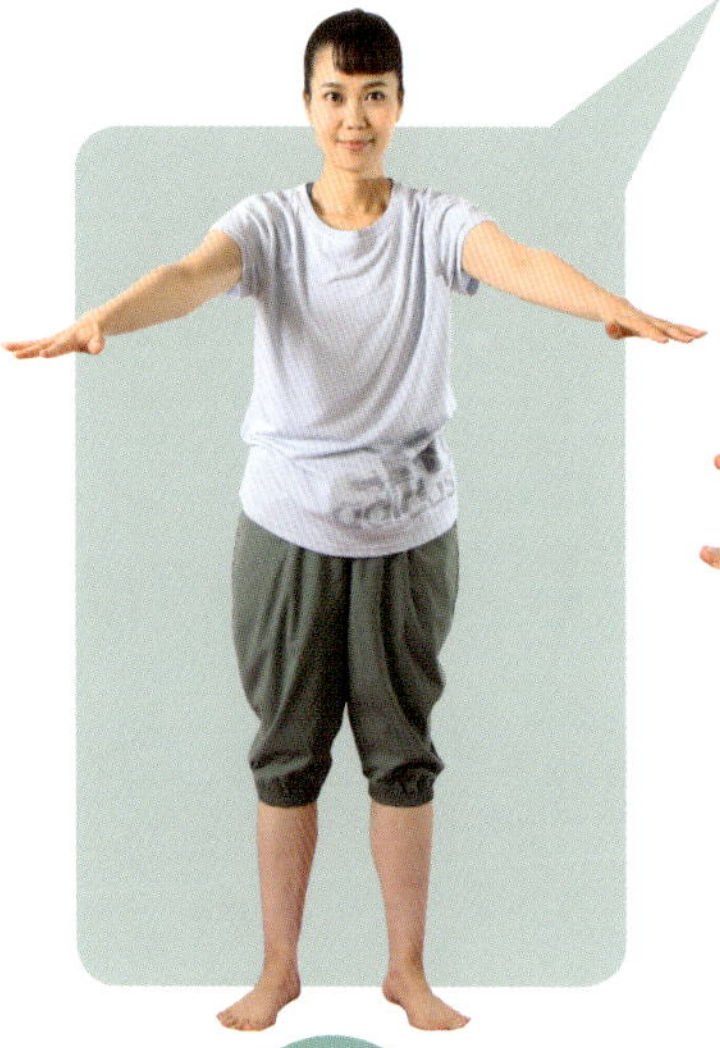

正面から見た状態

2

1の姿勢から、ゆっくりと上体を前に倒して前屈します。両手は地面に着けるイメージで。目線は両土踏まずの間あたりに向けましょう

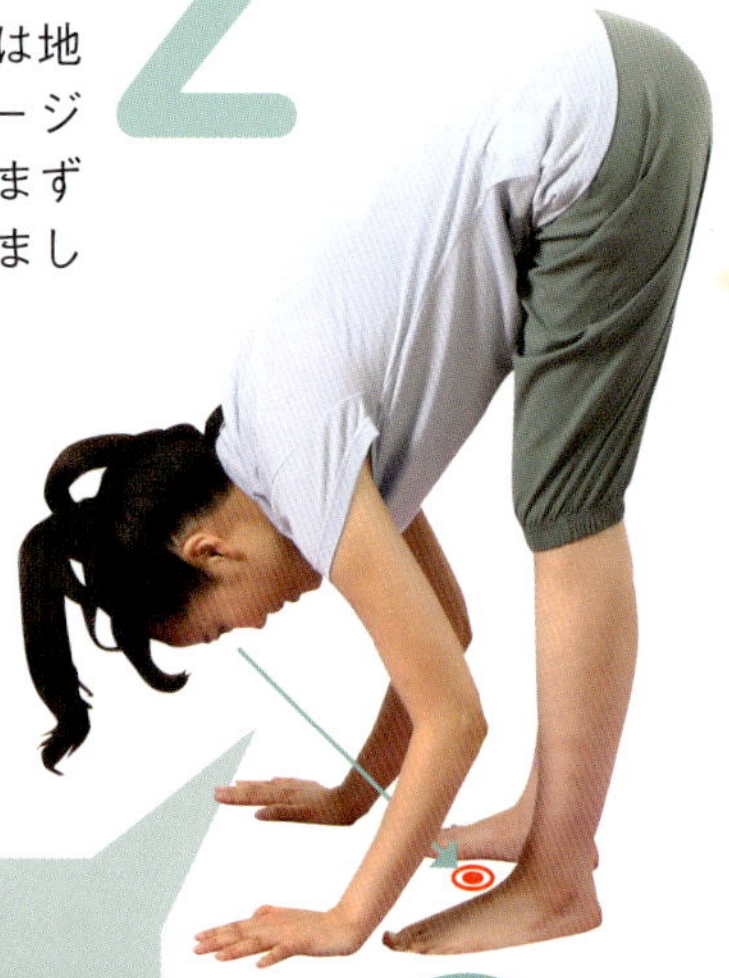

側面から見た状態

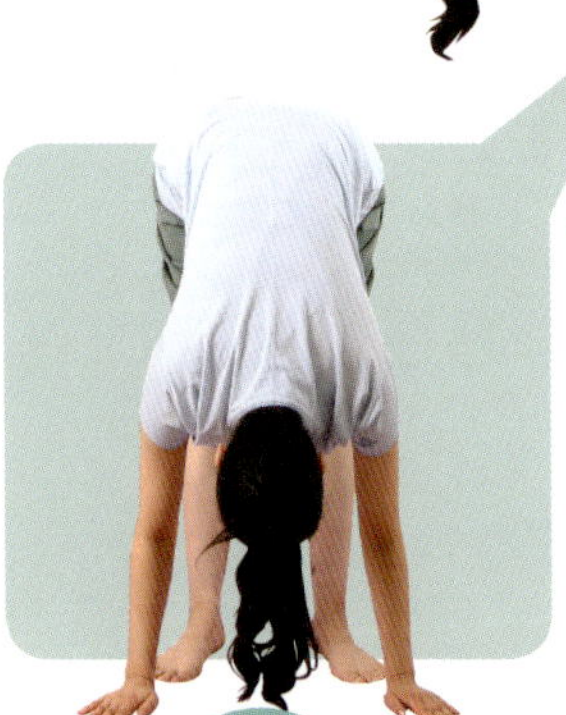

正面から見た状態

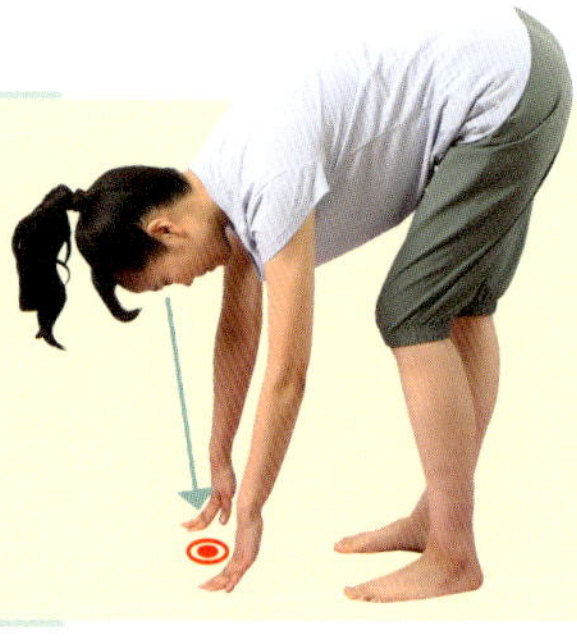

NG

目線を手先指先に向けると、バランスが崩れ緊張度が上がり動作がやりにくくなります

CHAPTER 2

体幹部を自在に動かすための

コアシックス

体幹部を自在に動かせてこそ健康な肉体が保たれます。脊柱を６方向（前後への屈曲、左右への屈曲、内外への回転）へ動かすコアシックスで、胸部、背骨の可動性を高めて、柔軟な体幹を養いましょう。

CHAPTER 2
08

前後ウェーブダウン

手のひらの動きを腕に連動させ、それを骨盤の動きにもつなげていきます。体幹主導で動いてみましょう。

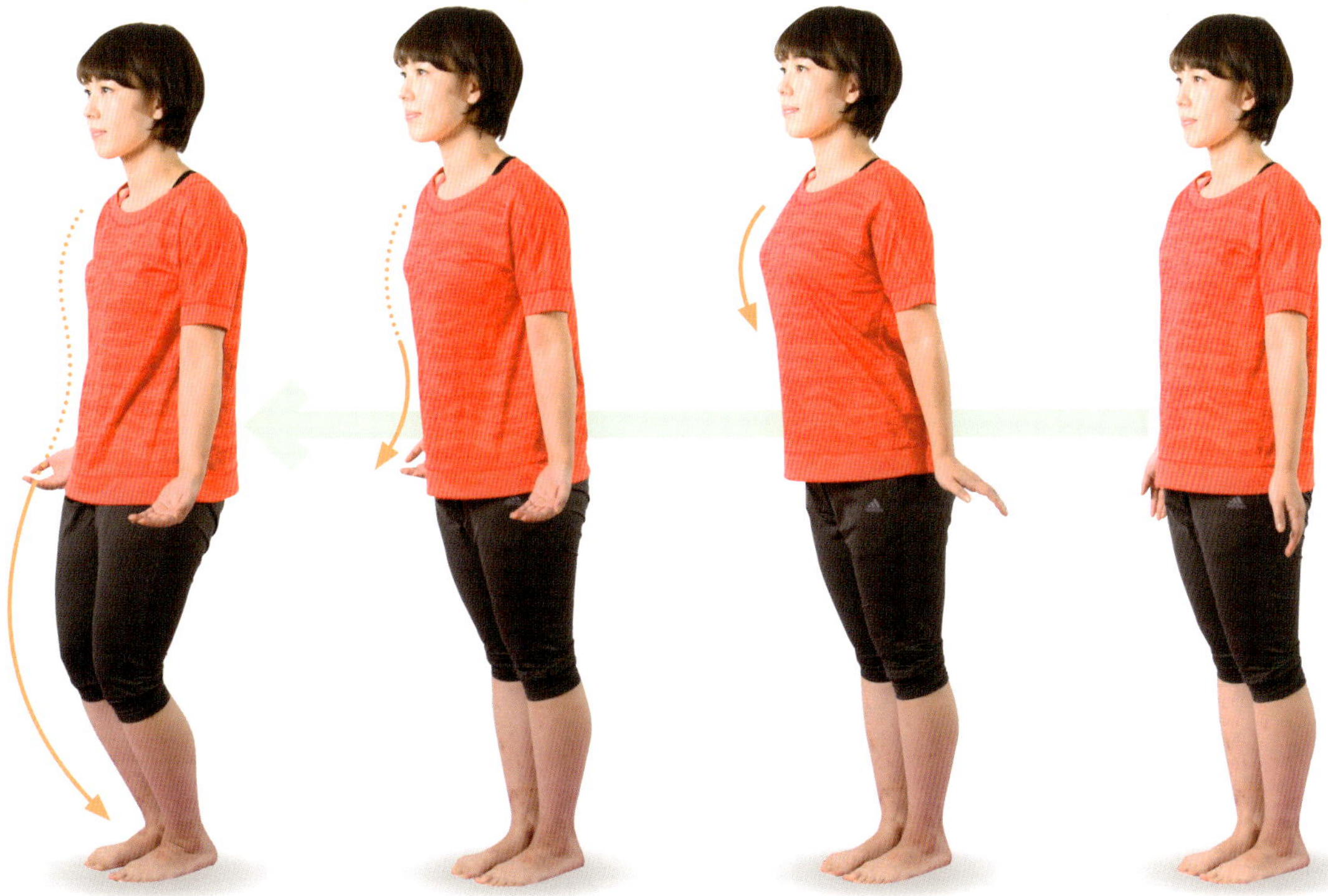

1 正しい立位姿勢をとってリラックスし、手のひらを前に、手の甲を後ろへ向けます

2 手の甲を上に向け、それに連動して肩甲骨も後傾させます。頭と胸が少し前に出ることを意識しましょう

3 頭の位置を保ったまま両腕と背骨を波状連動させて下半身へたわませます

4 手の甲を下へ向けることで連動して骨盤が後傾し、自然とひざが曲がりウェーブダウンの完成

コアシックス

前後ウェーブアップ

77ページで紹介した「前後ウェーブダウン」同様に手のひらの動きを胸、骨盤につなげていきます。体幹主導の動きを身に付けていきましょう。

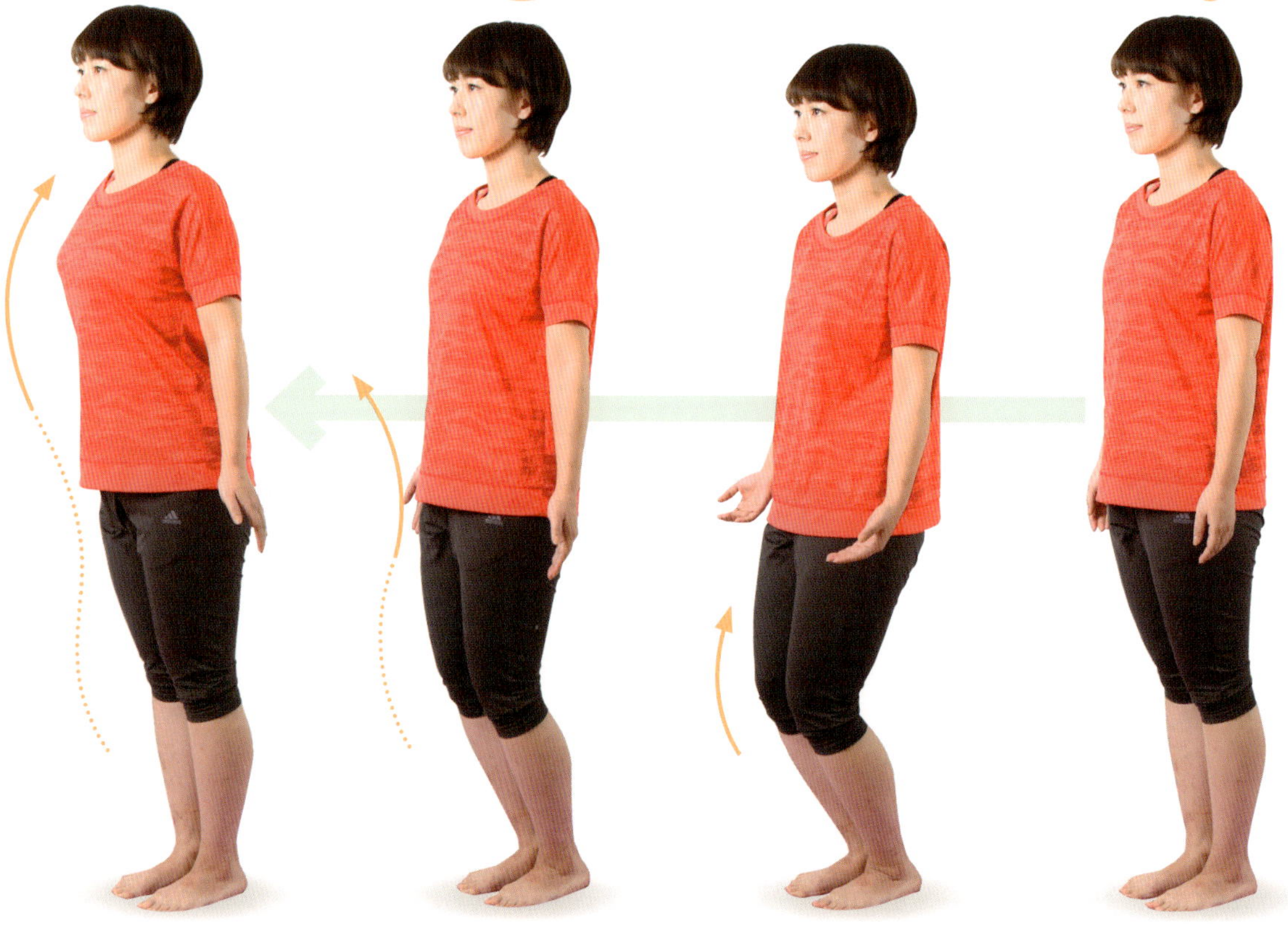

1 正しい立位姿勢をとってリラックスし、手のひらを前に、手の甲を後ろへ向けます

2 両足で床を踏み付けたパワーを両手の動きに連動させて、骨盤へとウェーブさせます

3 両手を自由にすることで骨盤まで上がったウェーブを背骨に連動させます

4 頭の位置を保つことで足裏から上昇してきたウェーブを首の動きにまで連動させます

CHAPTER 2

10

コアシックス

前後ウェーブ手首回転

まずは末端の部位（手首）を動かし、これを徐々に体幹部の動きにつなげていきます。連なった後は体幹主導になる意識で動かしてみましょう。

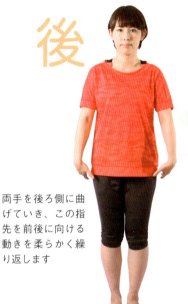

基本形

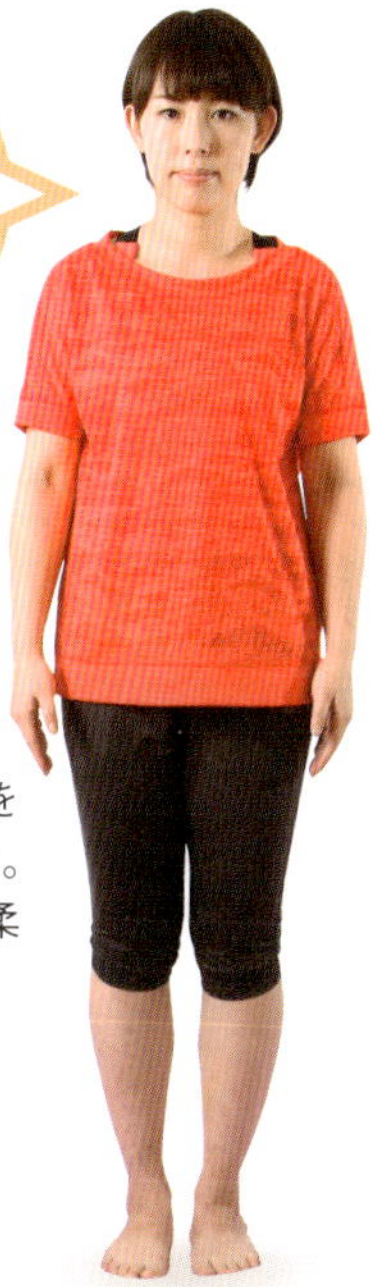

正しい立位姿勢をとって立ちます。両脚は脱力させ柔らかく保ちます

前

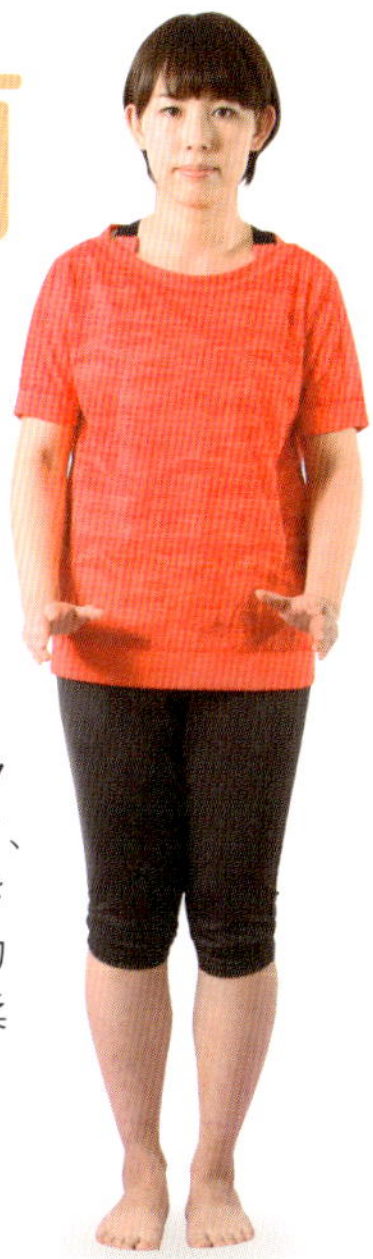

両手のひらをカラダ側に向けたまま、前側に曲げていきます。その際、筋力を使わないよう、柔らかく動かします

後

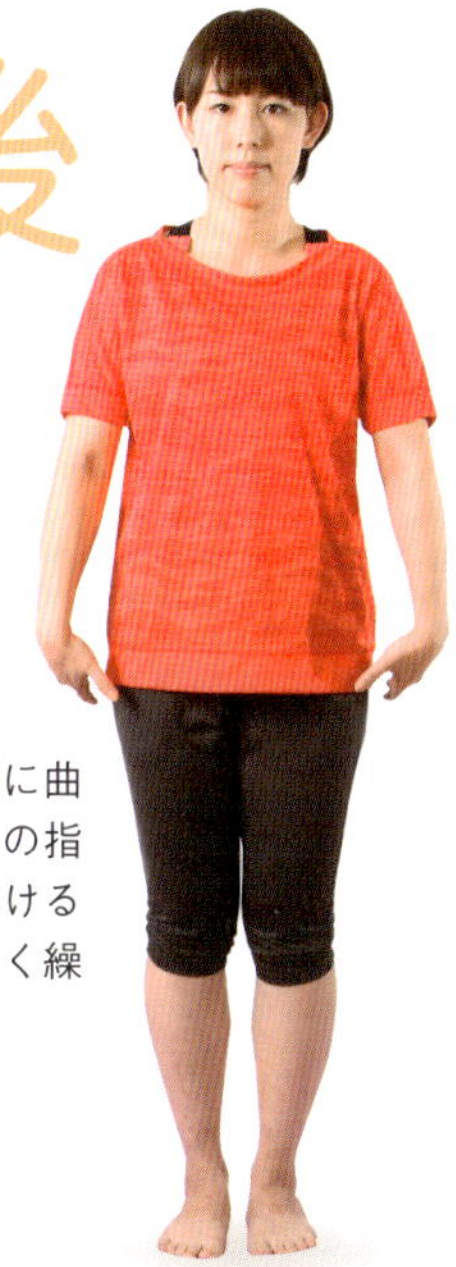

両手を後ろ側に曲げていき、この指先を前後に向ける動きを柔らかく繰り返します

手首と骨盤を連動

前

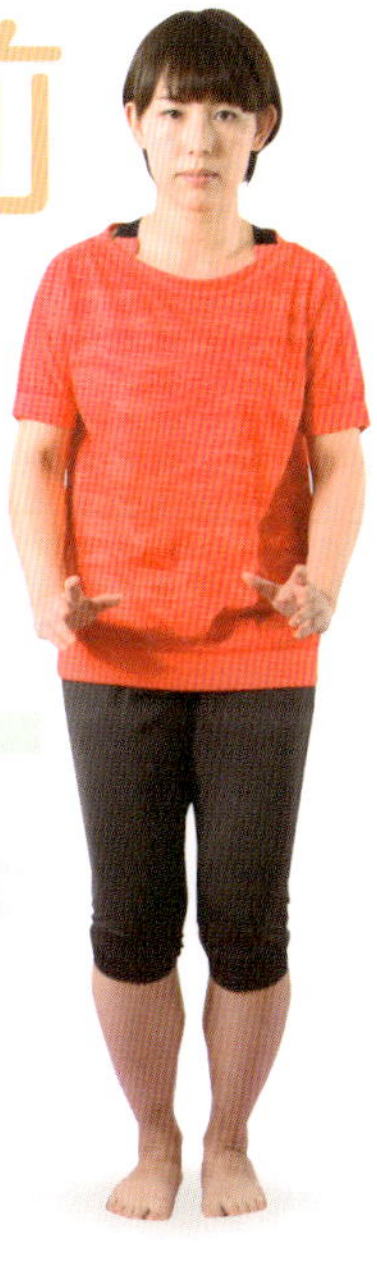

手のひらの動きを骨盤にリンクさせましょう。指先をカラダの前に向けた時は、腰を前に出します

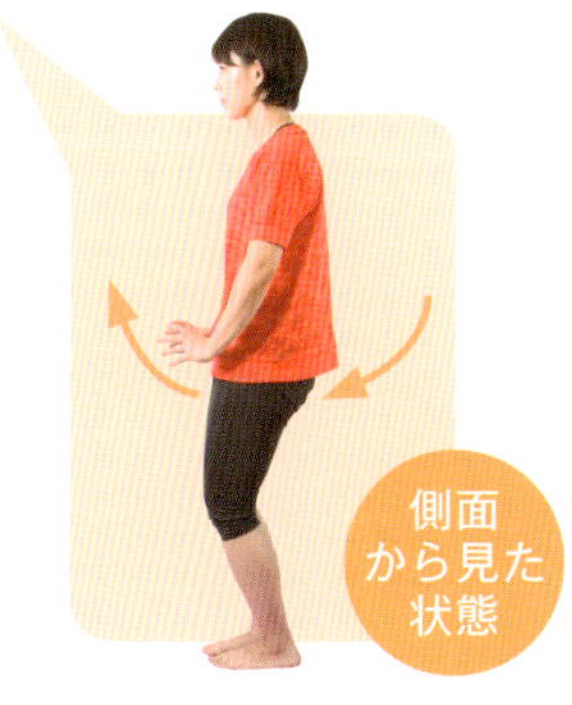

後

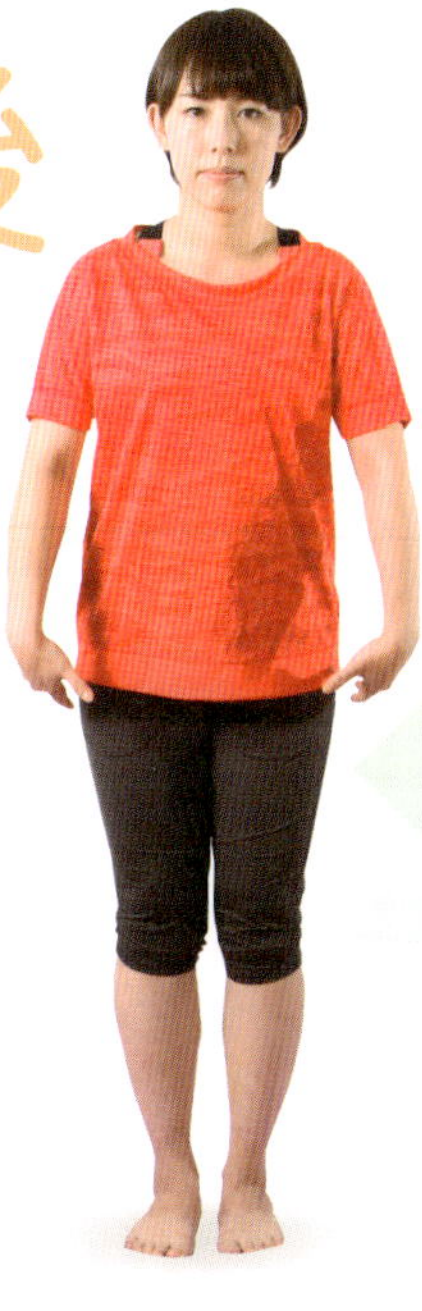

同じように、指先を後ろに向けた時も骨盤に動きをリンク。腰が後ろに引かれます

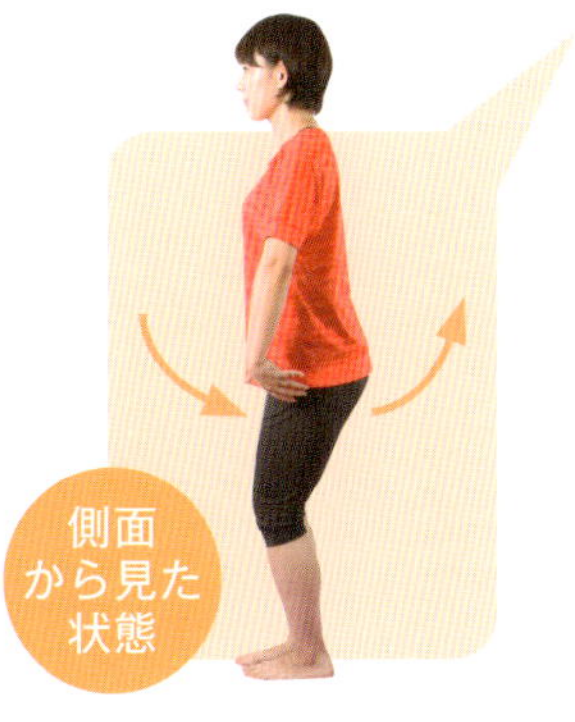

コアシックス

左右ウェーブ

手のひらを返すタイミングを骨盤の動きに合わせる動作を左右交互に繰り返します。これが体幹の動きにつながり、胸部や背骨の可動域も広げます。

基本形

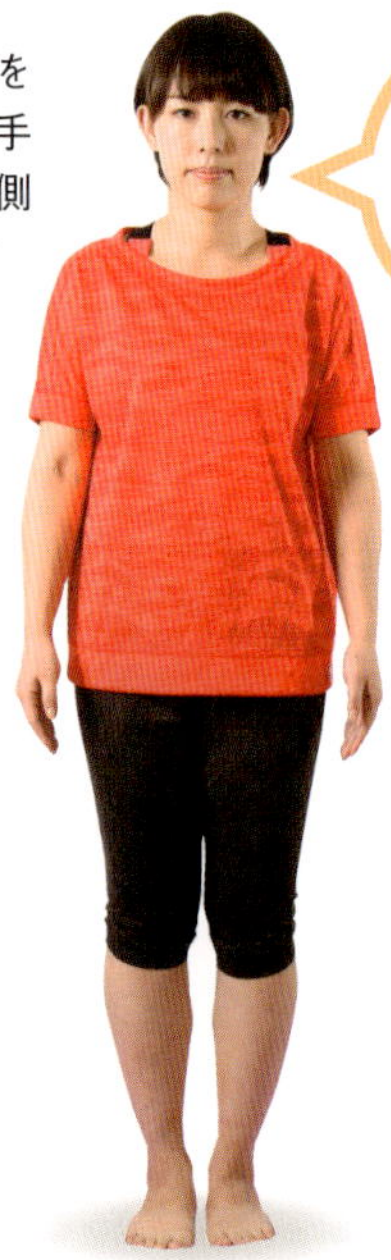

正しい立位姿勢をとって立ちます。手のひらはカラダ側へ向け脱力します

左

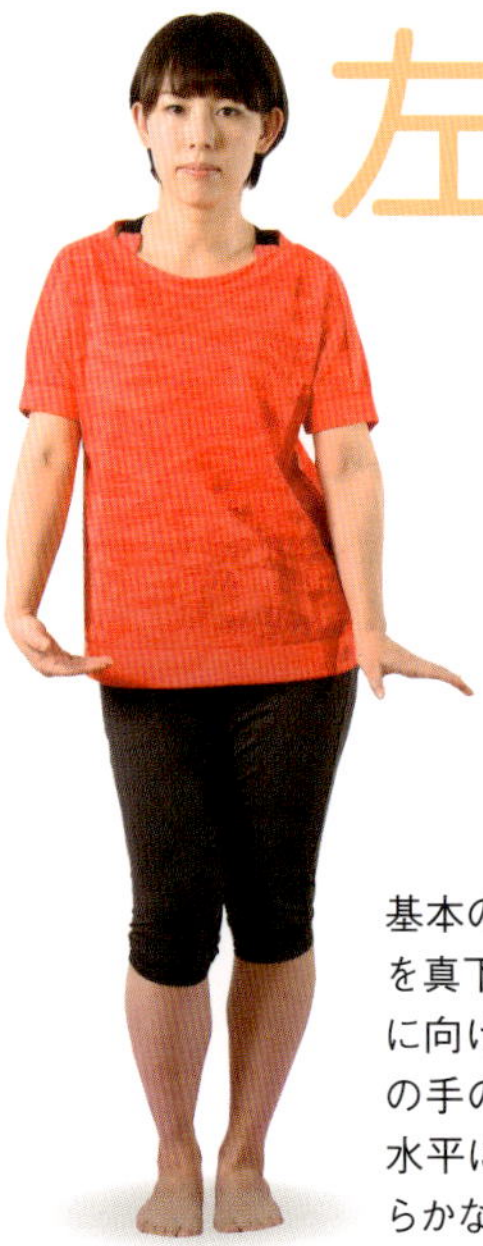

基本の姿勢から左手のひらを真下、右手のひらを真上に向けます。この時、両方の手のひらはどちらも床と水平になるように注意。柔らかな動作を意識します

右

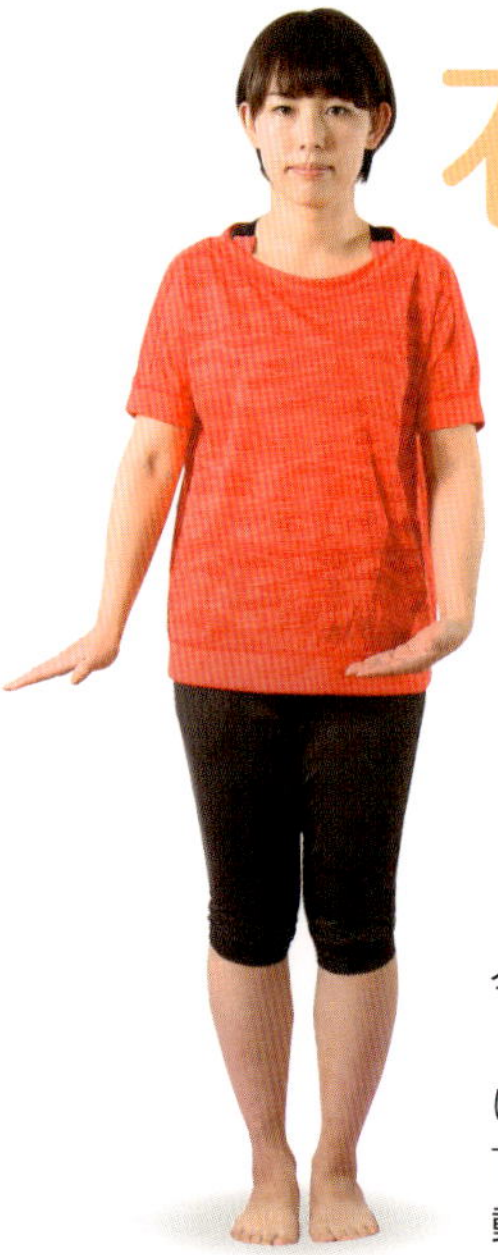

今度はさらに柔らかく左手のひらを真上に、右手のひらを真下に向けます。この動きを繰り返します

手首と骨盤を連動

左

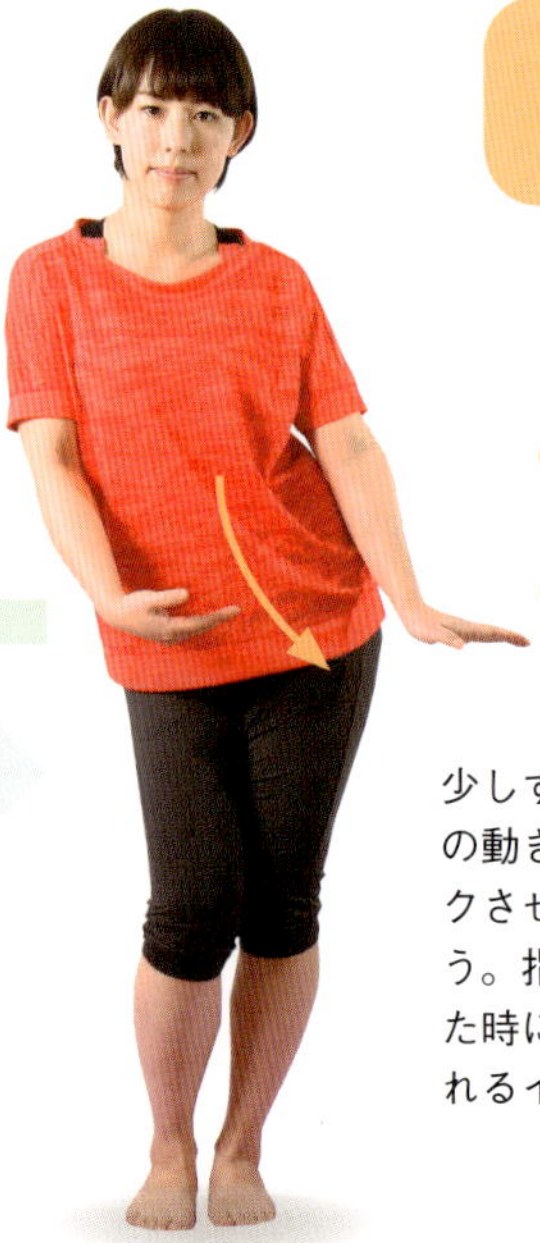

少しずつ両手のひらの動きに骨盤をリンクさせていきましょう。指先を左に向けた時に腰が左に振られるイメージです

右

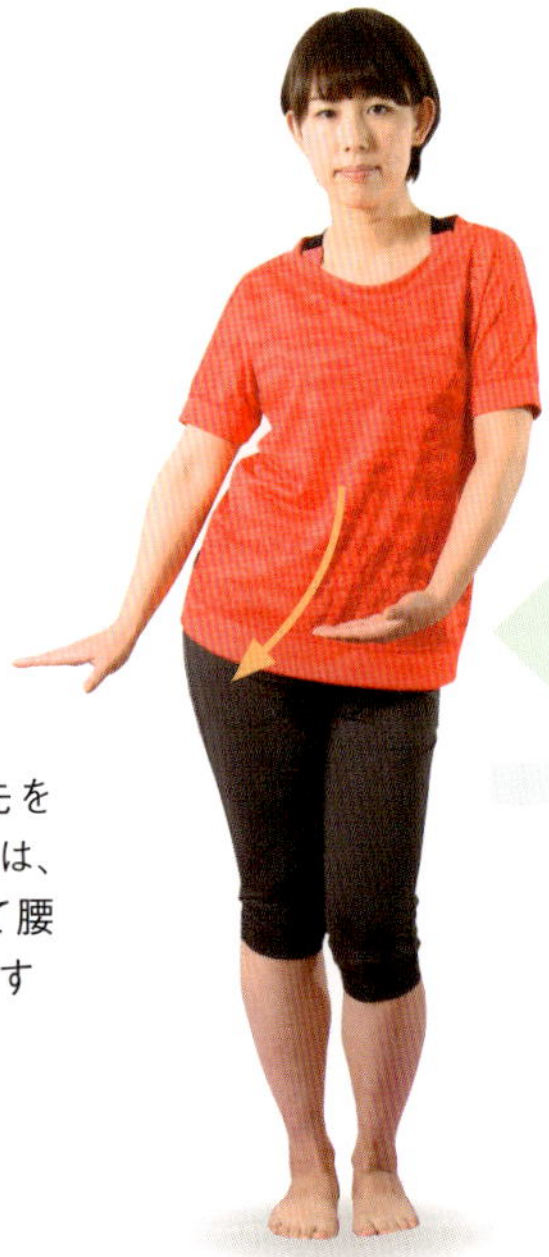

両方の手の指先を右に向ける時には、それに連動して腰も右に振られます

コアシックス

左右ウェーブ回転

手のひらを回転させる動きを腕全体、そして骨盤へとつなげていきます。体幹でウェーブ連動を感じられるようになったら、全身でダイナミックに行ってみましょう。

基本形

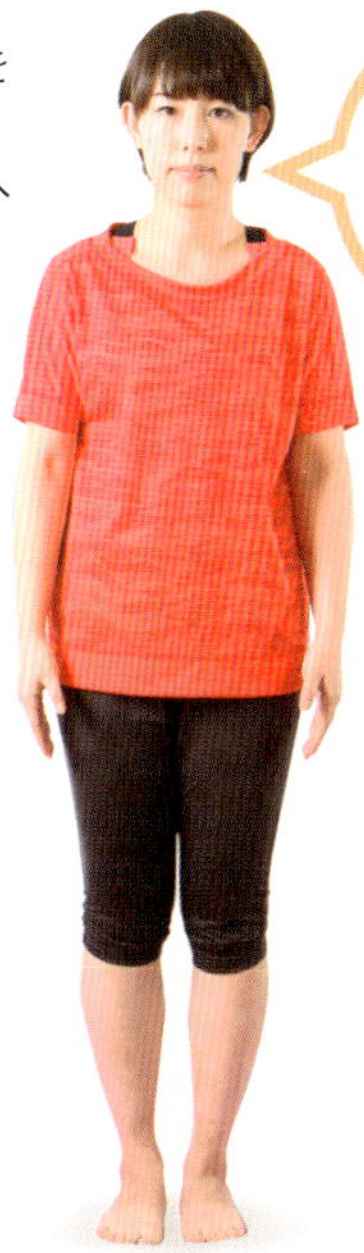

正しい立位姿勢をとって立ちます。手のひらは内側へ向けて脱力します

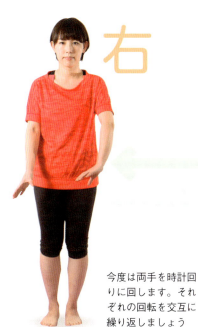

左

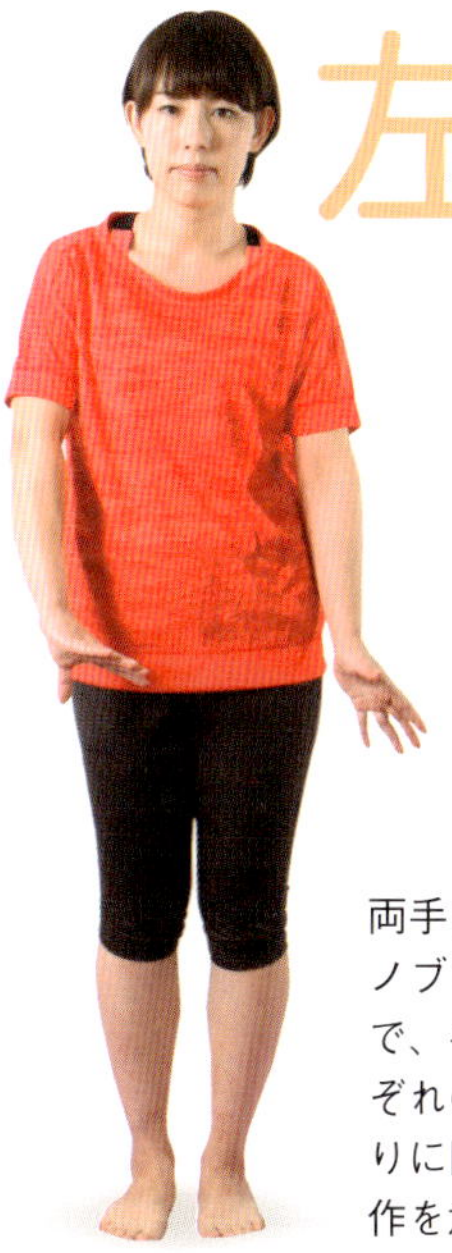

両手にそれぞれ大きなドアノブを持っているイメージで、手首の動きだけでそれぞれのドアノブを反時計回りに回します。柔らかな動作を意識します

右

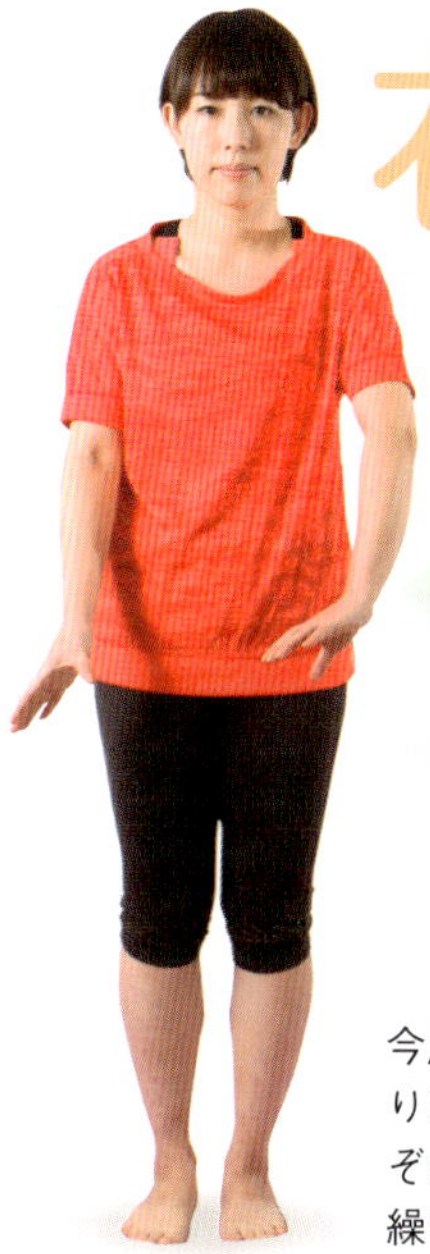

今度は両手を時計回りに回します。それぞれの回転を交互に繰り返しましょう

手首と骨盤を連動

右

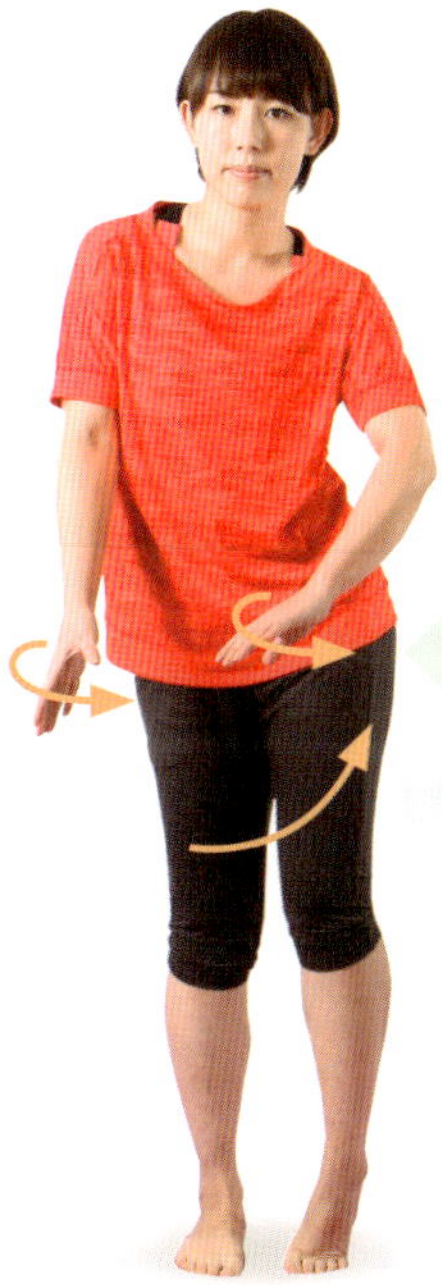

手の回転の切り返しと骨盤の動きを合わせて、左右の回転を交互に繰り返します。全身を柔らかく動かします

左

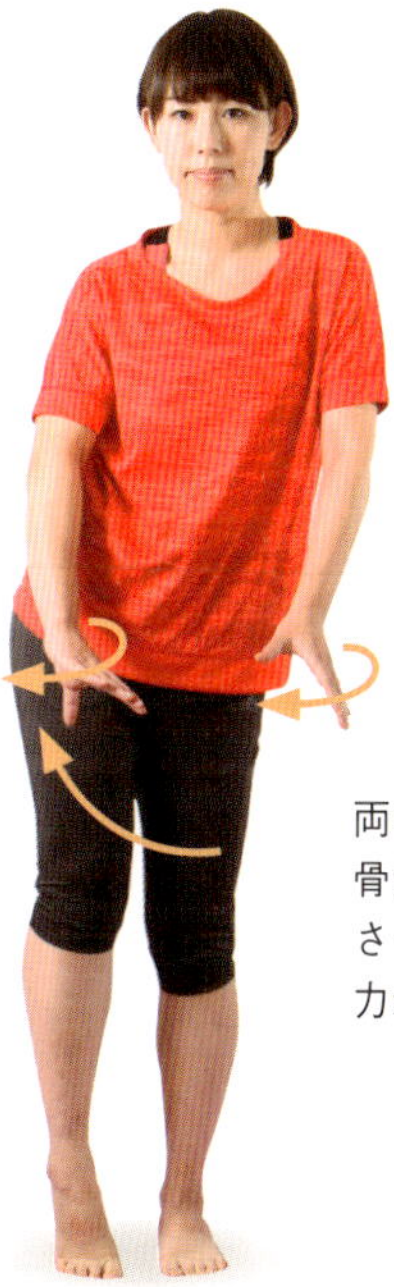

両手の手首の動きに骨盤の動きをリンクさせます。両脚の脱力が大切です

コアシックス

1軸センタライズ

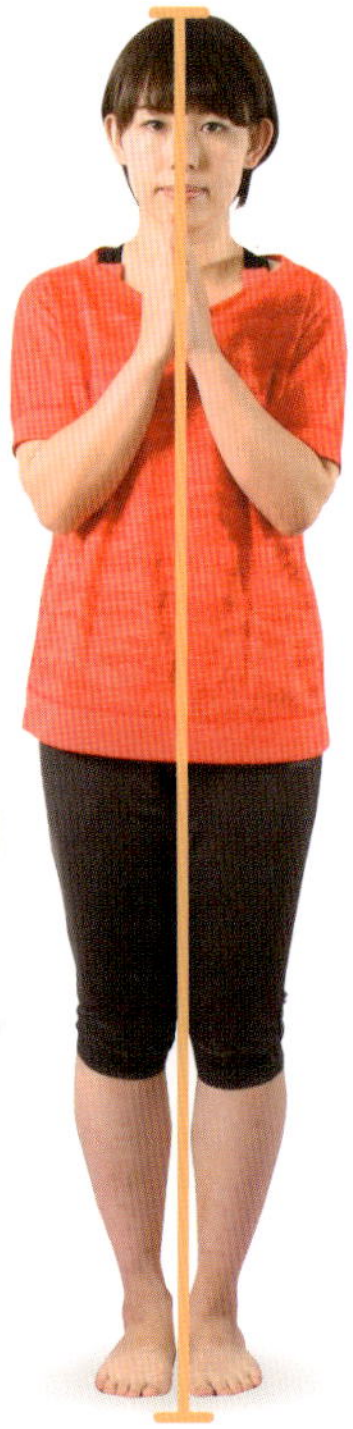

1

正しい立位姿勢をとって、両手のひらは胸の前で合わせます。この時、カラダの中心線をイメージしましょう

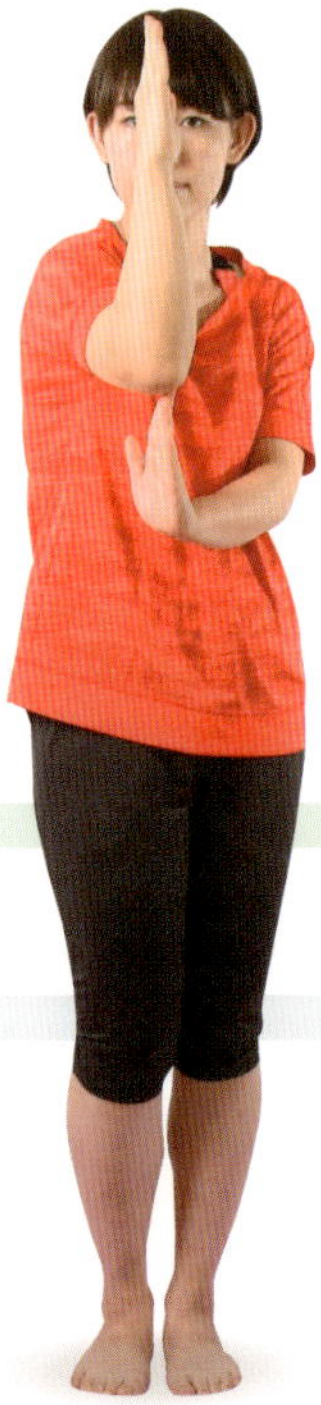

2

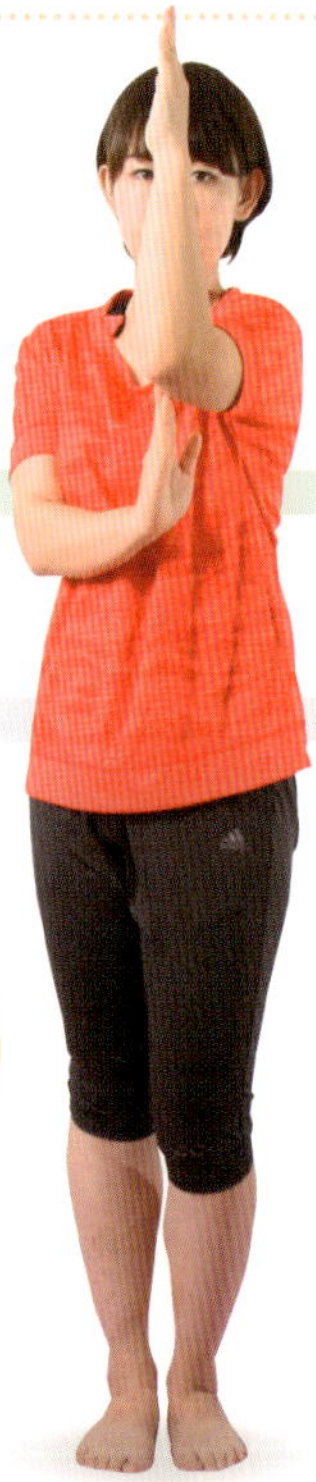

6

今度は中心線に沿って左手を上げ、右手を下げていきます

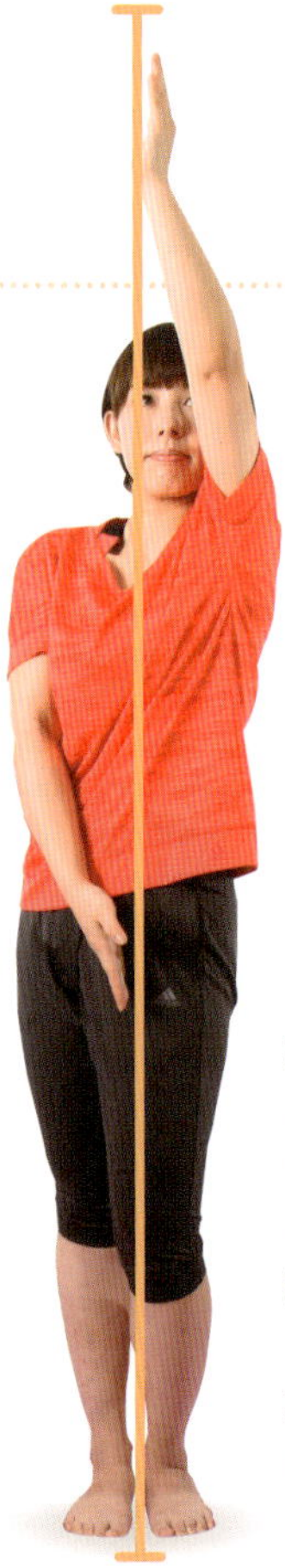

7

左手を全身のバランスを保てるギリギリまで高く上げましょう。中心線から外れないように注意しながら、左右の手の上げ下げを繰り返します

1本の軸を意識して胸部、背骨をしっかりと動かします。体幹で動くことを感じながら繰り返し行いましょう。

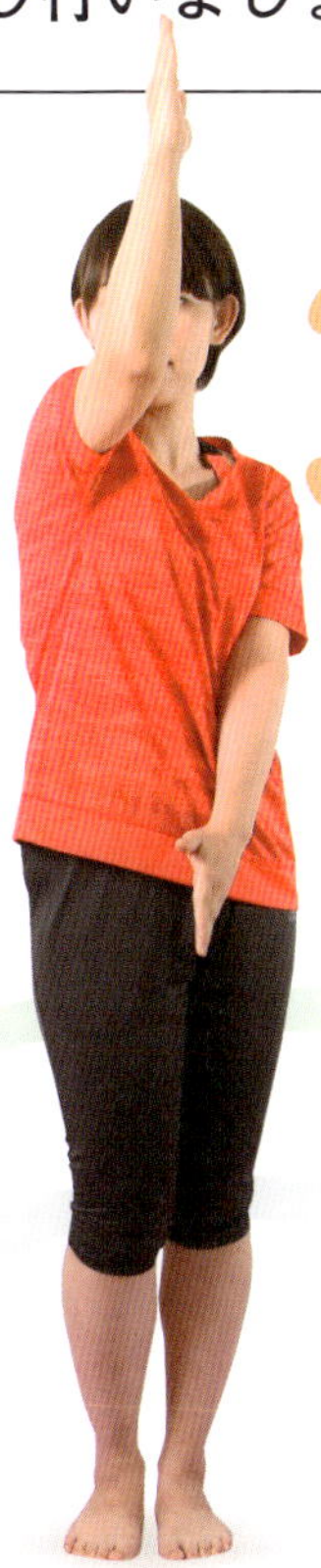

3

ゆっくりと右手を中心線に重ねるイメージで上げていきます。右手の手首、ひじの順番で中心線に重ねていきましょう。左手は、右手の動きに対応するように中心線に重ねて少しずつ下げます。この時、右手のひじと左手の指先が胸の前で重なるように意識します

右手をさらに上げて、左手はさらに下げていきます。両手が中心線からずれないようにしましょう

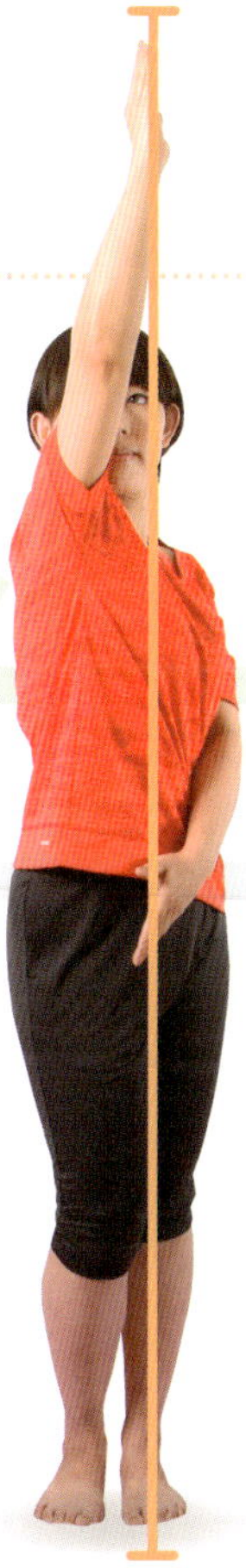

4

全身のバランスを安定して保つことができる限界まで、右手を高く上げ、左手は指先を下に向けます。この時、両手とも中心線からは外れないように注意しましょう

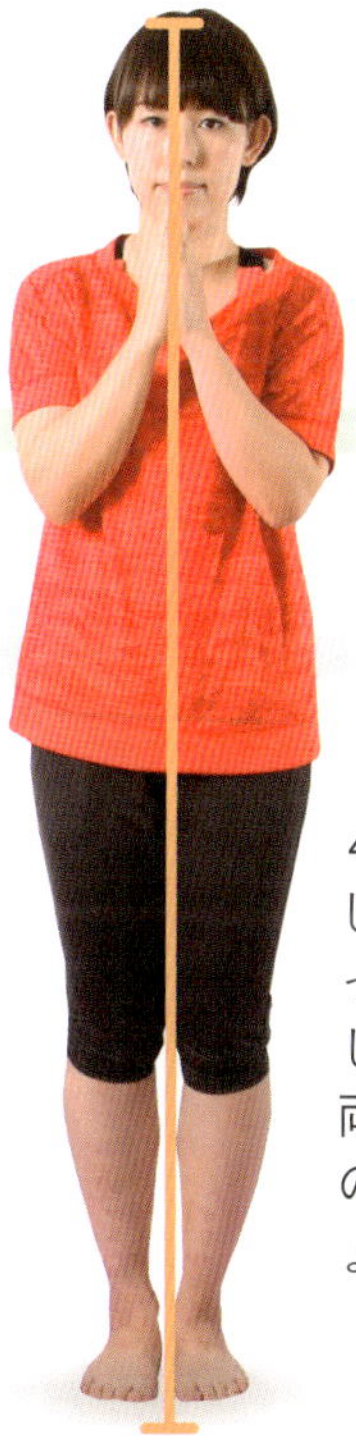

5

4の状態から、同じ軌道を通してゆっくりと両手を戻します。胸の前で両手を合わせて1の姿勢に戻りましょう

コアシックス

2軸センタライズA

両手を同時に動かしながら、２本の軸をイメージしていきます。股関節と首幅はほぼ同じ幅であるため、両部位をつなぐと地面と垂直な２軸線ができあがります。

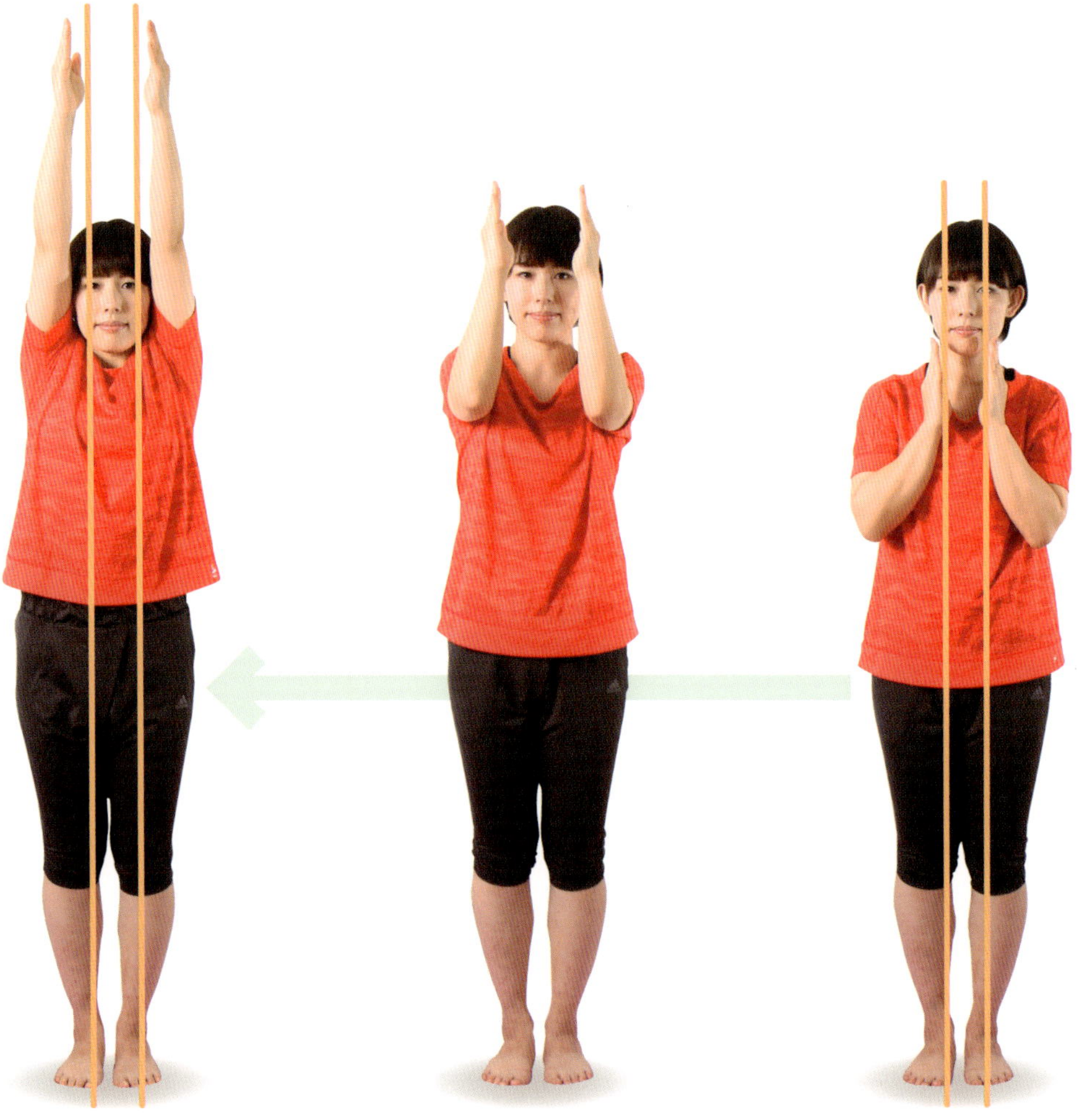

1

立位の状態で両手のひらを首幅に合わせて広げ、胸の前に持ってきます。この時、両方の手から床に向かって２本の軸線が垂直に伸びているイメージを持ちましょう

2

垂直線の感覚と、手の間の幅をキープしたまま両手をゆっくり同時に上げます。全身を使って動作することが重要です

3

全身のバランスを保てる限界まで両手を高く上げていきます。２本の軸線のイメージはそのままで、それぞれの手の高さが変化しないように注意しましょう

CHAPTER 2

15

コアシックス

2軸センタライズB

右ページで紹介した「2軸線センタライズA」で2つの軸がイメージできたら、今度は左右の腕を互い違いに上げ下げします。さらに深く軸を感じましょう

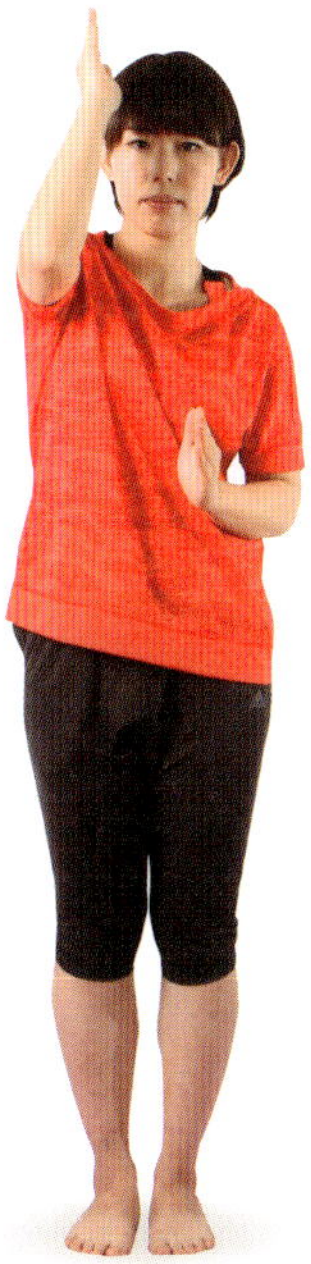

右1

体幹を柔らかく使って、右手首、右ひじの順番で軸線に重ねるように真っすぐ右手を上げます。左手は右手に呼応するように、左手側の軸線に沿って少しずつ下げていきます

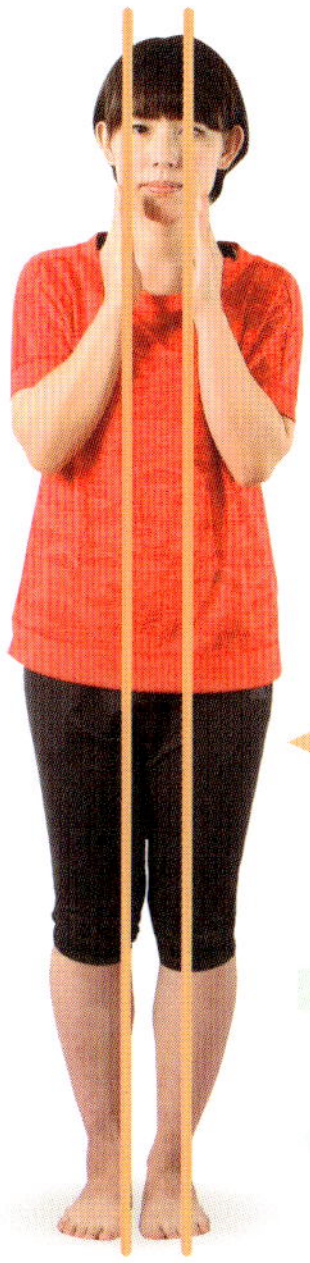

基本形

両手のひらを胸の前で首幅に合わせて立ちます。この時、首幅から垂直に伸びる2本の軸線をイメージしておきます

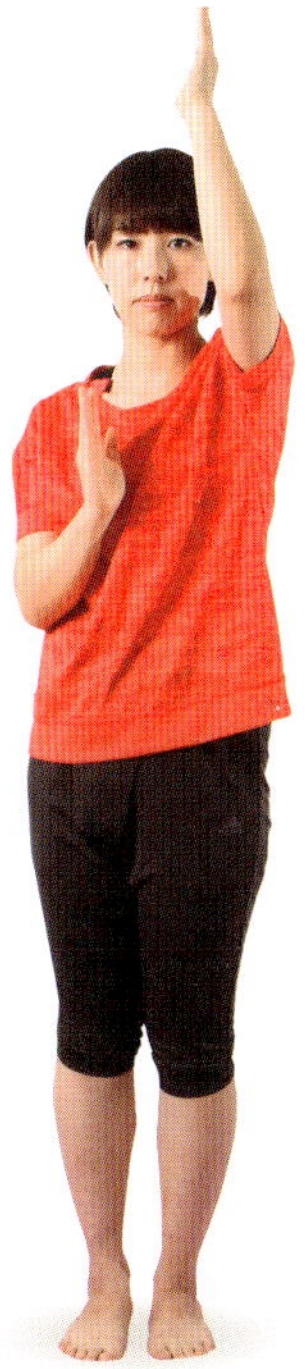

左1

軸線の上をなぞるように右手を下げ、左手を上げていきます

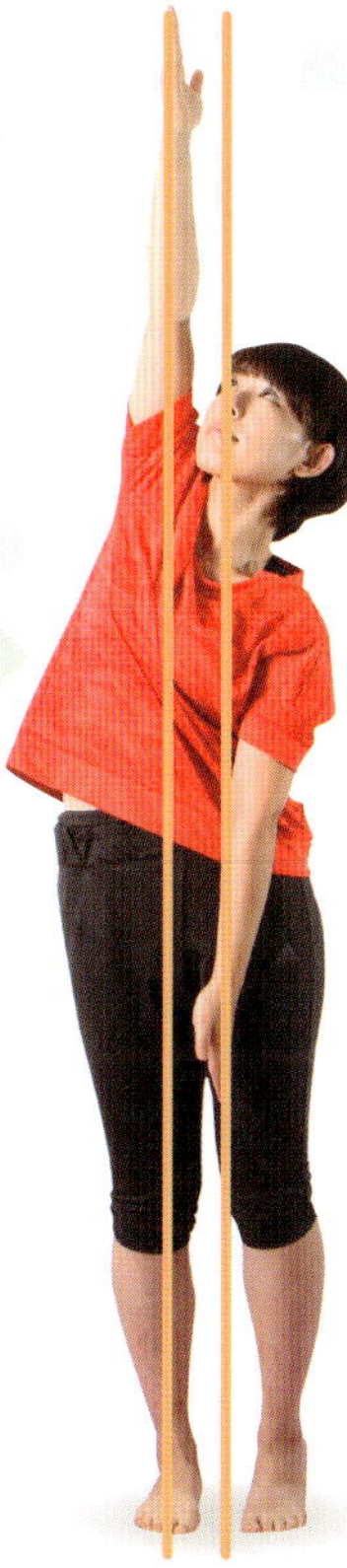

右2

カラダのバランスを保てる限界まで右手を高く上げ、目線も上を向きます。左右それぞれ手の軸のイメージを保ち、左手も軸線から外れないように注意

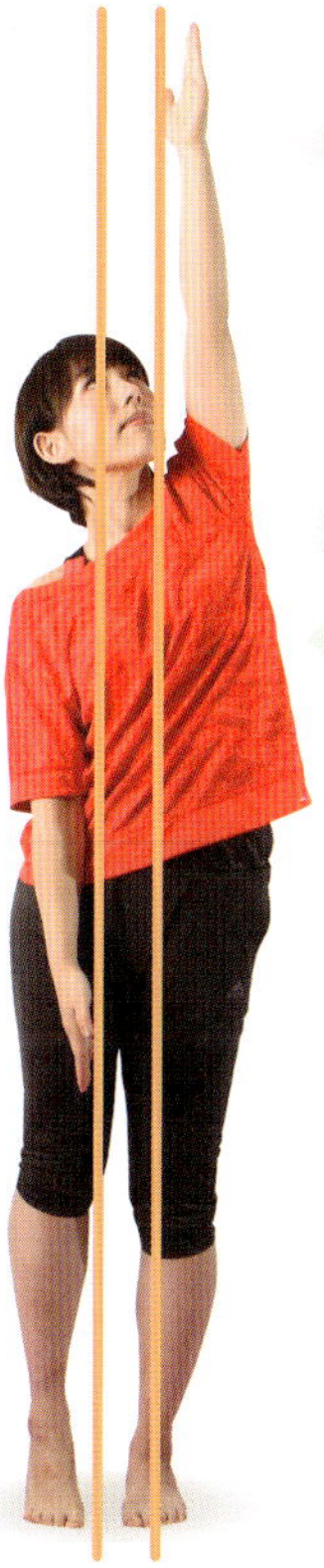

左2

全身の連動を使って左右の手の上げ下げをゆっくりと繰り返します

コアシックス

ワイパー

自動車のワイパーの動きをイメージした動作です。頭の位置を保つ意識を持ちつつ全身を柔らかく連動させます。

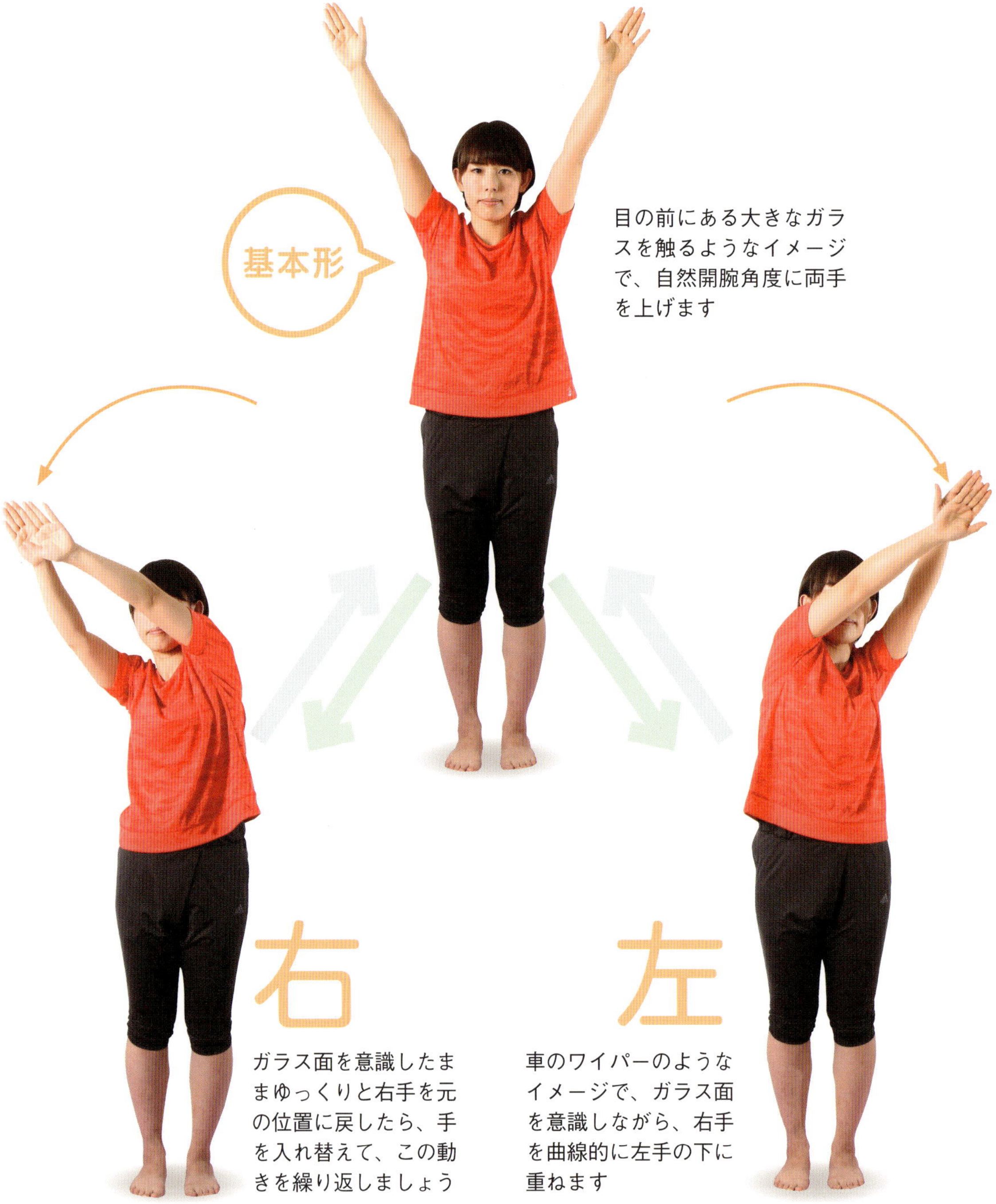

目の前にある大きなガラスを触るようなイメージで、自然開腕角度に両手を上げます

ガラス面を意識したままゆっくりと右手を元の位置に戻したら、手を入れ替えて、この動きを繰り返しましょう

車のワイパーのようなイメージで、ガラス面を意識しながら、右手を曲線的に左手の下に重ねます

コアシックス

片手サークリング

右ページの「ワイパー」が難なくできるようになったら、今度は片手で円を描いてみましょう。腕だけを動かすのではなく体幹部を上手に変化させながら行います。

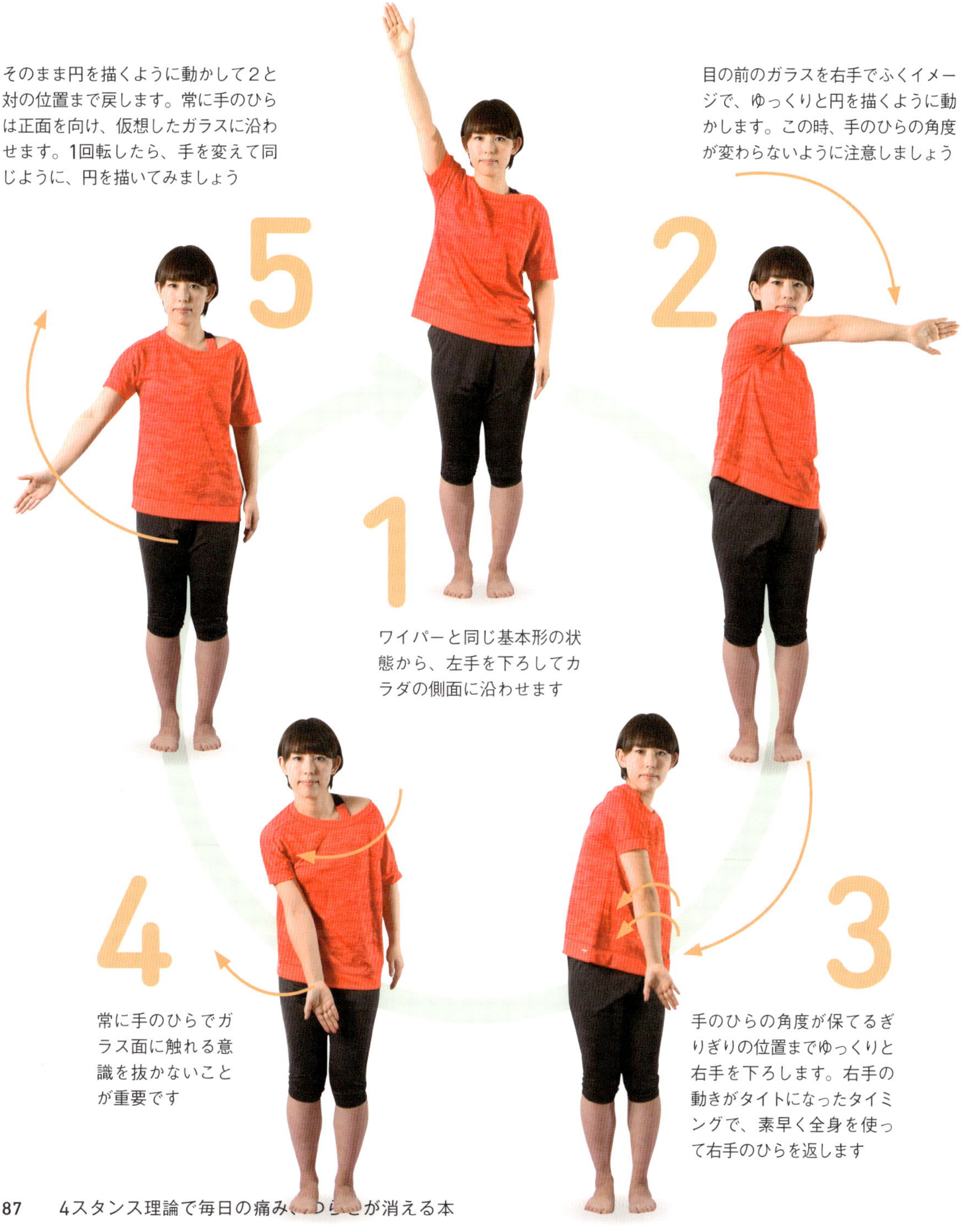

1 ワイパーと同じ基本形の状態から、左手を下ろしてカラダの側面に沿わせます

2 目の前のガラスを右手でふくイメージで、ゆっくりと円を描くように動かします。この時、手のひらの角度が変わらないように注意しましょう

3 手のひらの角度が保てるぎりぎりの位置までゆっくりと右手を下ろします。右手の動きがタイトになったタイミングで、素早く全身を使って右手のひらを返します

4 常に手のひらでガラス面に触れる意識を抜かないことが重要です

5 そのまま円を描くように動かして2と対の位置まで戻します。常に手のひらは正面を向け、仮想したガラスに沿わせます。1回転したら、手を変えて同じように、円を描いてみましょう

コアシックス

両手サークリング

87ページで紹介した「片手サークリング」の両腕バージョン。両手のひらの向きを体幹でコントロールしながら行います。

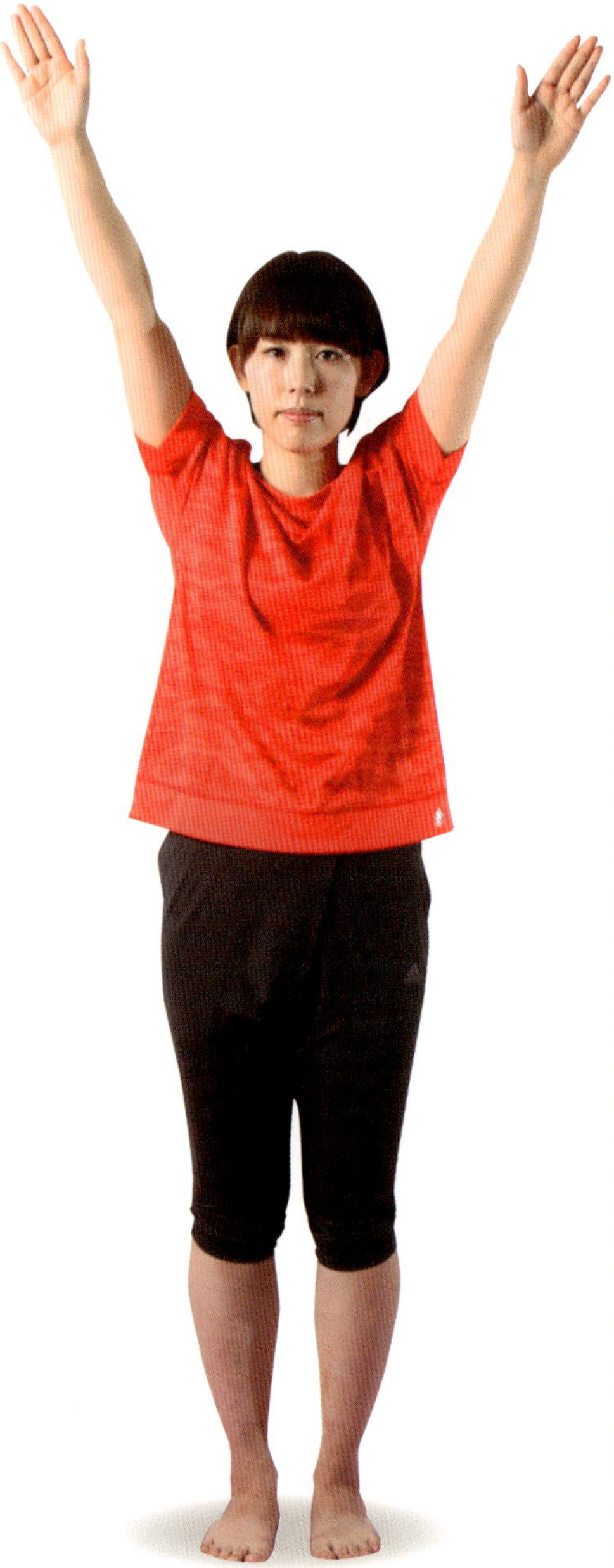

基本形

両手のひらで目の前にある大きなガラスに触わるようなイメージで、自然開腕角度で両手を上げます

この運動の
POINT

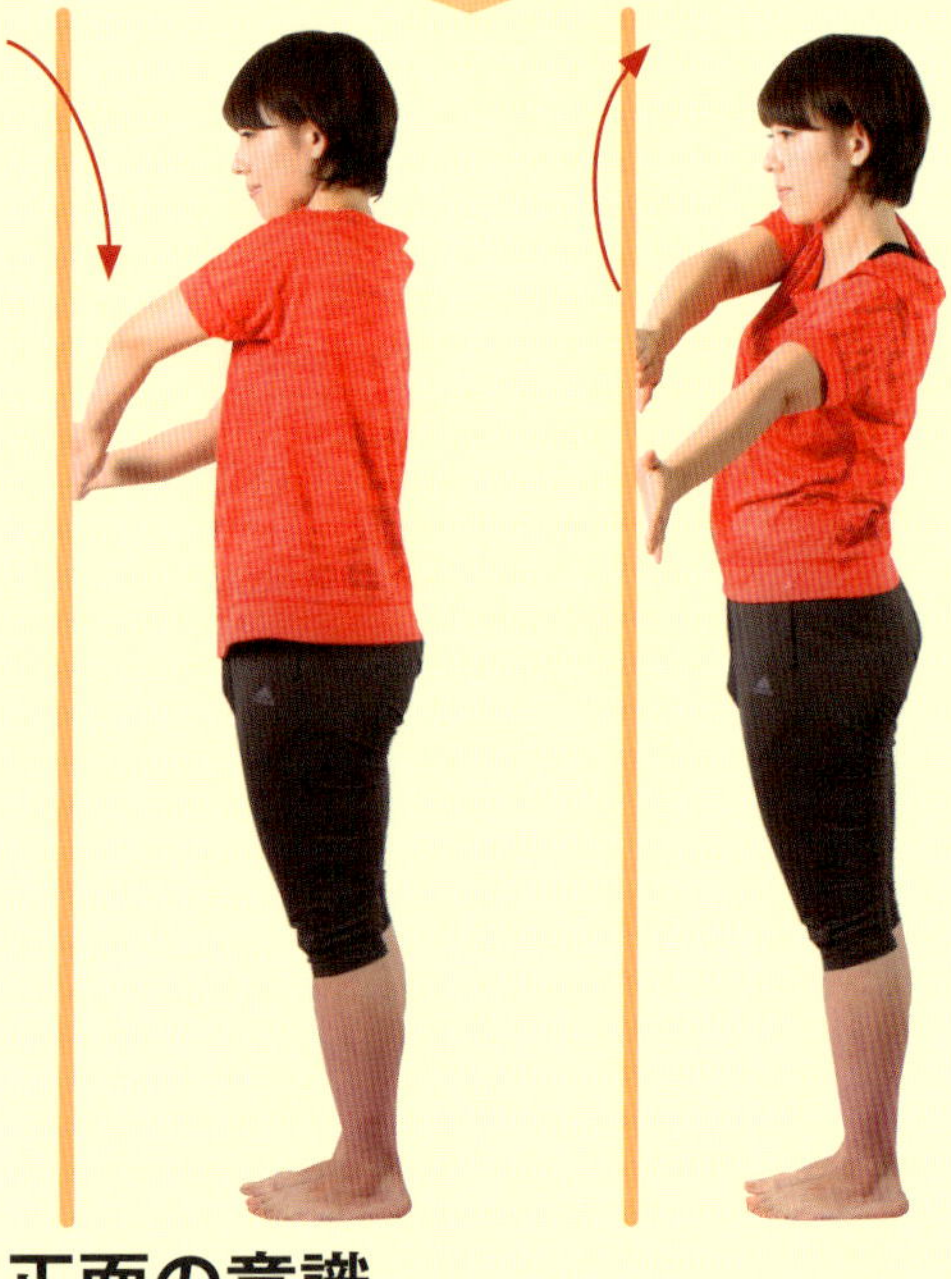

正面の意識

目の前にガラス戸があるイメージで、ひじを曲げずに動かす。両手がガラス面をなぞるようなイメージで

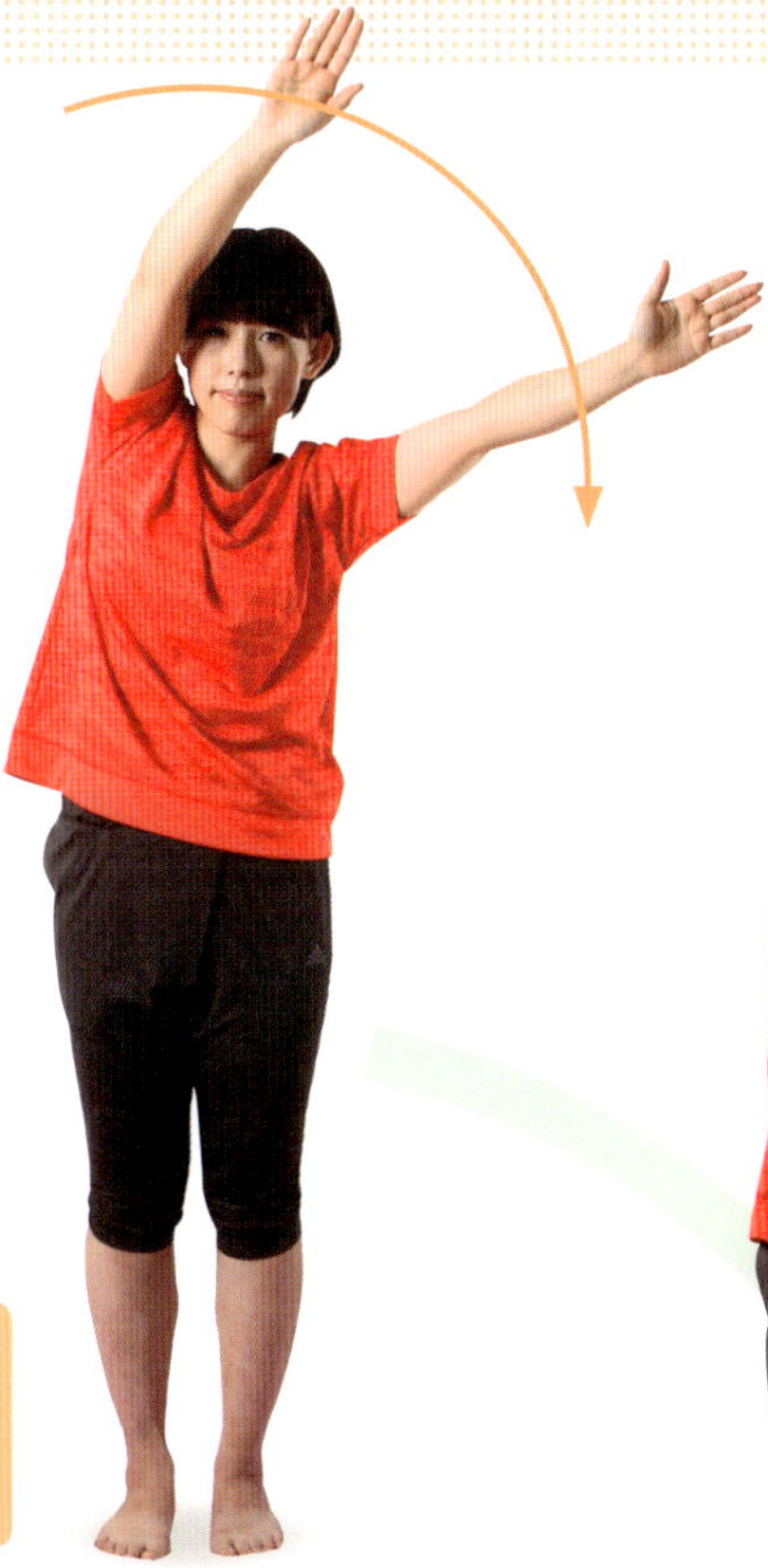

1

目の前の窓ガラスを両手でふくイメージで両手のひらを動かしていきます。両手の間隔が変わらないようにゆっくりと動かしましょう

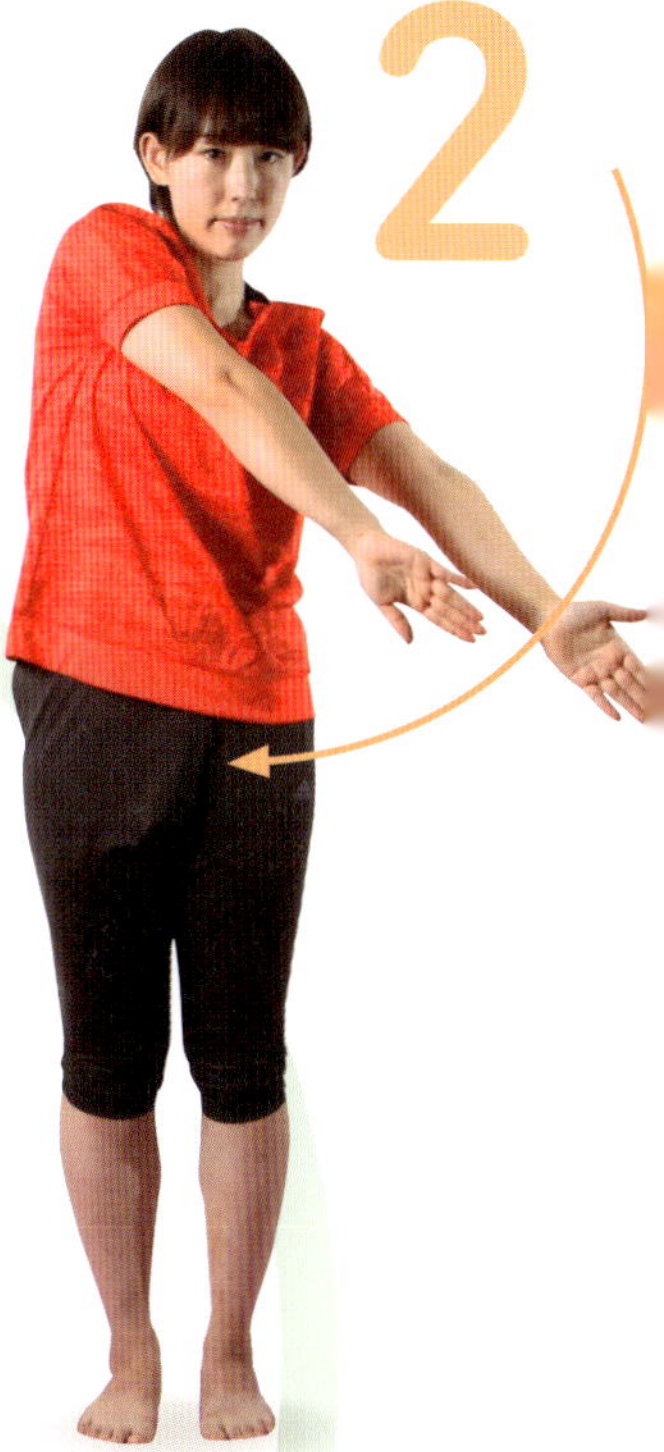

2

両手を同じ速度で動かしていくと、右手が左手と重なり、やがて追い越していきます

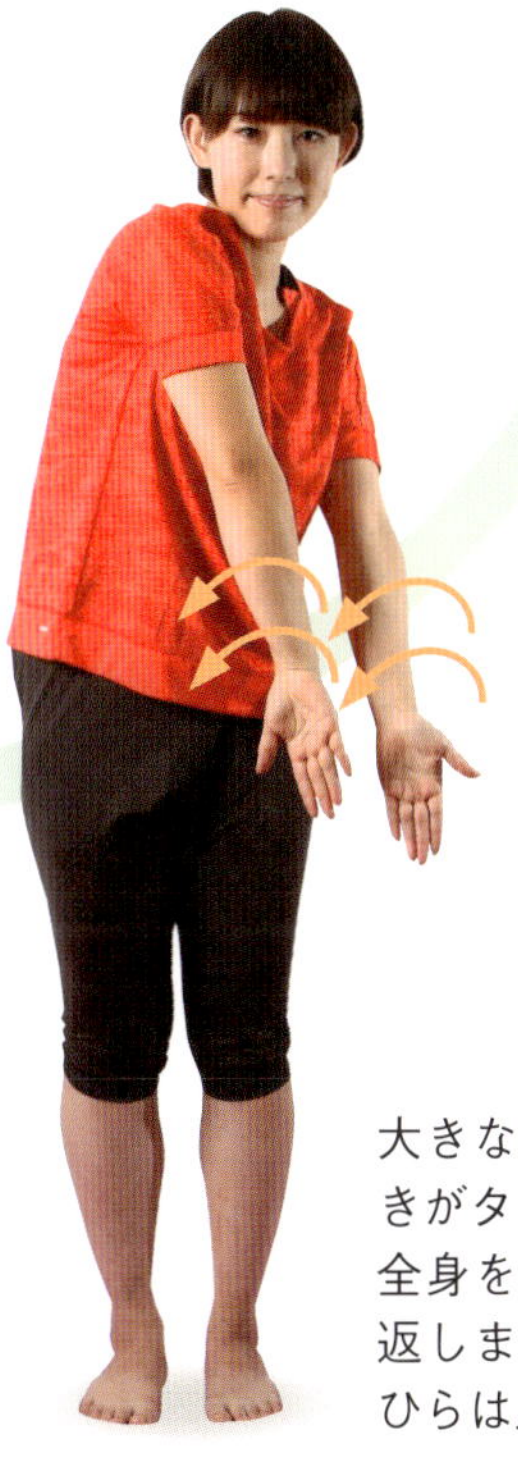

3

大きな円を描いて両手の動きがタイトになってきたら、全身を使って両手のひらを返します。返した後も手のひらは正面を向けましょう

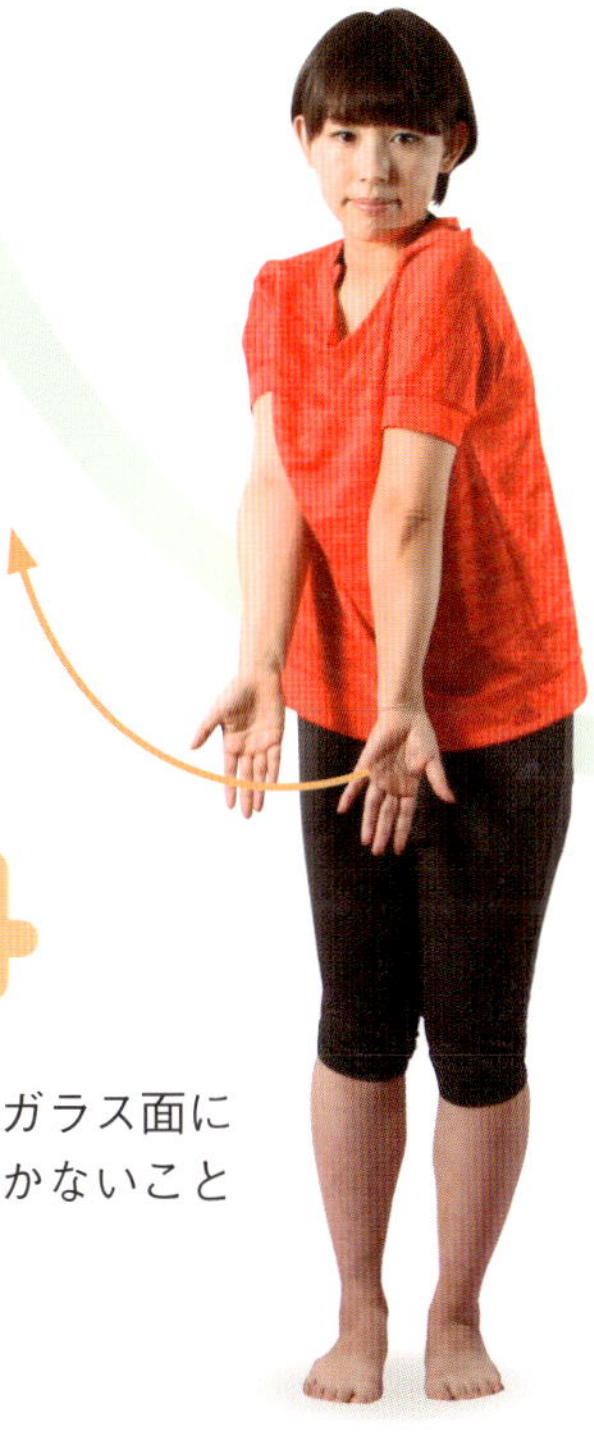

4

常に手のひらでガラス面に触れる意識を抜かないことが重要です

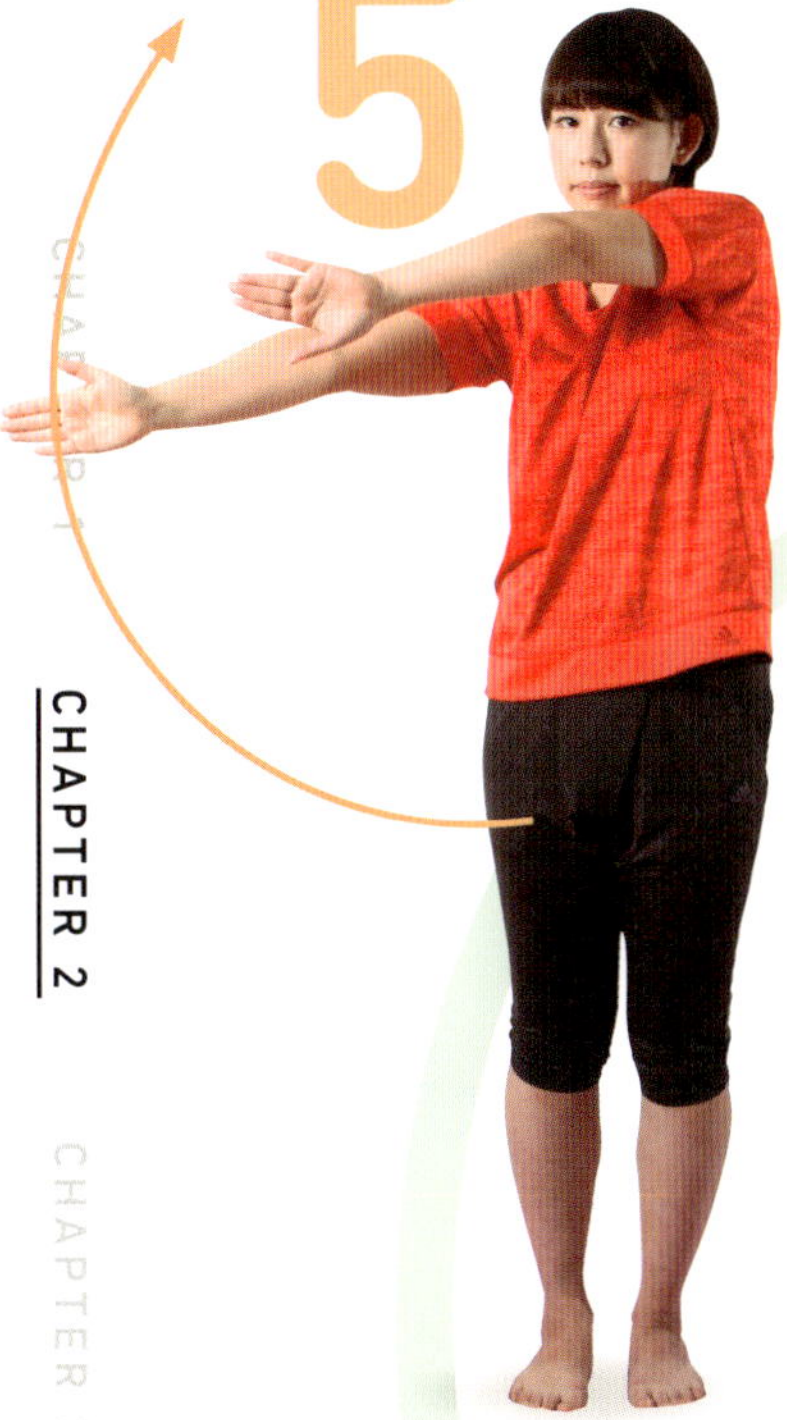

5

常に両手のひらが正面を向くように注意して円を描き続け、両手をもとの位置に戻します。基本形に戻ったら、円を描く向きを逆にして行いましょう

CHAPTER 3
特定の部位を固定して動く

ピンニング

「ピンニング」とは、特定の部位を宙でピン止めしたように固定すること。このピンニング状態で他の部位を動かしていきます。カラダを末端部だけではなく体幹から動かす能力をさらに磨きましょう。

CHAPTER 3
19

上体回し

頭部をピンニングし、体幹のみを左右にひねります。視線の方向を変えずに大きく動きましょう。

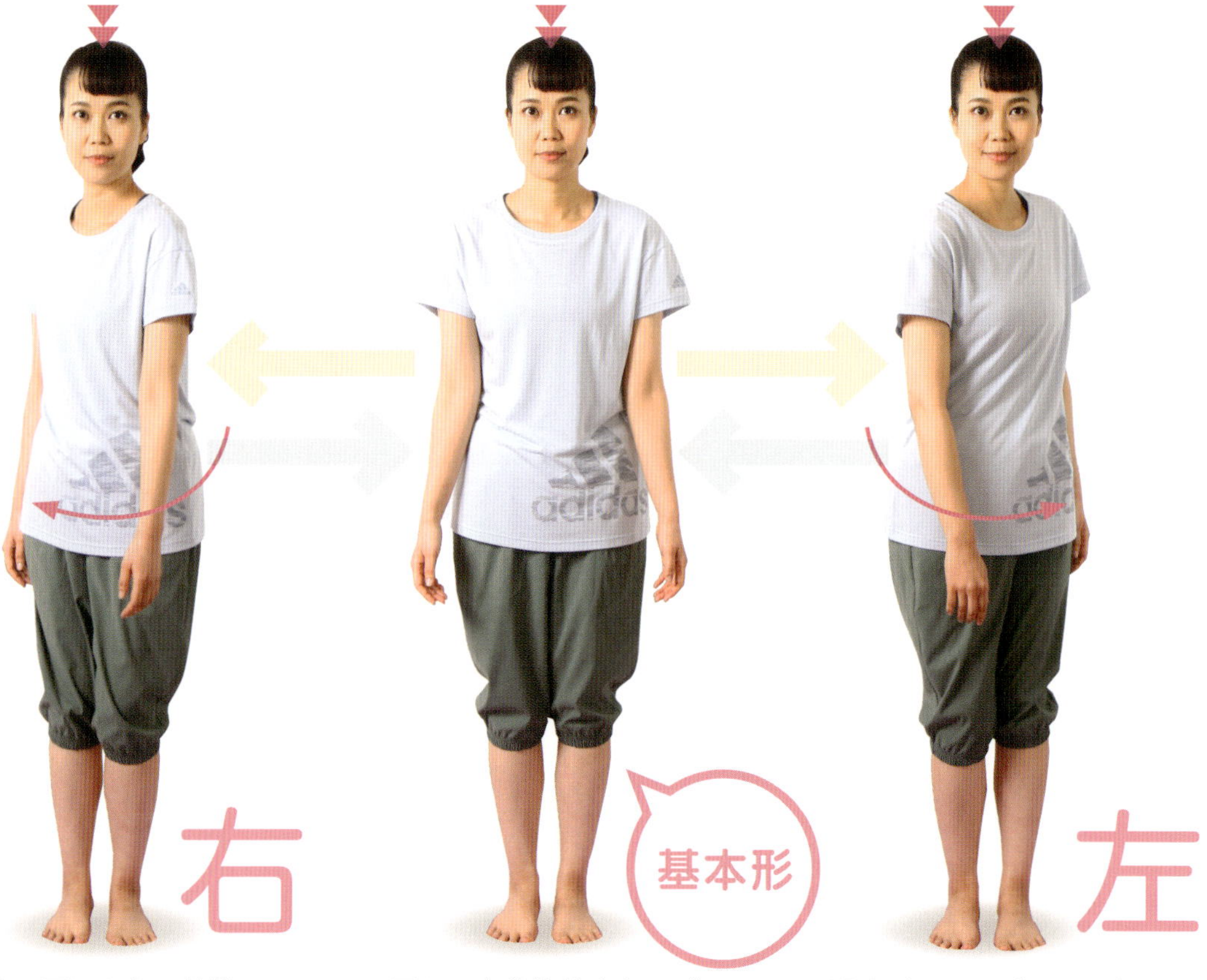

今度は同じように体幹のみを右にひねり、これを繰り返し行います

正しい立位姿勢をキープします

頭をピンニングして、視線は真っすぐに正面に向けたまま、カラダの左側に向かって体幹のみをひねり、その後基本の姿勢に戻ります

ピンニング

上体回し（中腰）

右ページで紹介した「上体回し」を中腰になって行います。ここでも視線の方向を変えることなく体幹部のみをひねります。

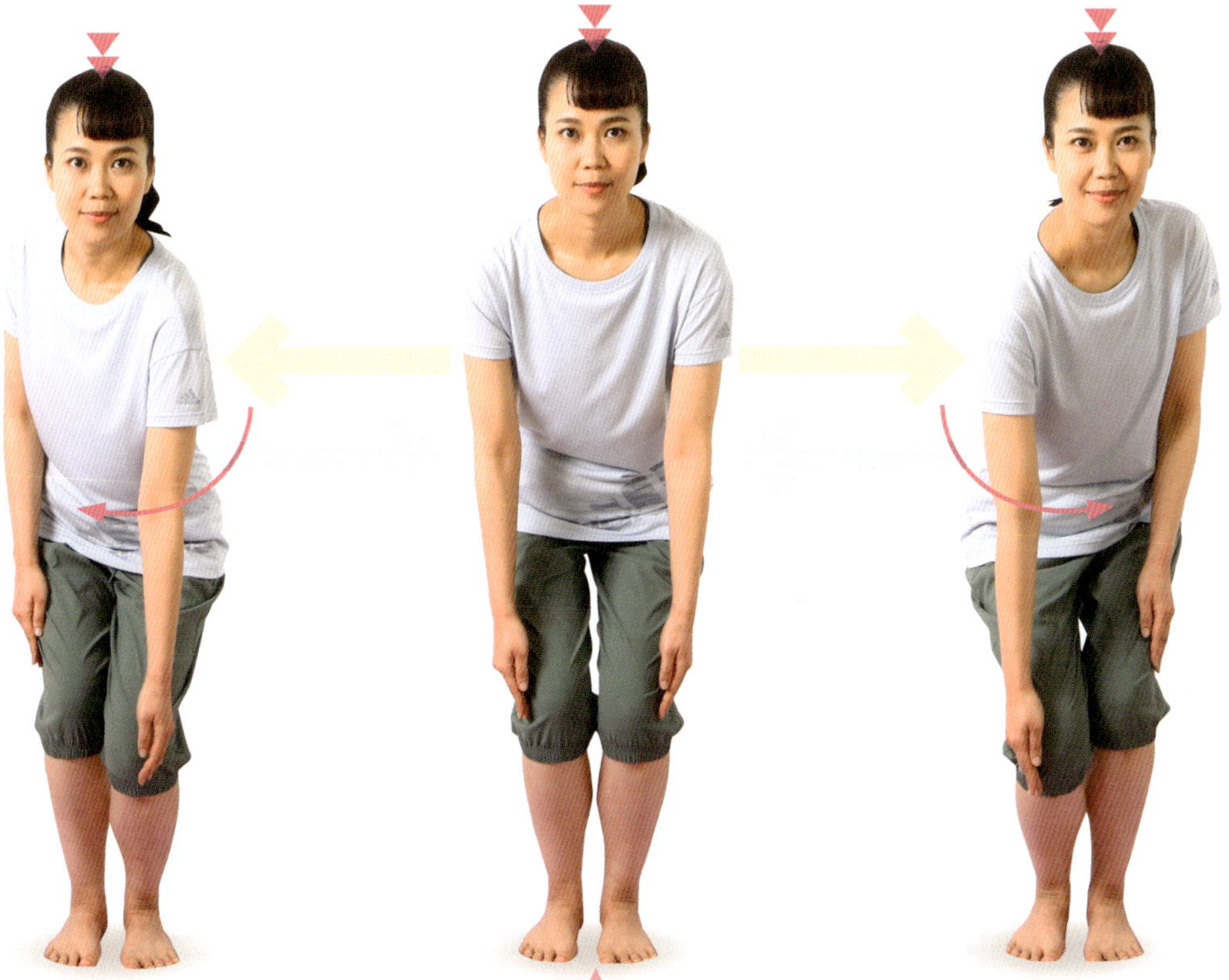

右

同じように前を向いたまま、体幹のみを右にひねります。左右で繰り返し行いましょう

基本形

正しい立位姿勢から少しだけ腰を落として中腰になり、頭をピンニングします

左

頭をピンニングして、視線は前に向けたまま、体幹のみを左にひねり、その後、基本の姿勢に戻ります

ピンニング

全身回し

立位で頭部をピンニングしたまま体幹部だけではなく首より下全体を回転させます。視線の方向を一定に保ち全身を90度ひねってみましょう。

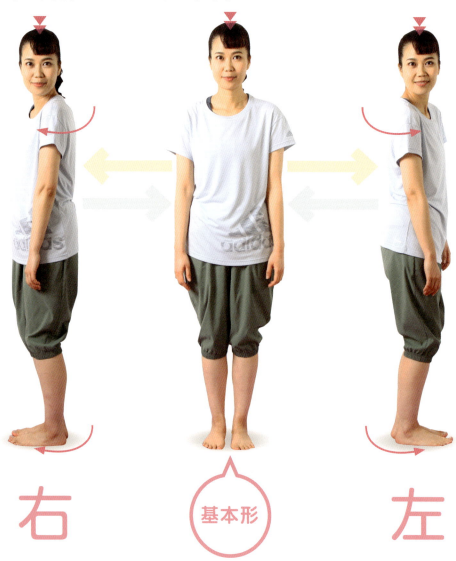

右

右に回す時も同様に、視線は真っすぐに正面に向けたまま、リズミカルに行いましょう。左右の回転を繰り返します

基本形

正しい立位姿勢をキープして、頭をピンニングします

左

視線はそのままで、小刻みに足踏みしながら首から下を回転させて、全身を90度左に回します。その後、同じように小刻みに足踏みしながら基本の姿勢に戻ります

22

ピンニング

全身回し（中腰）

右ページで紹介した「全身回し」を中腰になって行います。ここでも体幹を使ってリズミカルに足踏みしながら首から下全体を左右に回転させましょう。

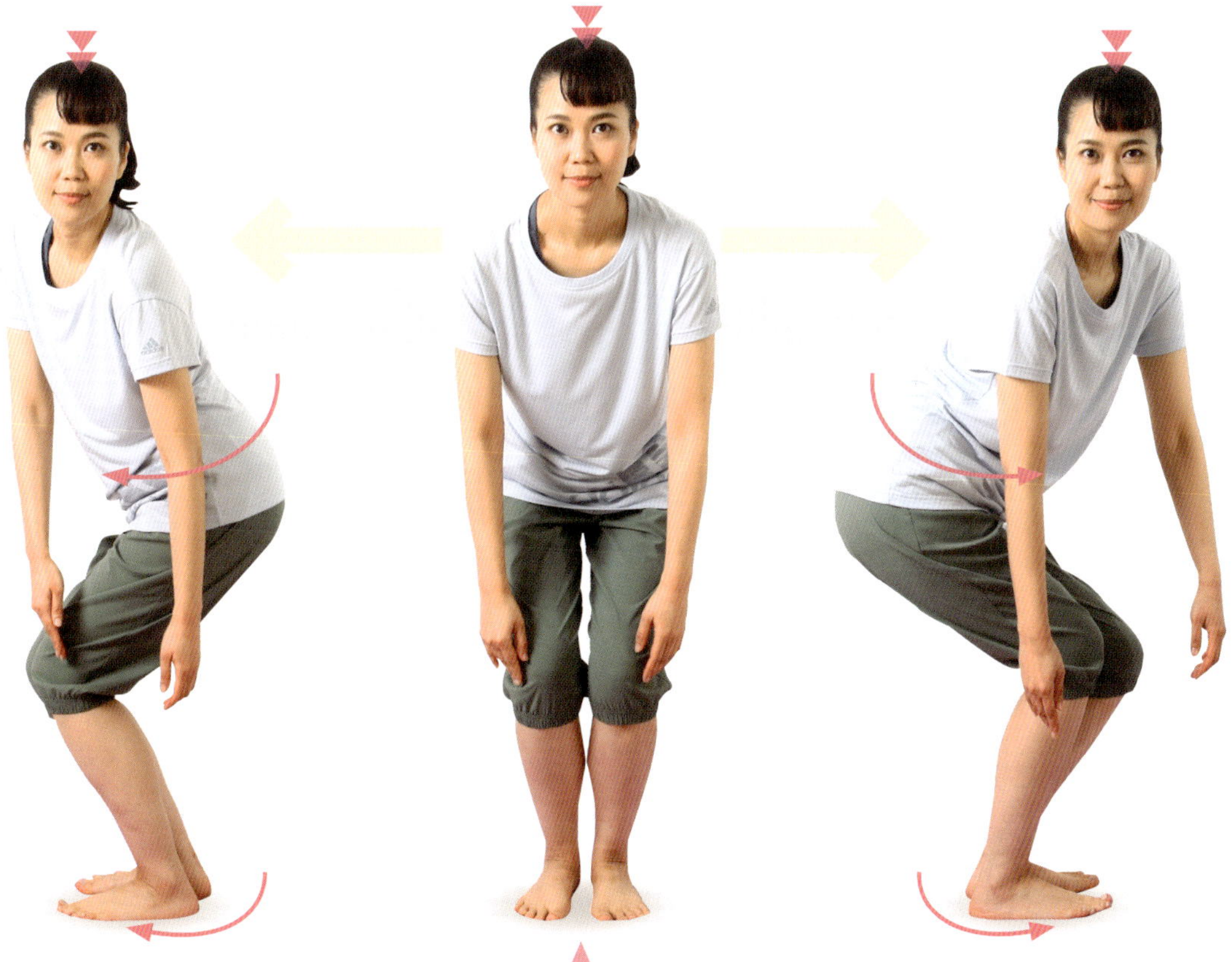

右

右に回す時も同様に、視線は真っすぐに正面に向けたまま、リズミカルに行いましょう。腰が浮かないように注意して、左右の回転を繰り返します

基本形

正しい立位姿勢から少しだけ腰を落として中腰になり、頭をピンニングします

左

視線を正面にキープして、中腰のまま小刻みに足踏みして首から下を90度左に回します。その後、同じように小刻みに足踏みしながら基本の姿勢に戻ります

ピンニング

左右にステップ

目の前のテーブルに片手を置く要領でピンニング。その状態から左右にステップを踏みます。常に手のひらの位置をキープすることが大切です。

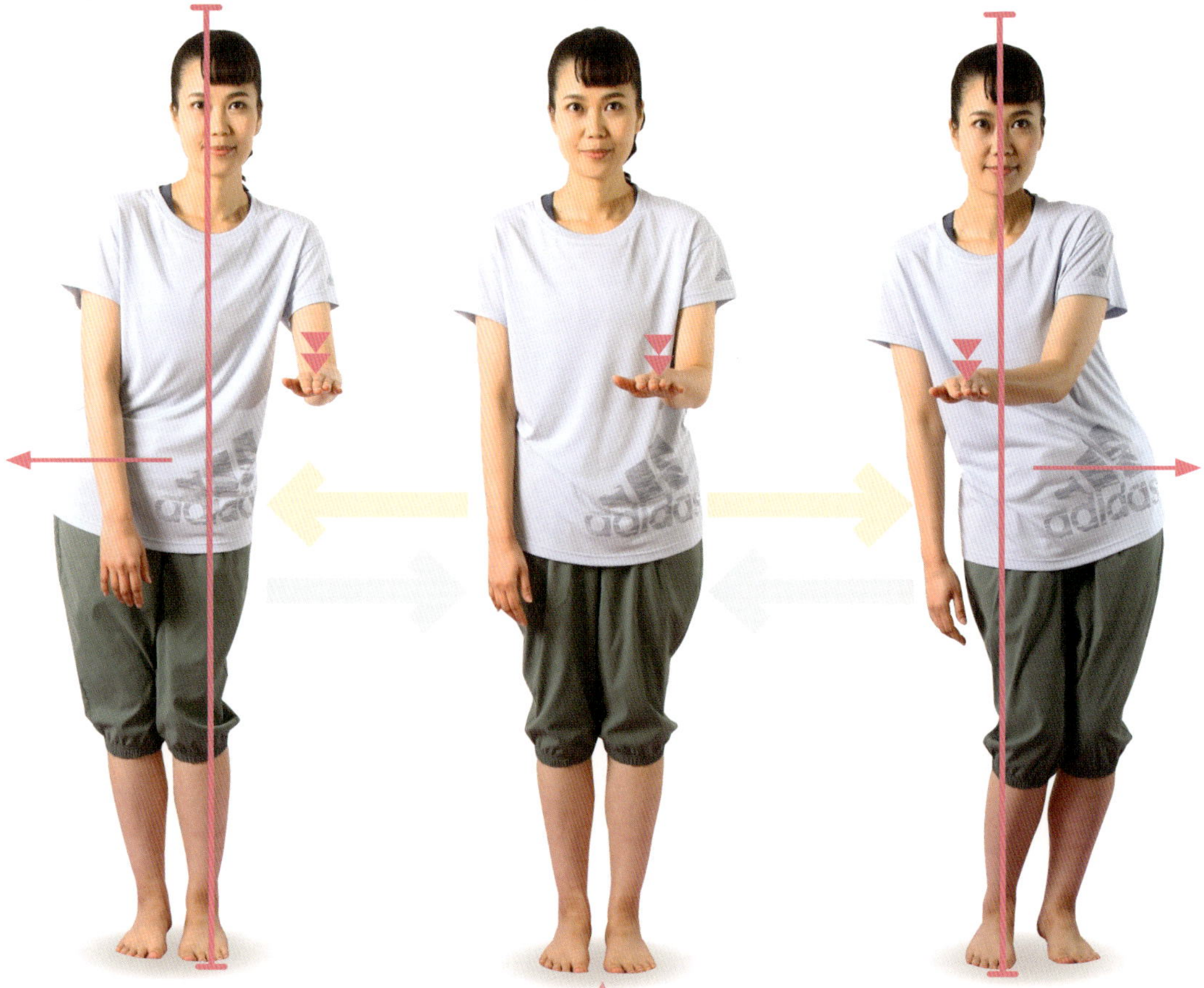

右

今度は右脚、左脚の順番で片脚ずつ右方向にステップ。この左右ステップを繰り返します。左手のひらの位置は動かないように注意。ピンニングを右手に変えてさらに繰り返しましょう

基本形

正しい立位姿勢をキープしたまま、手のひらを下に向け、左手をひじの高さでピンニングします

左

視線と左手のひらをキープしたまま、左脚、右脚の順番で片脚ずつ左方向に移動。その後、逆の動きで片脚ずつ移動して基本の姿勢に戻ります

24

ピンニング

左右にステップ（中腰）

右ページで紹介した「左右にステップ」を中腰の姿勢で行います。自分のやりやすい位置で中腰をキープしながら、左手を胸の高さでピンニング。視線の方向を変えずに左右にステップを踏みましょう。

CHAPTER 1
CHAPTER 2
CHAPTER 3
CHAPTER 4
CHAPTER 5
CHAPTER 6

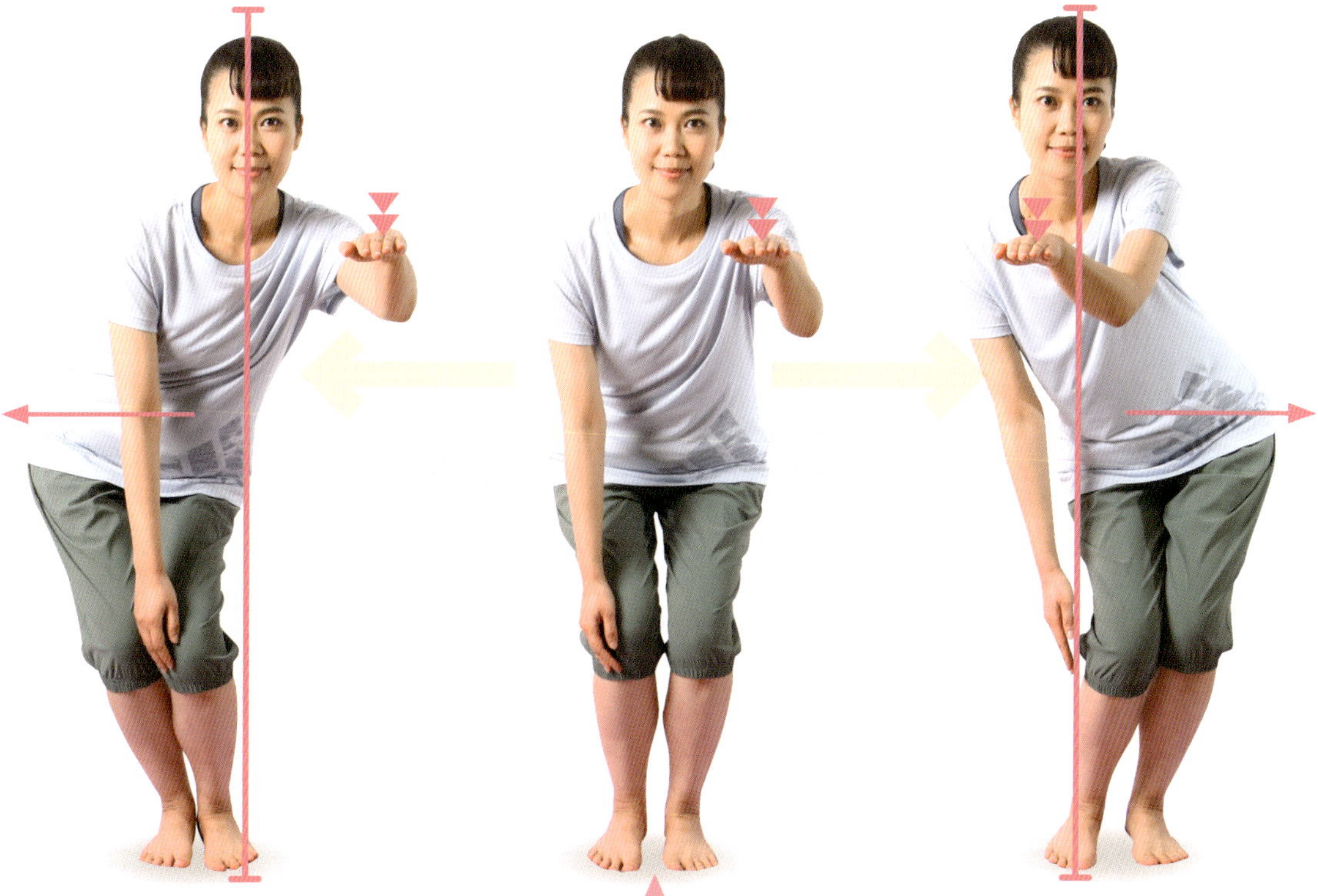

右

動きを逆にして、右脚、左脚の順番で右方向に移動。中腰をキープしたまま、この左右ステップを繰り返します。ピンニングを右手に変えてさらに繰り返しましょう

基本形

正しい立位姿勢から少しだけ腰を落として中腰になります。手のひらを下に向けて左手を胸の高さでピンニングします

左

視線を正面にキープして、左脚、右脚の順番で片脚ずつ左方向に移動。その後、同じように片脚ずつ移動して基本形に戻ります

両手を止めて《ピンニング》全身回し

両手をテーブルの上に置くようにピンニングし、カラダを左右に90度ターンさせます。両手の位置は変えず、また手のひらを地面に対して水平にして行いましょう。

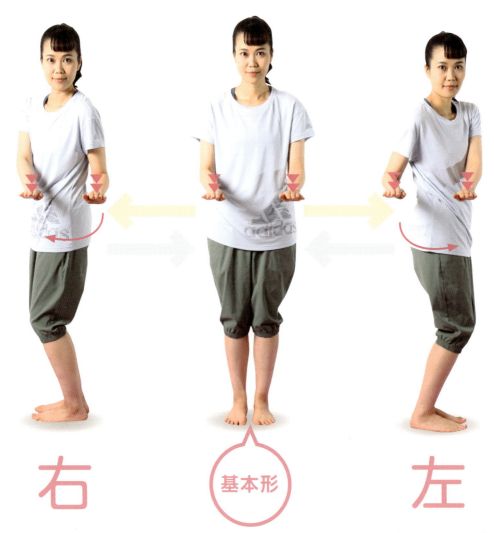

右

動きを逆にして首から下を右にターン。基本の姿勢を経由しながら、左右へのターンを繰り返します

基本形

正しい立位姿勢をキープしたまま、手のひらを下に向け、両手をひじの高さでピンニングします

左

視線を正面にキープしたまま、小刻みに足踏みをして首から下を左に90度ターン。その後基本の姿勢に戻ります

26

両手を止めて《ピンニング》ジャンプ

立位姿勢からわずかに腰を落として両手をピンニング。この状態から軽くジャンプします。視線の方向と両手のひらの位置を変えないように注意しながらやってみましょう。

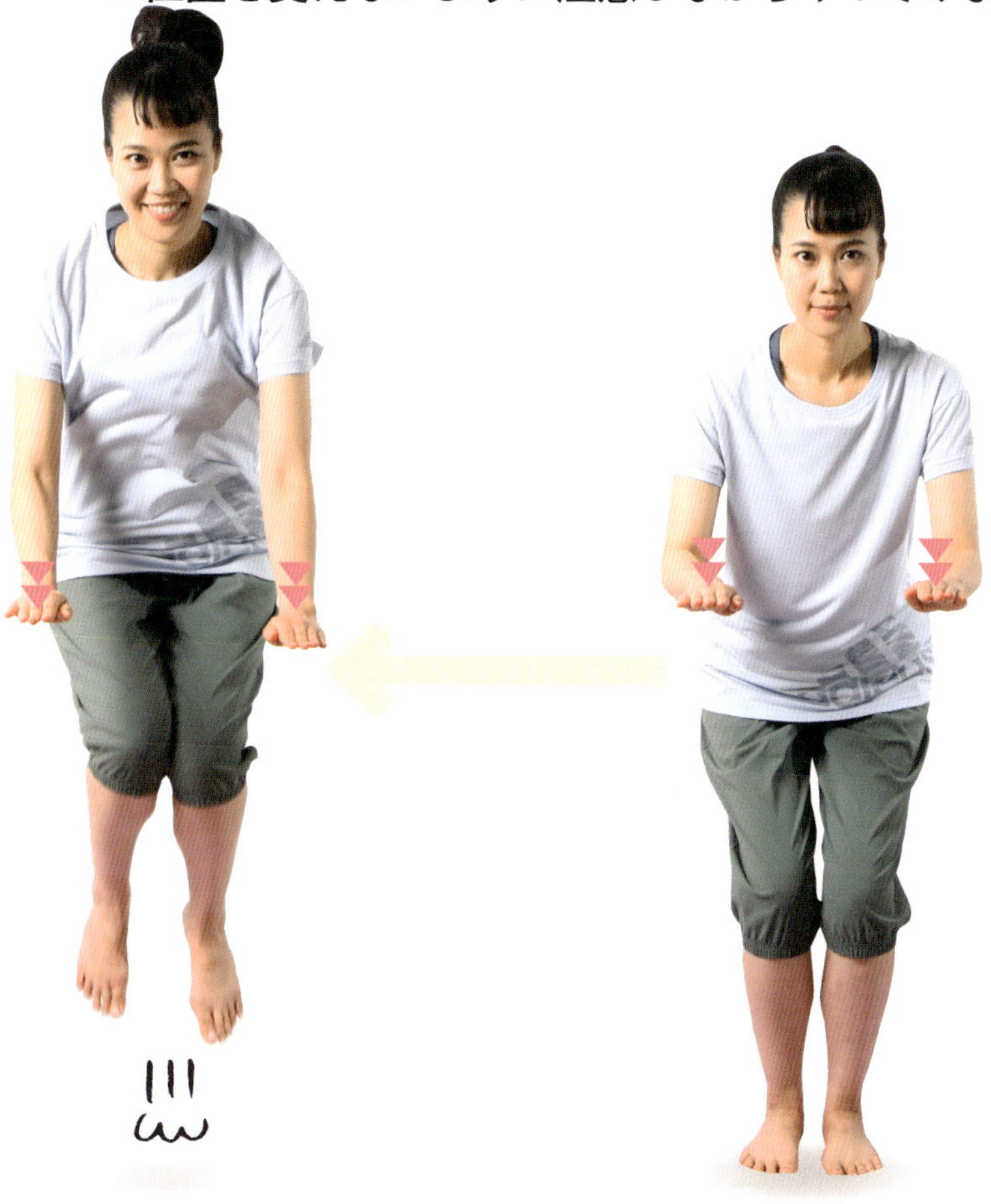

1

正しい立位姿勢から軽く腰を落とします。ひじから両腕を曲げて、両手をひじの高さでピンニング

2

視線も正面にキープしたまま両手のひらの位置に気を付けて、その場でジャンプします。ピンニングした手が上下左右にブレないように

ピンニング

両手を止めて左右にステップ

中腰の姿勢で両手をピンニングしたまま左右にステップを踏みます。着地がブレないように軸を意識、安定性を得ながら繰り返し動きましょう。

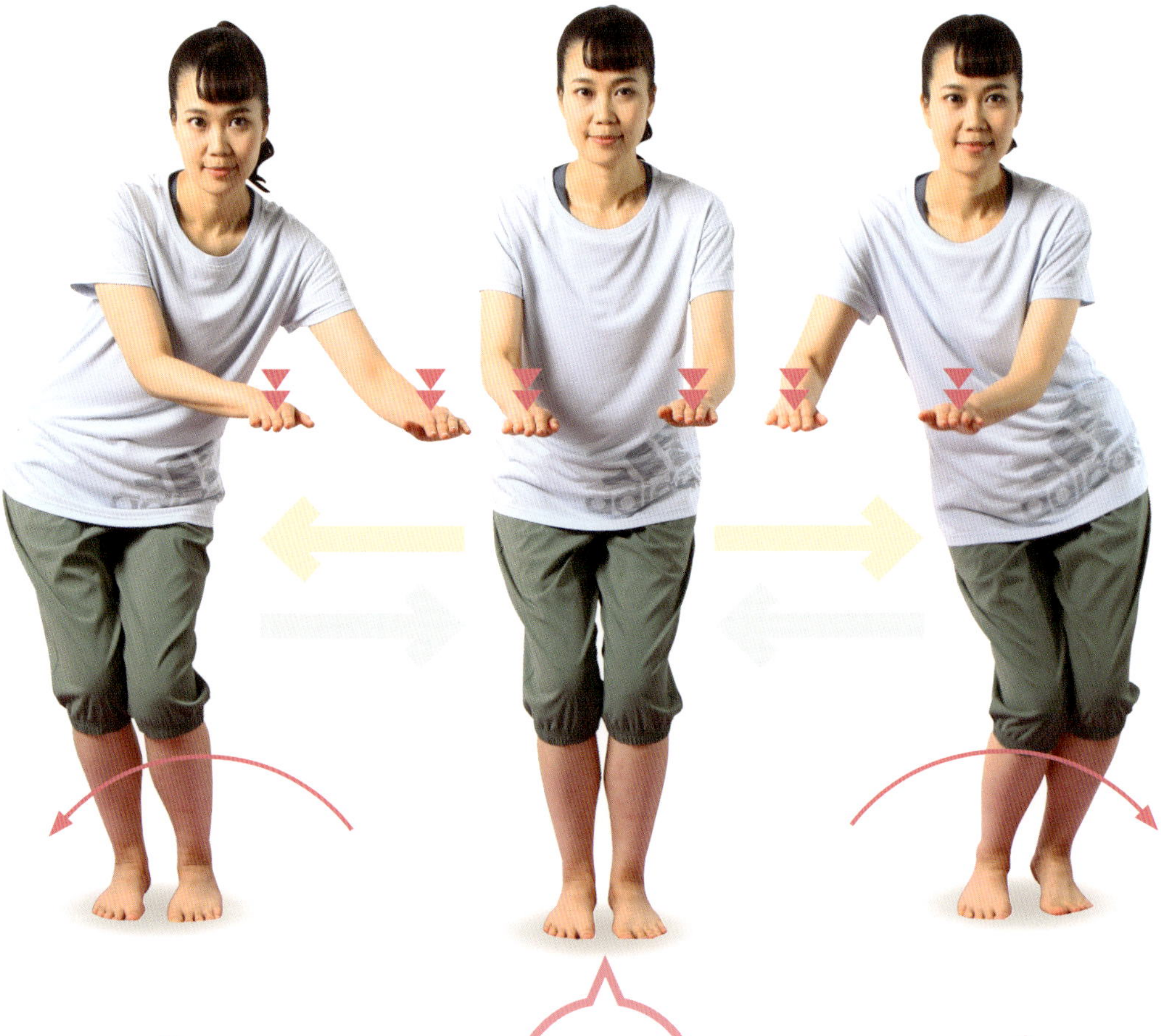

右

今度は両脚をそろえて右にジャンプ。このジャンプステップを左右繰り返し行います

基本形

正しい立位姿勢から軽く腰を落とします。ひじから両腕を曲げて、両手をひじの高さでピンニング

左

視線と両手の位置をキープしながら、両脚をそろえて左横に軽くジャンプ。その後、同じようにジャンプして基本の姿勢に戻ります

28

ピンニング

両手を止めて下半身ひねり

右ページで紹介した「両手を止めて左右にステップ」と同じスタート姿勢から今度は45度に角度を変えてステップします。

CHAPTER 1
CHAPTER 2
CHAPTER 3
CHAPTER 4
CHAPTER 5
CHAPTER 6

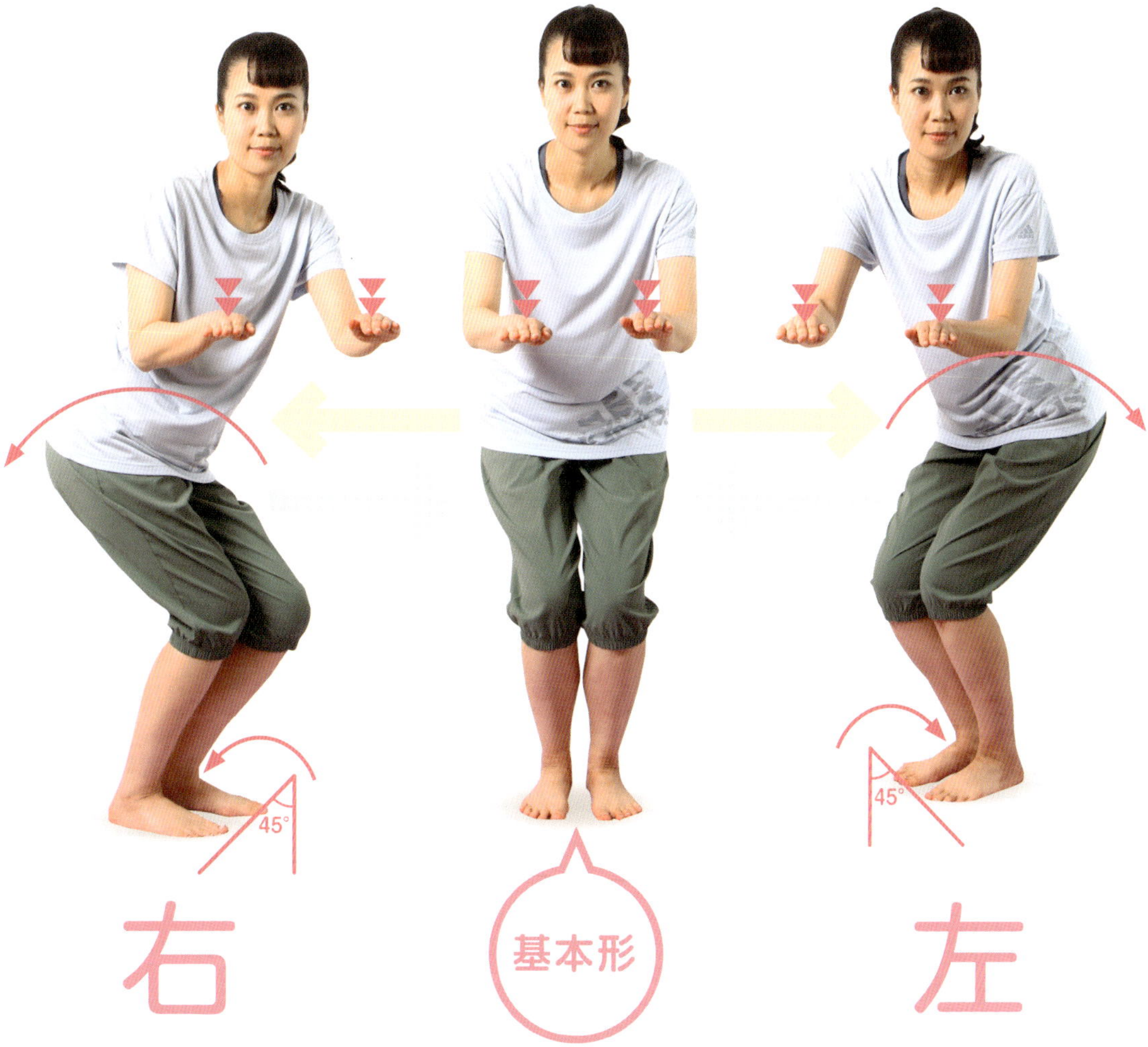

同じように45度にジャンプして右に着地。このように左右45度にジャンプを繰り返し行います

正しい立位姿勢から軽く腰を落とします。ひじから両腕を曲げて、両手を水平にしてひじの高さでピンニング

視線と両手の位置をキープしたまま、両脚で45度にジャンプ。その後、同じようにジャンプして下半身をひねり基本形に戻ります

CHAPTER 4

筋肉は伸ばさずにゆるめる

リポーズ

脳とカラダの緊張を取り除くリポーズ。筋肉を伸ばさずにゆるめて、無駄な力を抜くことでカラダを自然な状態にリセットします。同時に軸メイクも行っていきましょう。

かかと上げ下げ

CHAPTER 4

29

つま先立ちになるというよりも「土踏まずを後方に向ける」意識を持って行いましょう。

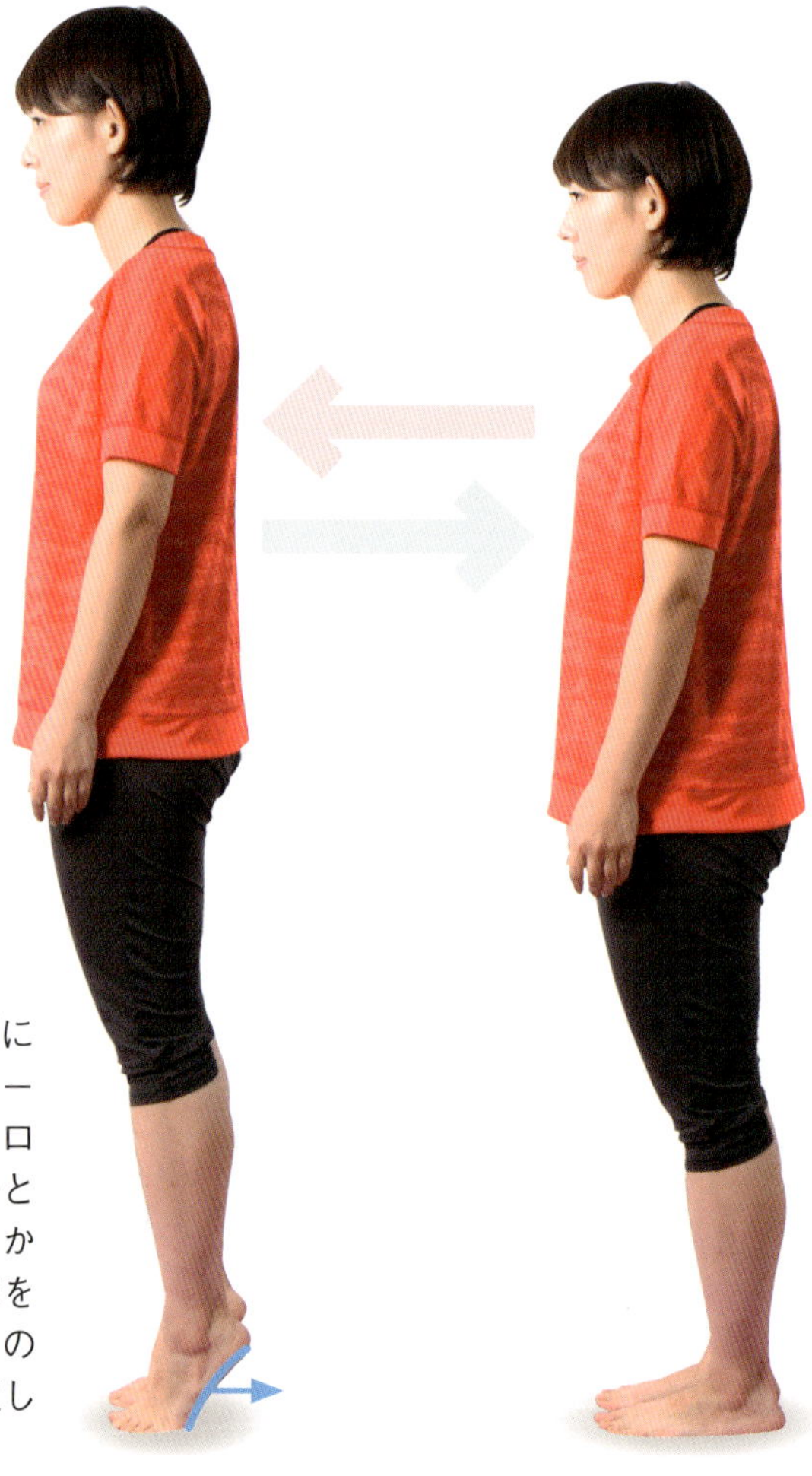

1

安定した軸を作り、正しい立位姿勢をとります

2

土踏まずを後ろ側に見せるようなイメージで足底をコントロールします。かかとを下ろしたらしっかりと土踏まずで床を踏みしめ、かかとの上げ下げを繰り返しましょう

CHAPTER 4

30

リポーズ

細かくジャンプ

肩甲骨と仙骨が地面に対して垂直になるように立ち、この姿勢から小刻みにジャンプします。土踏まずを後方に向けるよう意識しながら行いましょう。

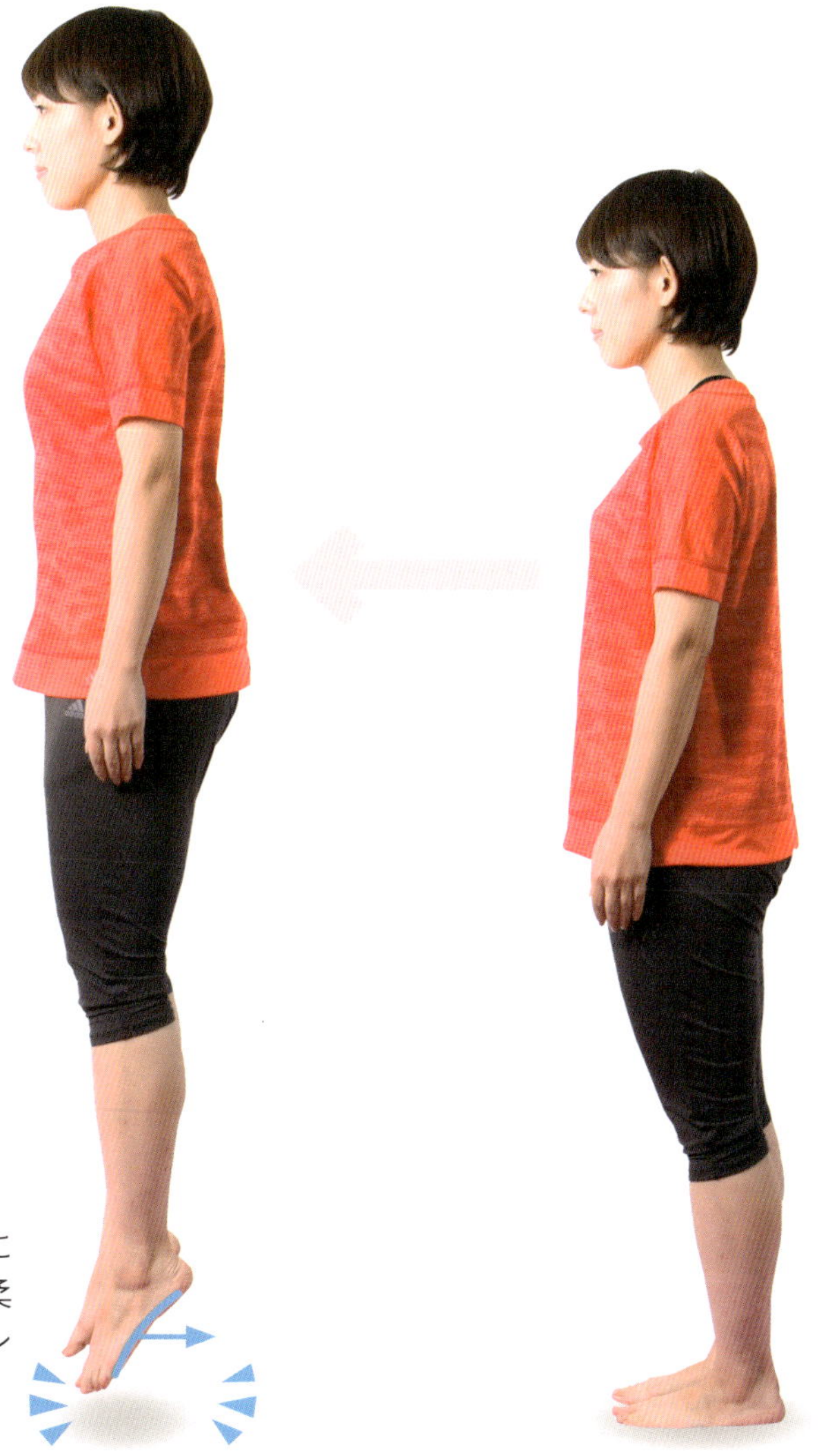

1

安定した軸を作り、正しい立位姿勢をとります

2

土踏まずを後ろ側に見せるイメージで、柔らかく、細かいジャンプを繰り返します

リポーズ

C字体側ゆるめ

床に対して、肩甲骨と仙骨の密接度を高めながら体側の緊張を取り除いていきます。脚を片側に寄せてクロスさせ、カラダをC字状に脱力させましょう。

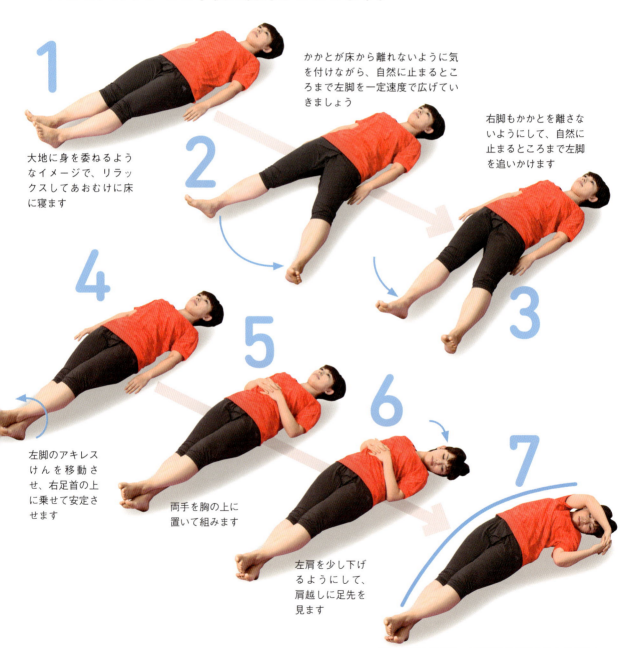

1

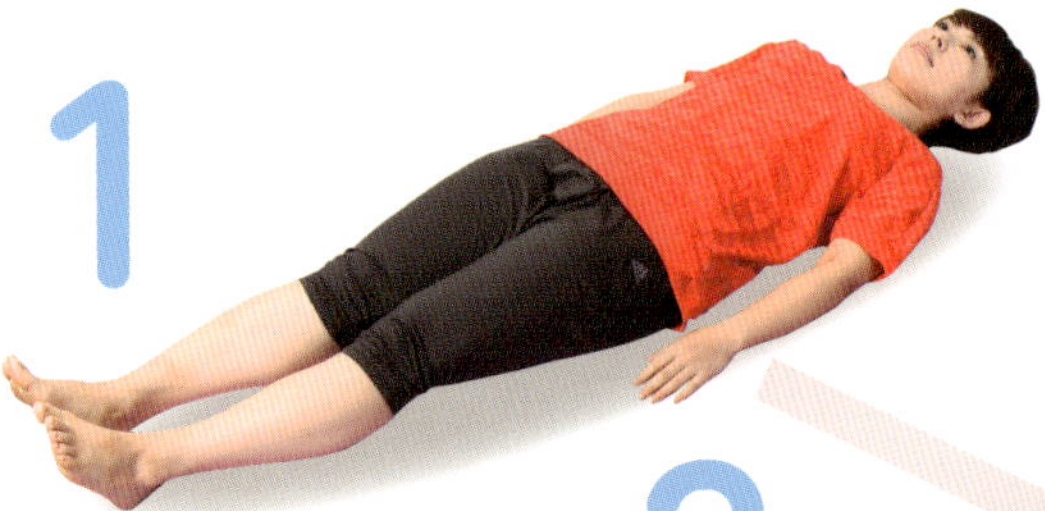

大地に身を委ねるようなイメージで、リラックスしてあおむけに床に寝ます

2

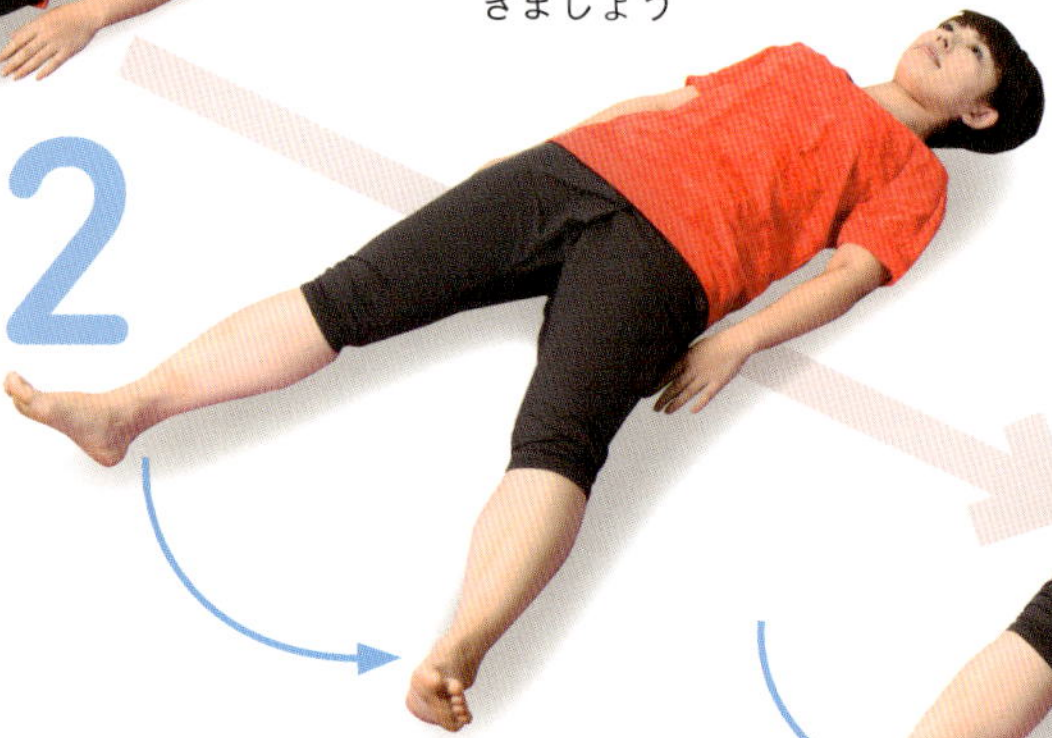

かかとが床から離れないように気を付けながら、自然に止まるところまで左脚を一定速度で広げていきましょう

3

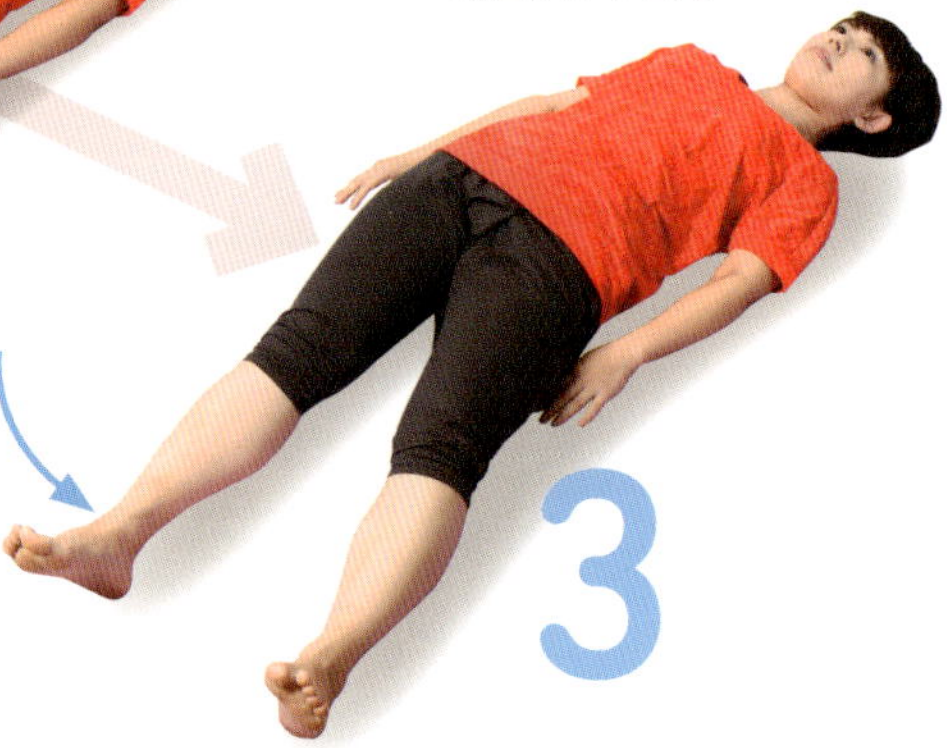

右脚もかかとを離さないようにして、自然に止まるところまで左脚を追いかけます

4

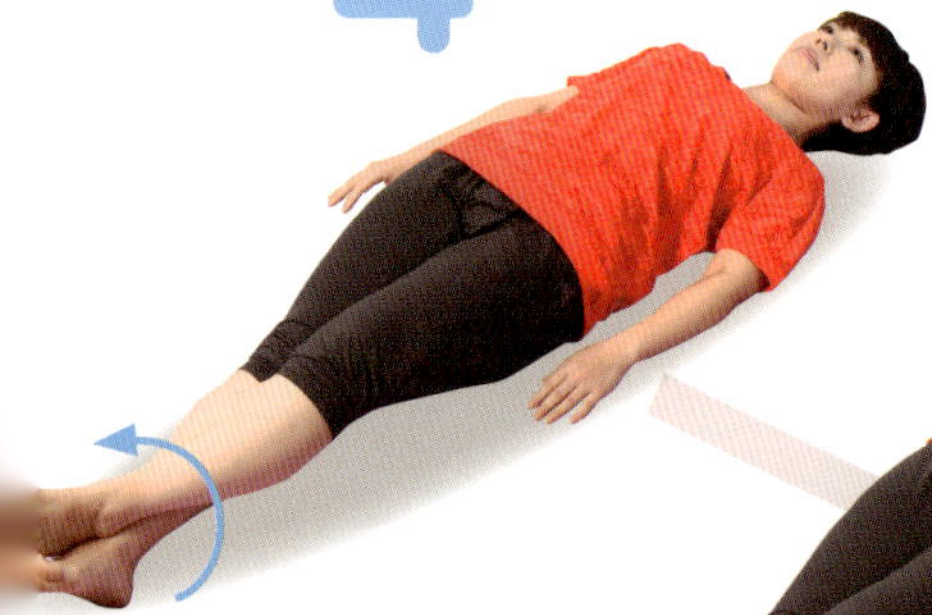

左脚のアキレスけんを移動させ、右足首の上に乗せて安定させます

5

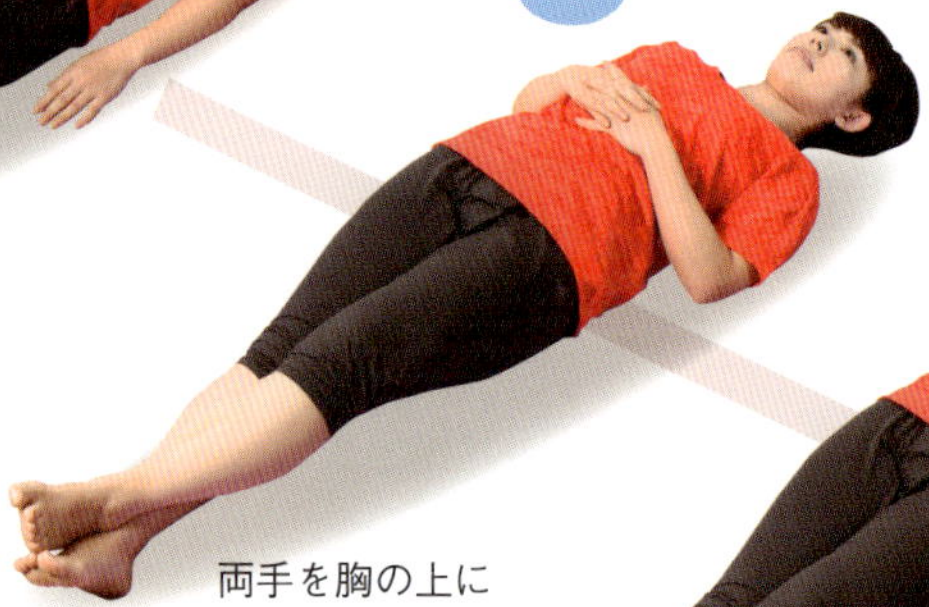

両手を胸の上に置いて組みます

6

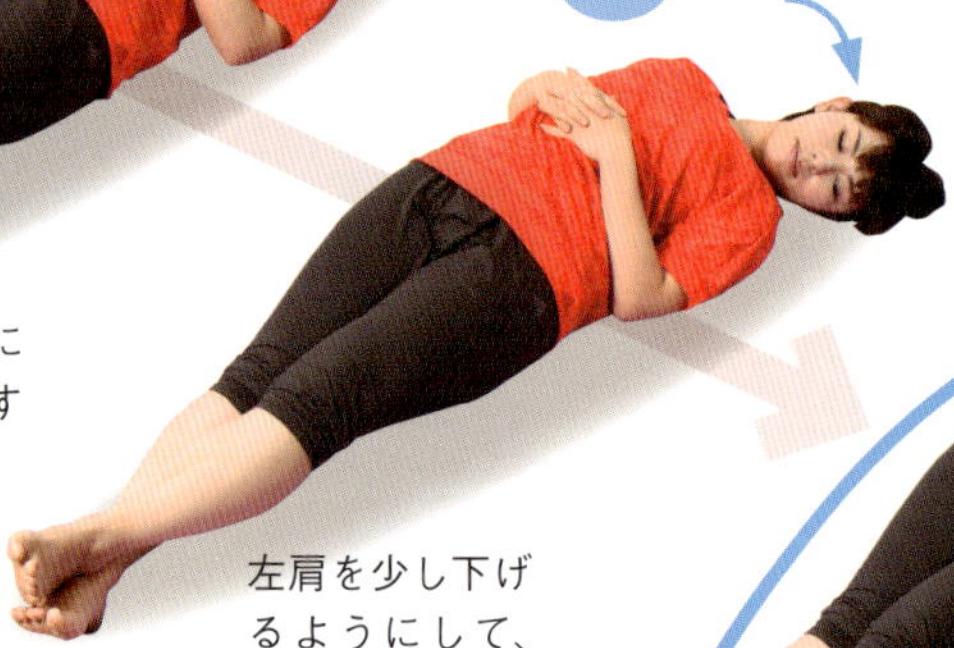

左肩を少し下げるようにして、肩越しに足先を見ます

7

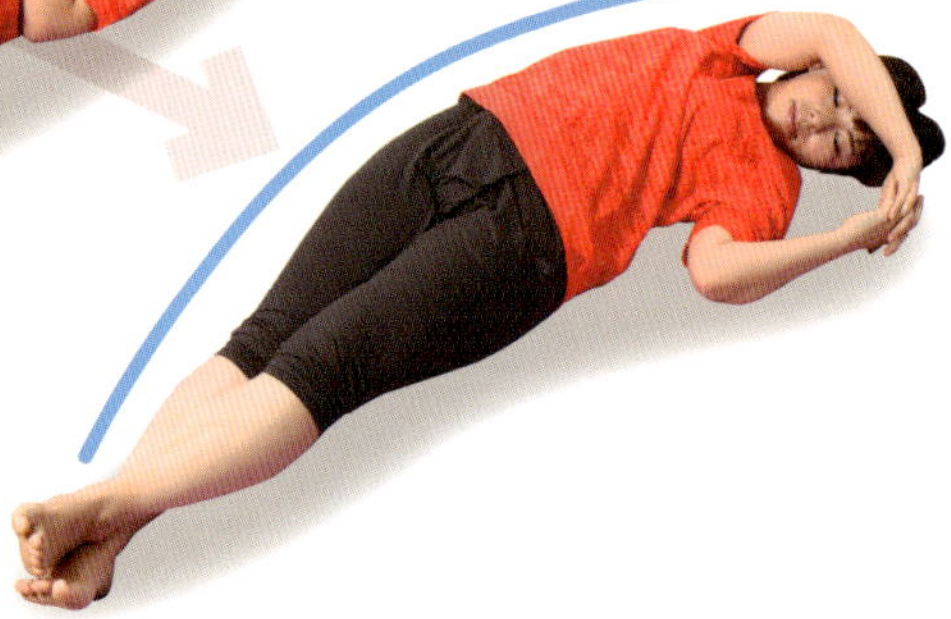

両手を組んだまま、右腕のひじの部分を右のこめかみの上に乗せ、Cの字を作ります。この状態をキープして、30秒から1分程、静かに呼吸をします。その後、脚を入れ替えて同様に行いましょう

32

リポーズ

横を向いて寝る

ひざを曲げて横向きに寝た姿勢から腕・胸を開き、顔を反対側に向けて上体を脱力させます。無理に姿勢を維持するのではなく、力を抜いて全身をゆるめましょう。

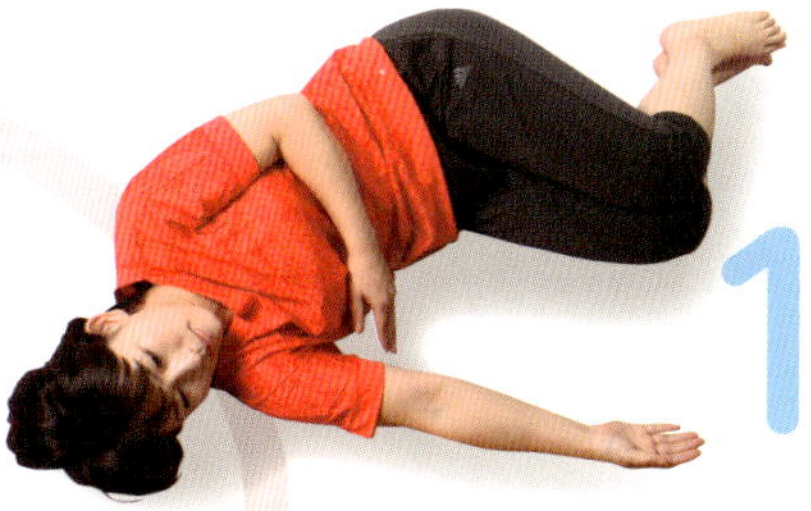

カラダの右側を下にした状態で、横向きになって寝ます。右腕は真っすぐ伸ばしておきましょう

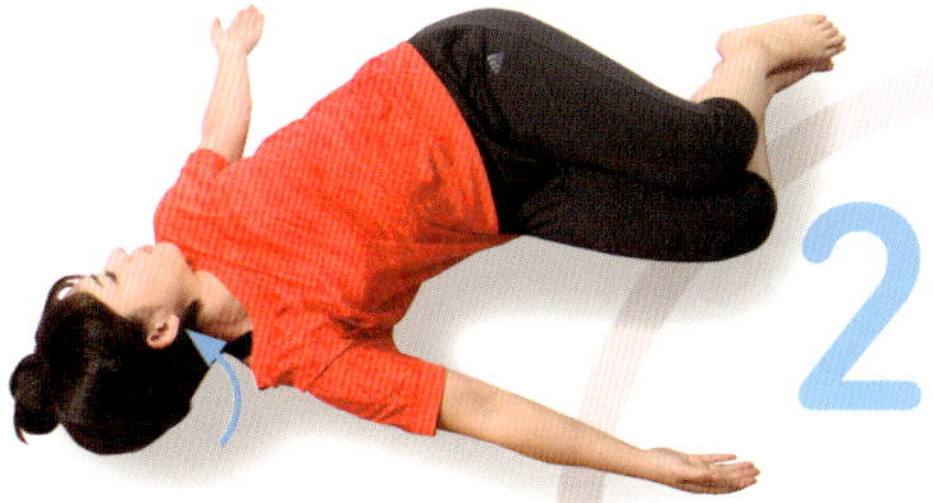

右向きであった胸を正面に向けます。まず背骨が床に着いて、次に肩甲骨が床に着くのを意識しましょう。この時の両腕の角度はタイプによって違います（ページ下囲み参照）。視線は左手の指先へ向けます

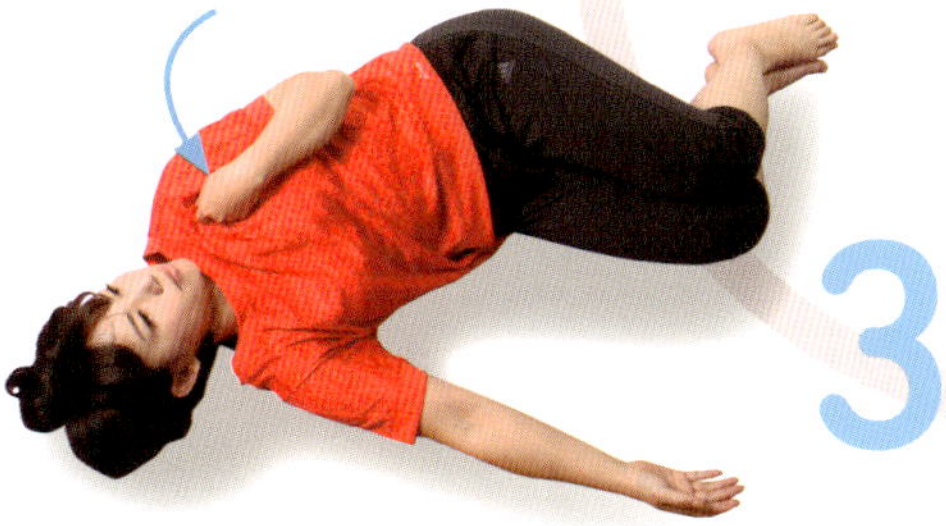

広げた左手首とひじを曲げた手を脇の下に付け、脇を締めると自然に胸が右方向に戻ります

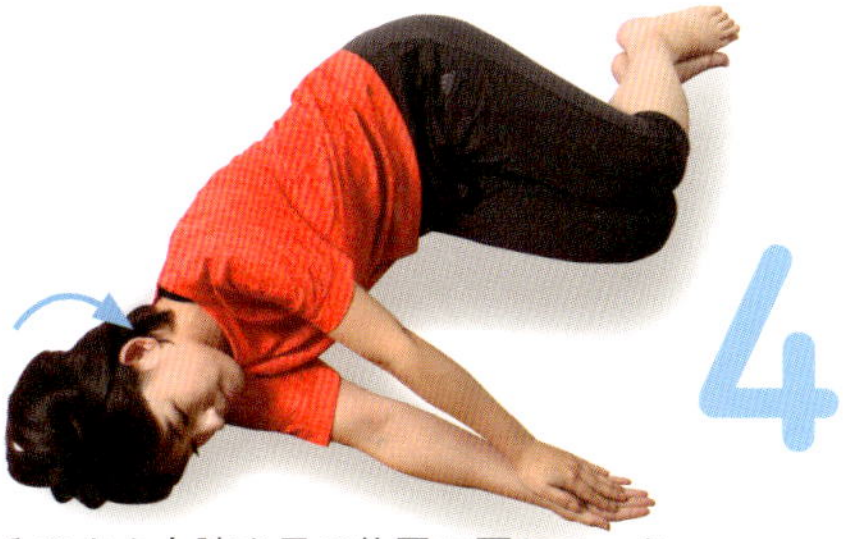

そのまま左腕を元の位置に戻していき、さらに前に伸ばして両手を重ねます。逆側も同様に行いましょう

タイプ別 CHECK!

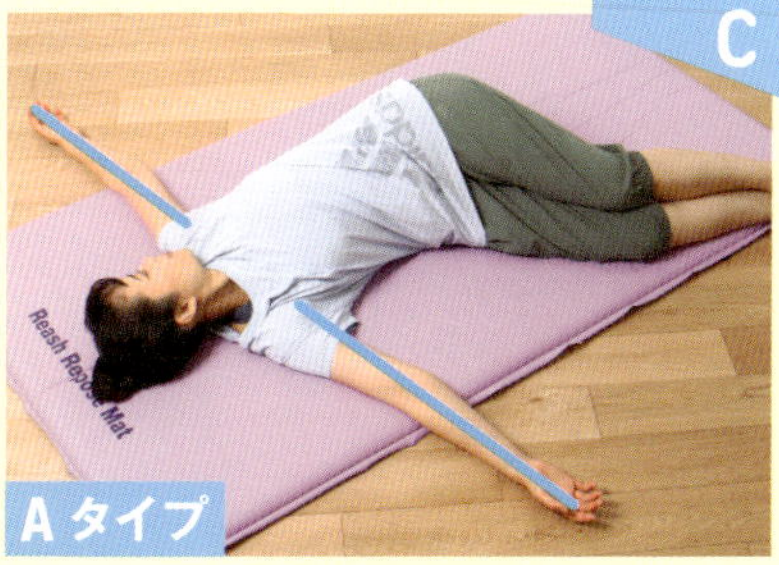

Aタイプは、両腕を真っすぐに伸ばして行う

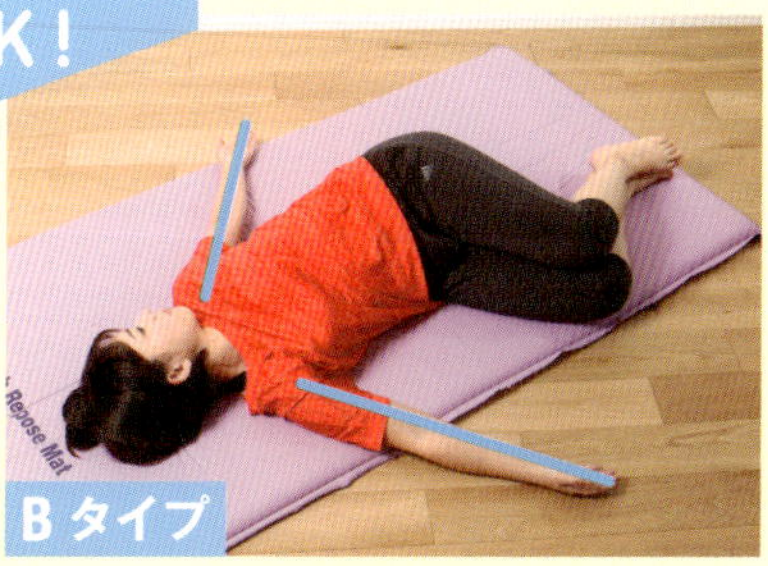

Bタイプは、両腕を45度の角度に伸ばした状態で行う

リポーズ

前方に屈む（椅子）

椅子に座って前屈をします。6の手順までは、肩甲骨と仙骨のラインを崩さないようにしましょう。全身の脱力を意識し、脚の付け根と体幹をぴったりとくっつけます。

1

椅子の前で正しい立位姿勢をとります

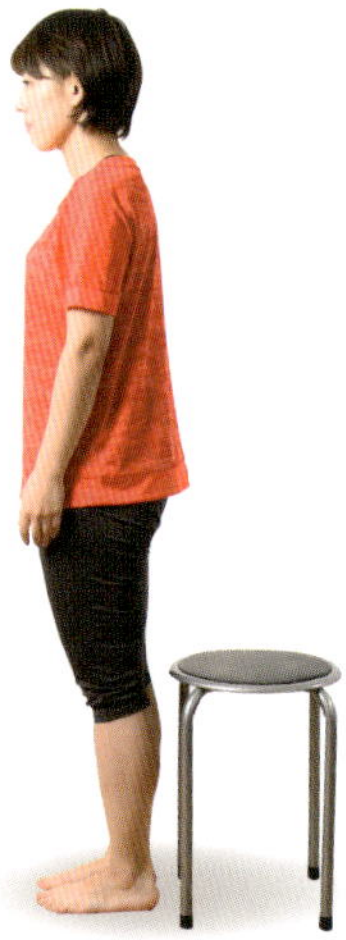

2

土踏まずの上に頭を下ろすイメージで少しずつ腰を落とします。両足で踏み込む意識を忘れずゆっくりと、椅子に腰を下ろす。スクワットと同様の感覚

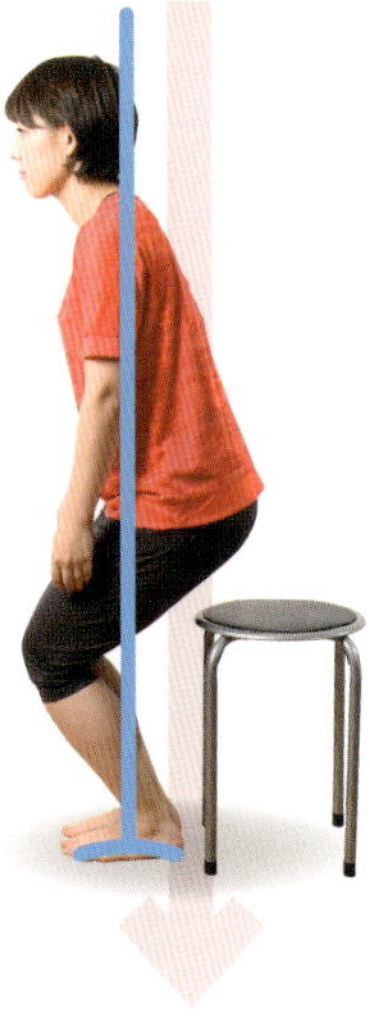

3

腰の位置が落ちないように気を付けながら椅子に座ります。リラックスしながらも、両脚、お尻を接地させて立っているような意識を持つ

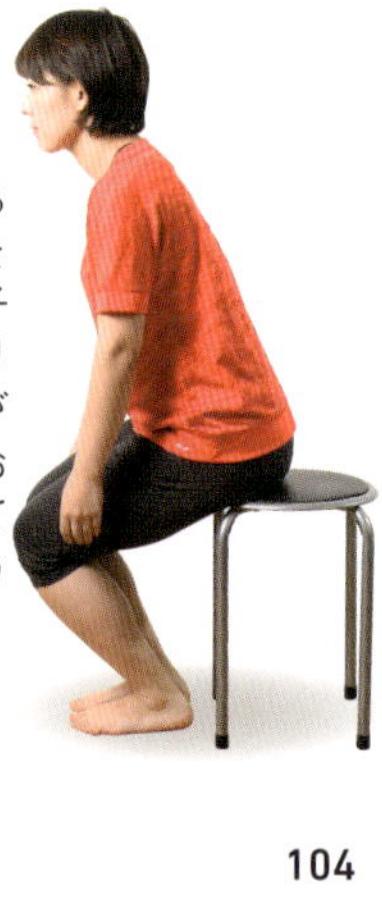

4

頭の位置を土踏まずの上から骨盤の上に移動させます

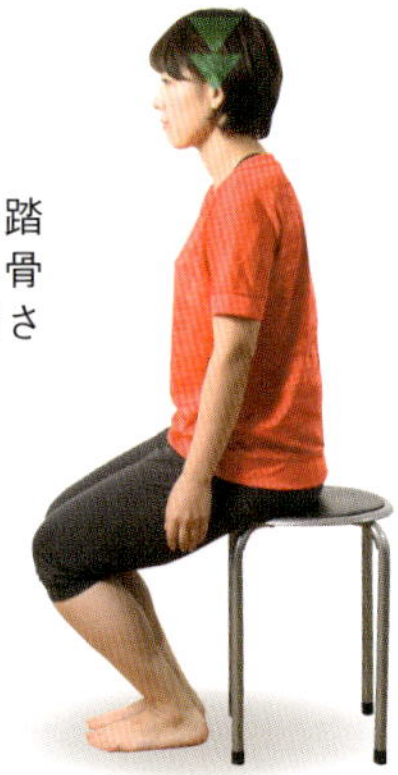

5

耳の穴を軸に、頭だけ前方に回旋させていきます

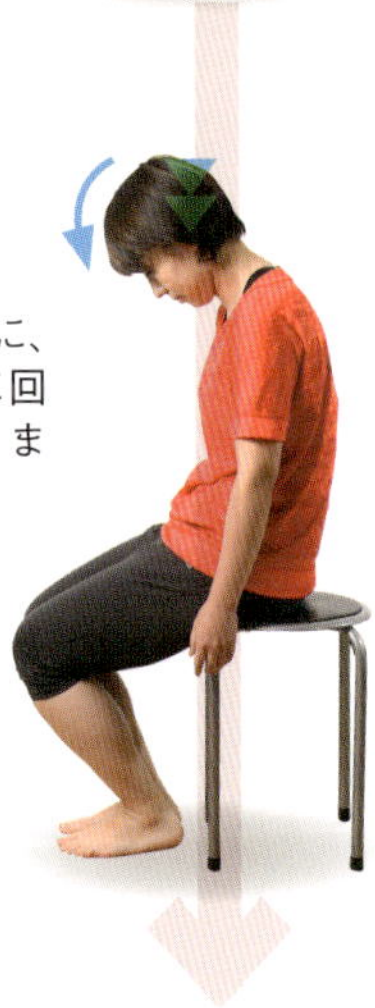

6

ゆっくりと上半身から脱力をして前屈していき、手の力を抜いて床に着けます

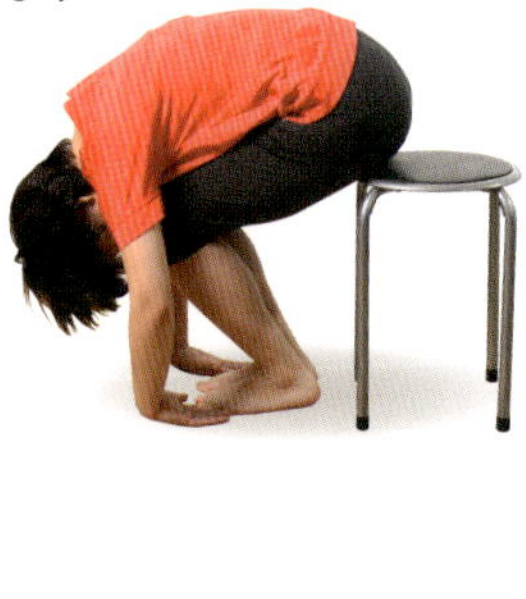

7

両手をひざの上に置きます

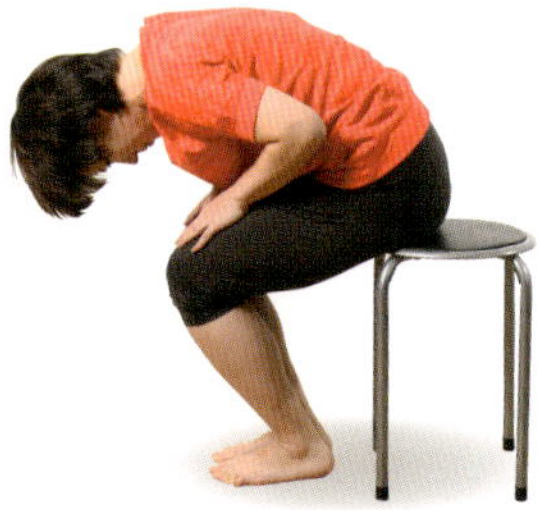

8

ひざに乗せた手で押し上げるようにしてゆっくりとカラダを起こしていきます

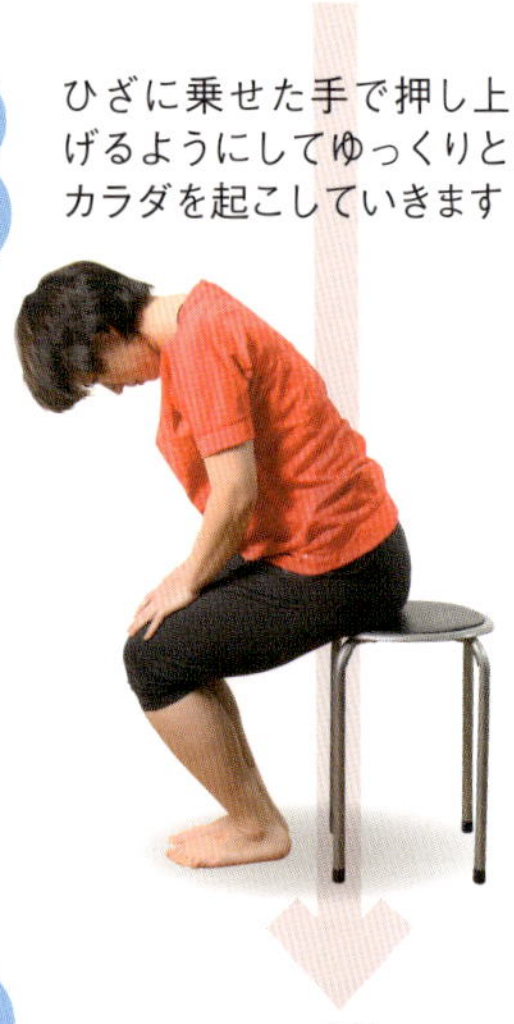

9

カラダを完全に起こします

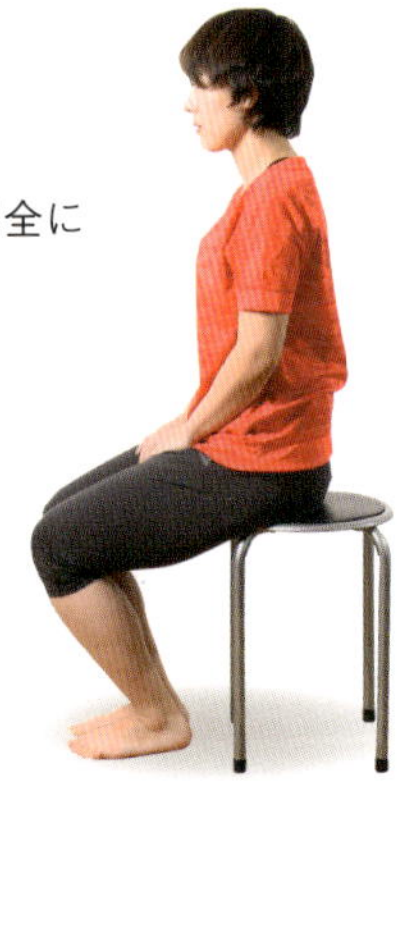

CHAPTER 4

34

リポーズ

お尻上げ下げ

椅子に座り、お尻を左右交互に持ち上げます。頭の位置は変えません。この動きで体幹を使った軸移動を体得できれば、自然に正しい歩き方が身に付いていきます。

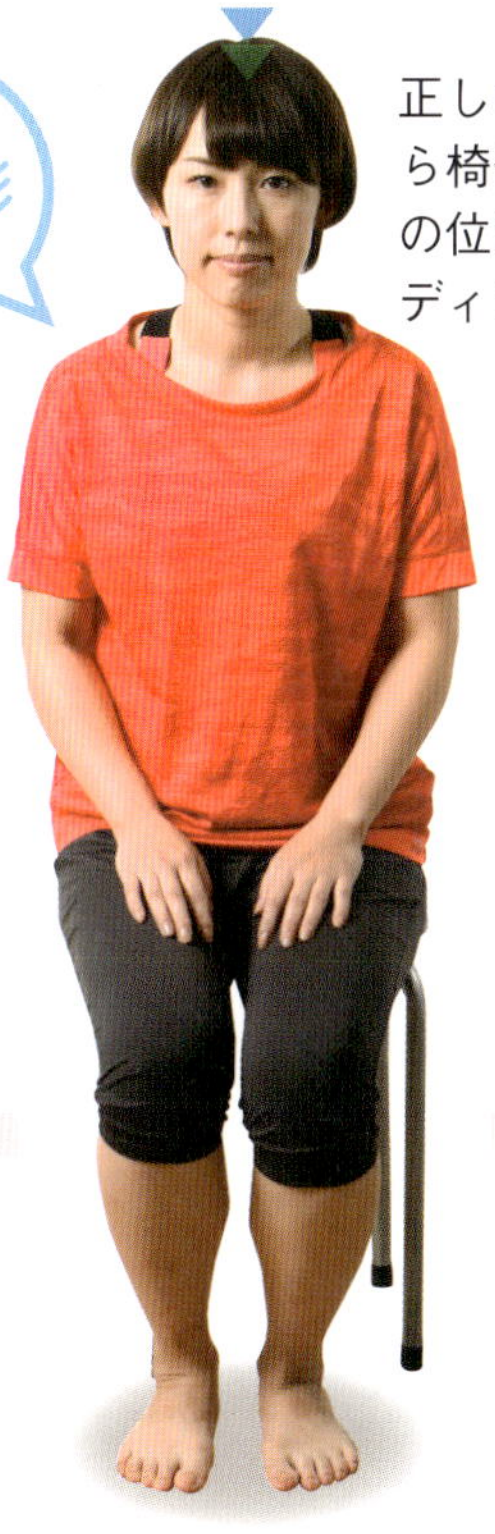

正しい立位姿勢から椅子に座り、その位置で頭をピンディングします

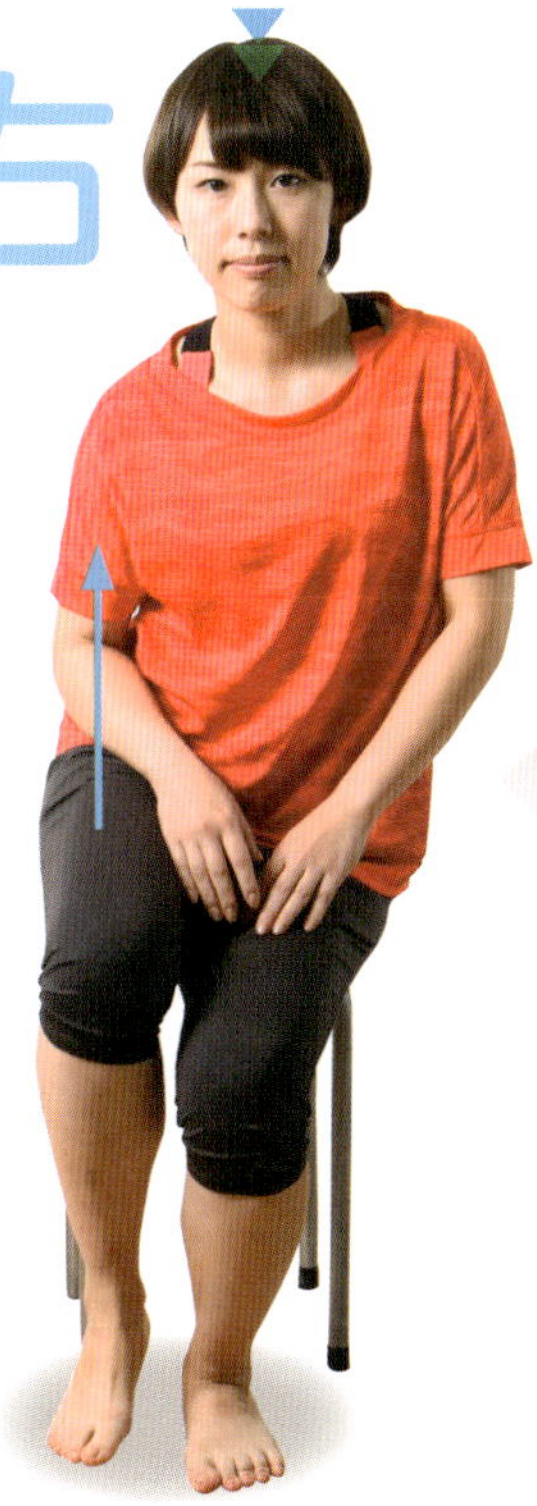

左土踏まずで床を踏むことで右足の土踏まずを浮かせ、右骨盤をコントロールして右お尻をリフトします

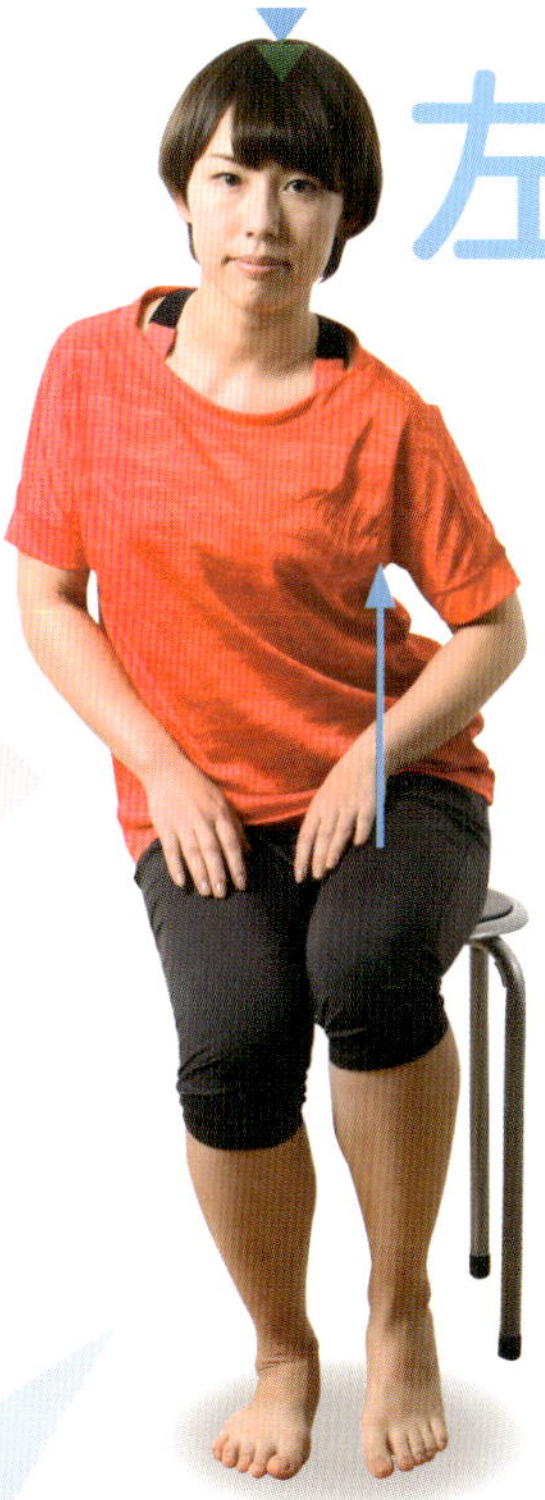

ゆっくりと右足を踏み込むことで基本の位置に戻り、今度は左足を同じように浮かせます。頭の位置が動かないように注意しましょう

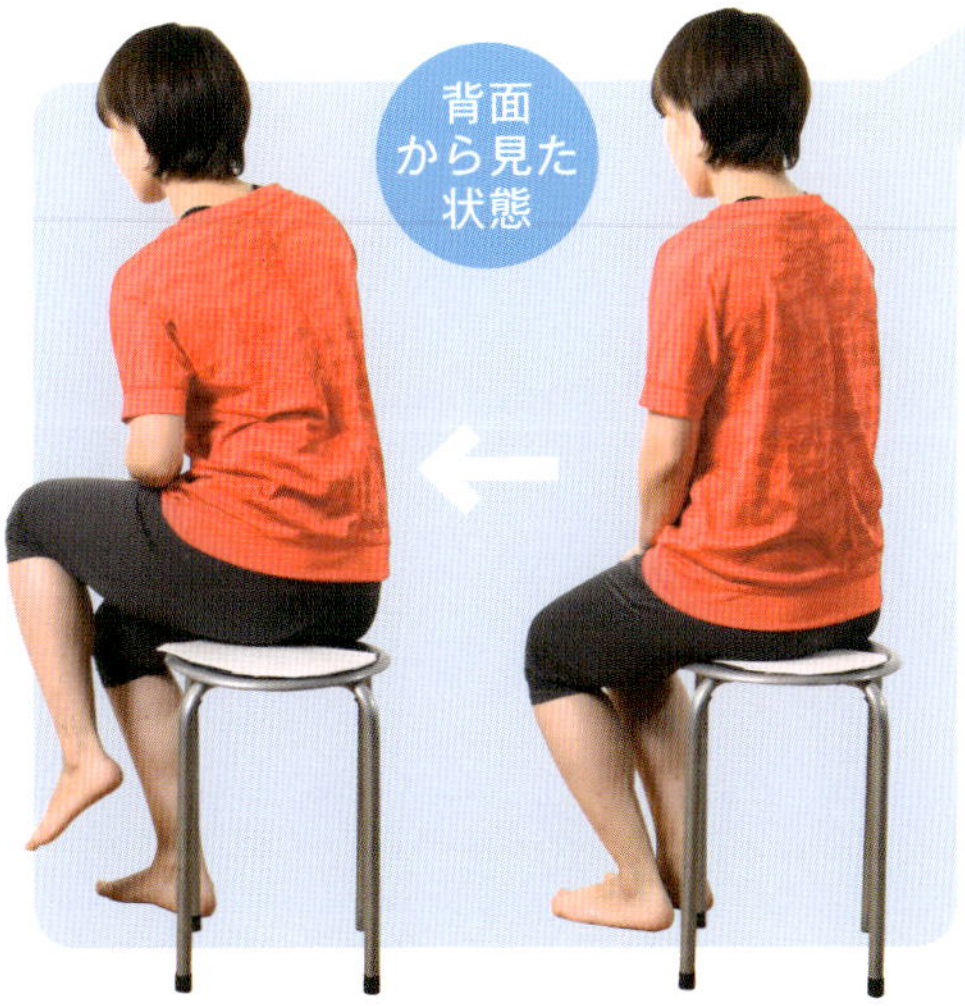

リポーズ

骨盤上げ

立位姿勢から体幹の力を用いて左右交互に骨盤を引き上げます。カラダを左右に傾けないよう注意します。軸の移動をしっかりと意識しながら行いましょう。

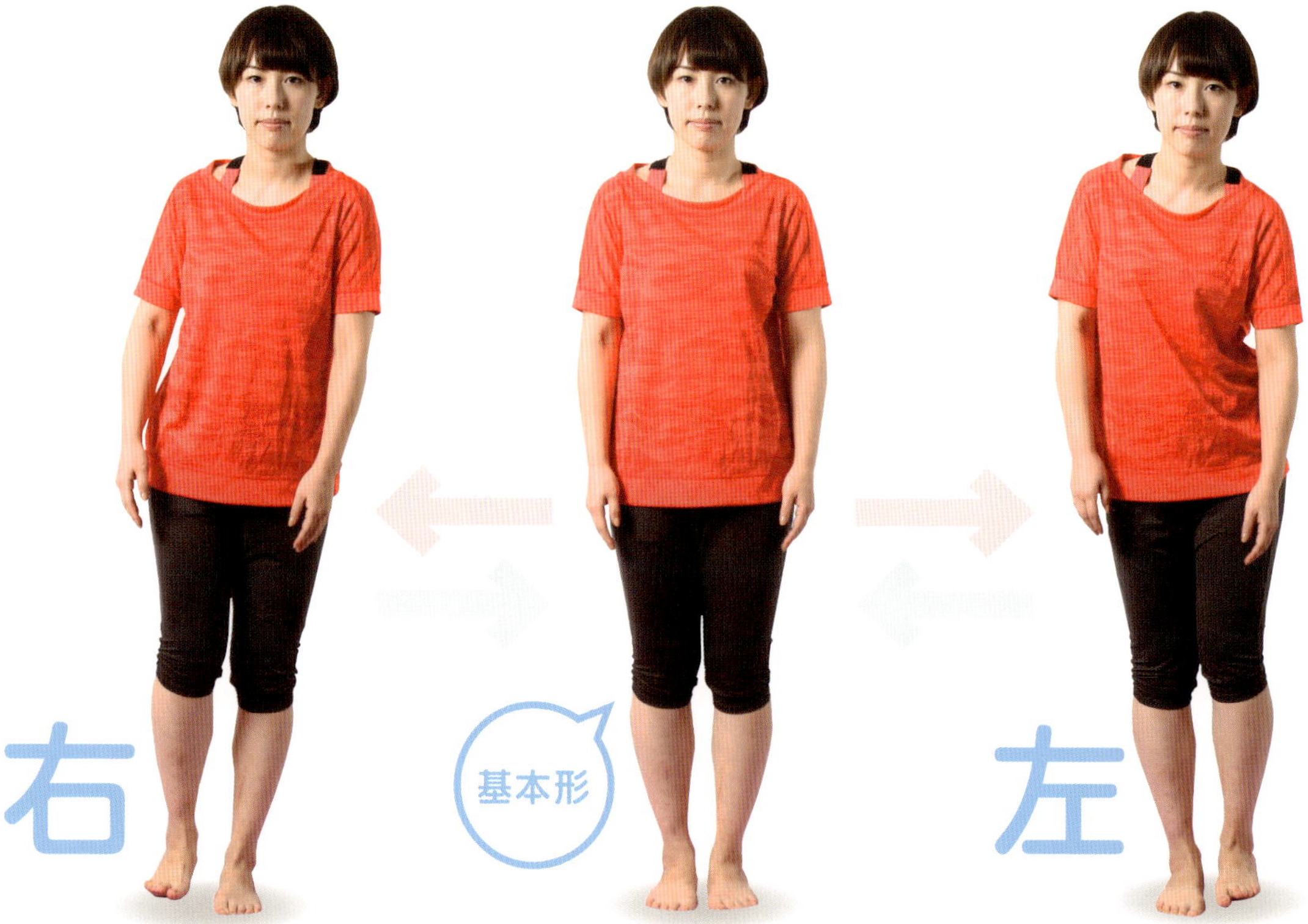

基本の姿勢に戻ったら、今度は右側の股関節を持ち上げます。この時も頭の位置はキープして、ひざは曲がらないように気を付けましょう。この左右の動きを繰り返します

正しい立位姿勢をとって、その位置で頭をピンディングします

ひざが曲がらないように気を付けながら体幹を柔らかく用いて左側の股関節を上げます

NG

軸がブレないように！

カラダを左右に傾けるのではありません。しっかりと軸の移動を意識しながら行うことを忘れないように

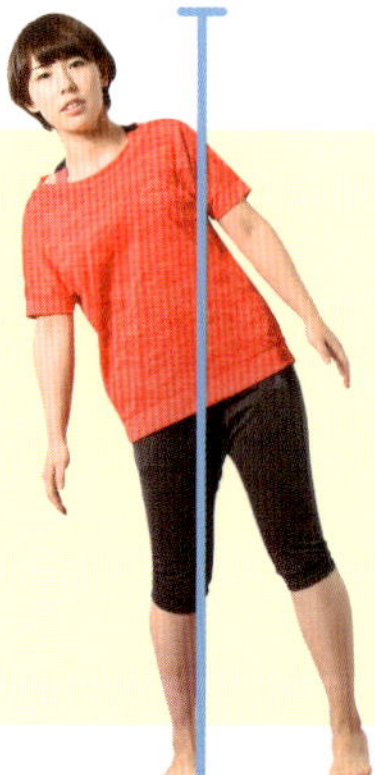

36

リポーズ

片脚上げ

立位姿勢から左右交互に片脚を上げます。ここでも、右ページで紹介した「骨盤上げ」と同様に軸の移動を意識しながら行うことがポイントとなります。

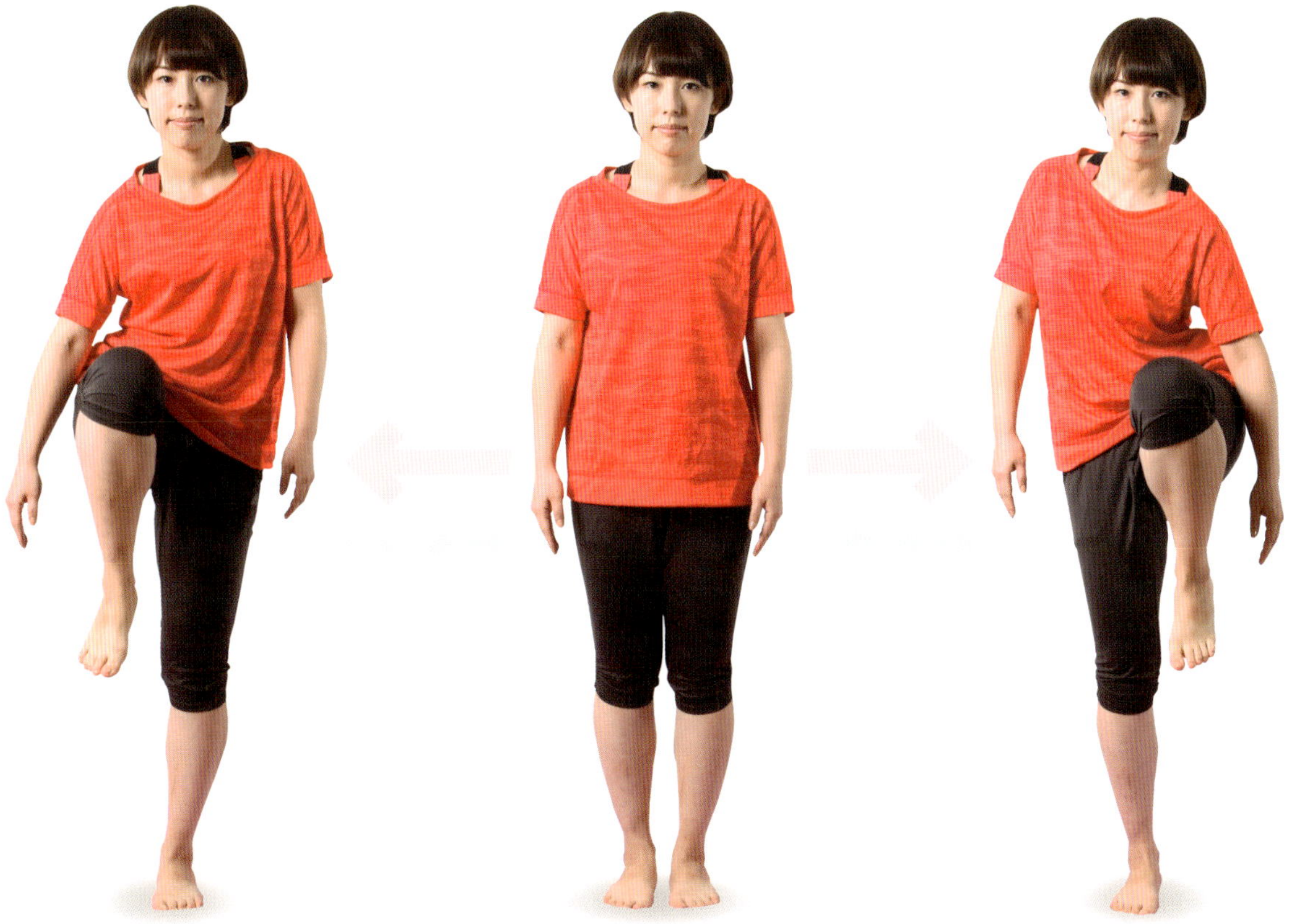

右

右側も同様に、まずひざが曲がらないように右側の股関節を持ち上げ、そこからひざを曲げて脚全体を大きく上げます

基本形

正しい立位姿勢をとって、その位置で頭をピンディングします

左

ひざが曲がらないように左側の股関節を一度持ち上げて、そこからひざを曲げて左脚全体を大きく上げます

CHAPTER 5
体幹部をダイナミックに動かす

キャット＆ドッグ

背骨の動きを肩甲骨、胸部に連動させることで体幹部が変形し、ダイナミックな動きは実現します。「キャット＆ドッグ」を通して、この感覚をマスターしていきましょう。

キャット＆ドッグ

CHAPTER 5
37

猫が総毛立って背中を丸めたり、犬が遠吠えする際に背中を反らせるイメージで体幹部を変形させましょう。2つのやり方のうち、背骨の動きを意識しやすい方を選んで行ってください。

背中側でたわませる

1

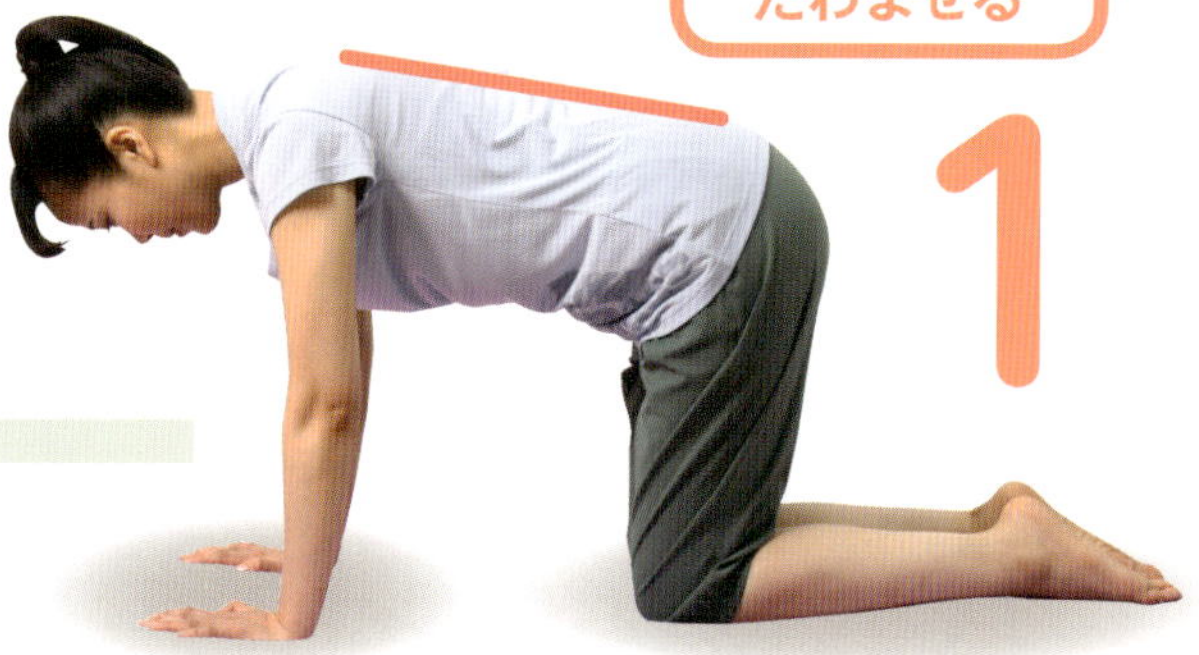

両手と両ひざを着き、腕と太ももを床から垂直に立てた基本姿勢をとります

2

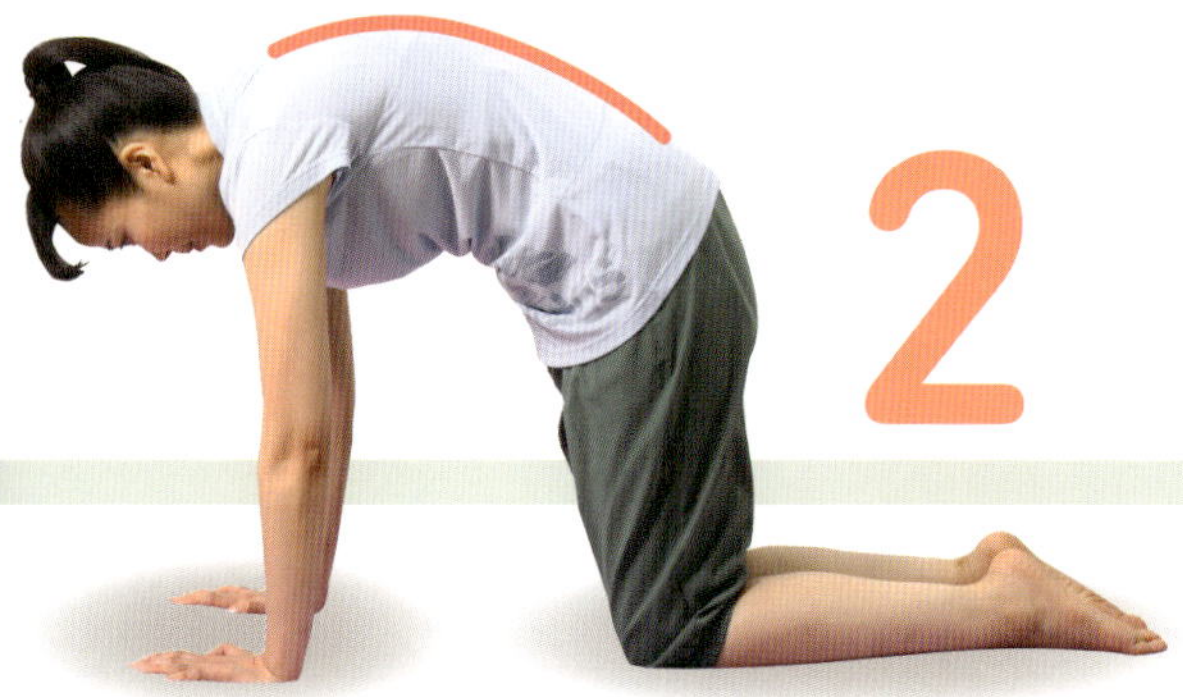

1の姿勢から、背骨の動きを意識して、背中を丸めていきます。頭とひじの位置をキープして、キャット＆ドッグのレイズポジションをとります

胸側でたわませる

1

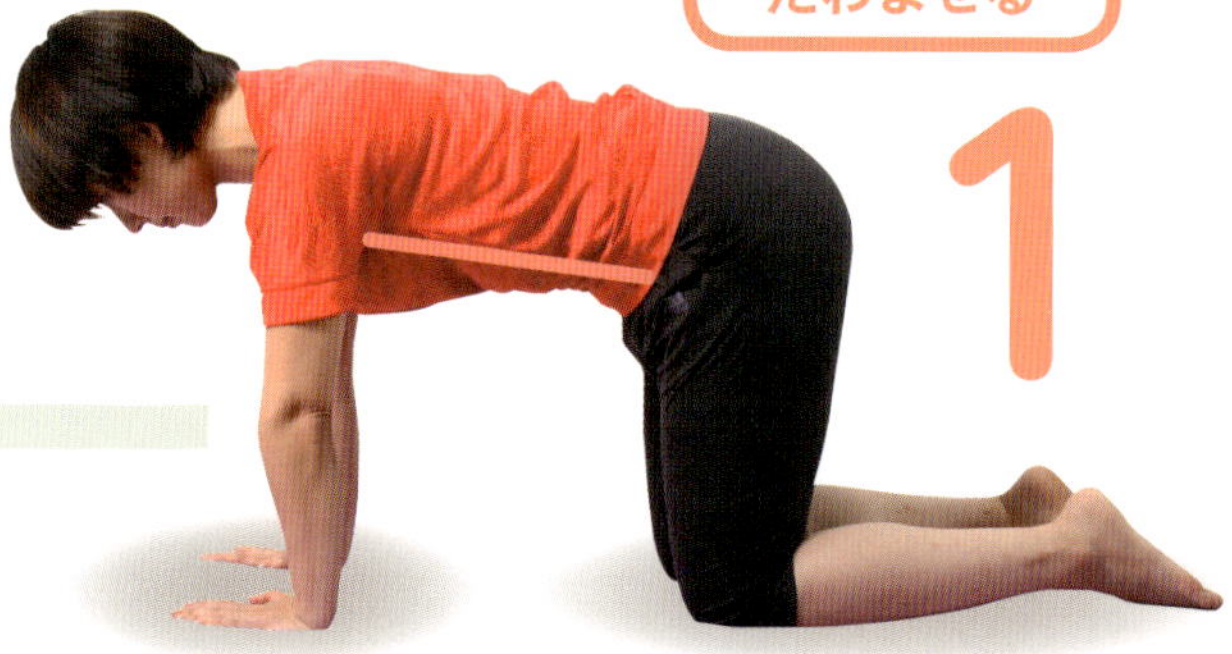

両手と両ひざを着き、腕と太ももを床から垂直に立てた基本姿勢をとります

2

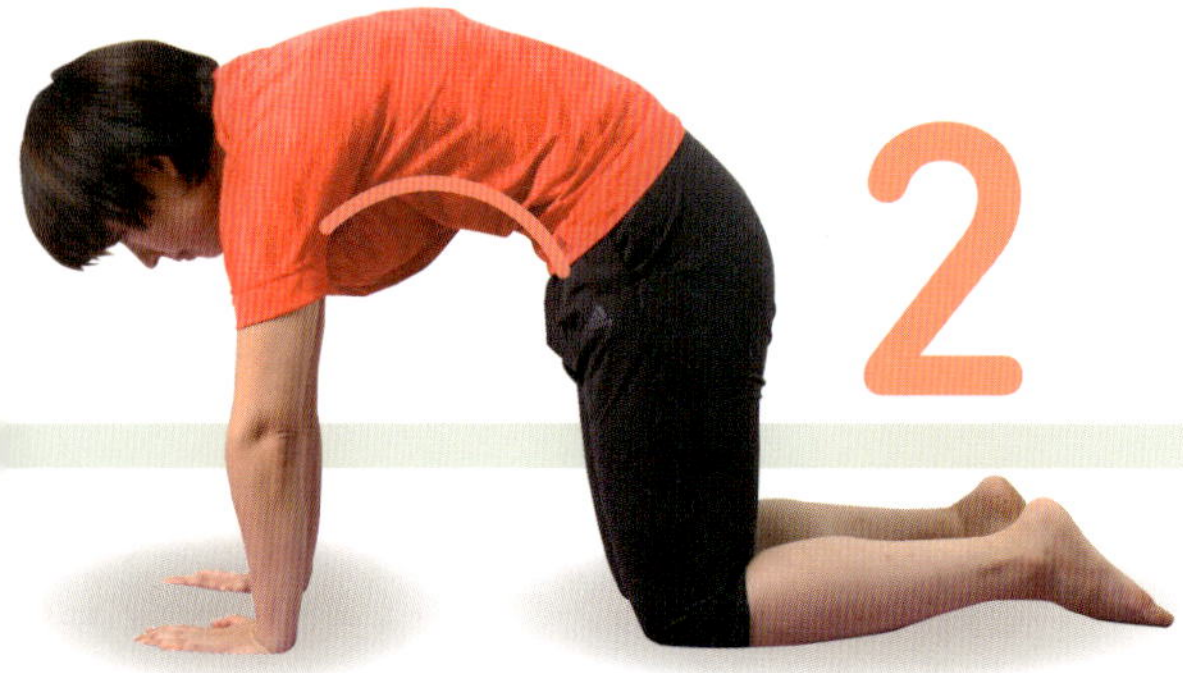

1の姿勢から、胸部（肋骨で囲まれた胸郭）の動きを意識して、背中を丸めてレイズポジションをとります

この運動の
POINT

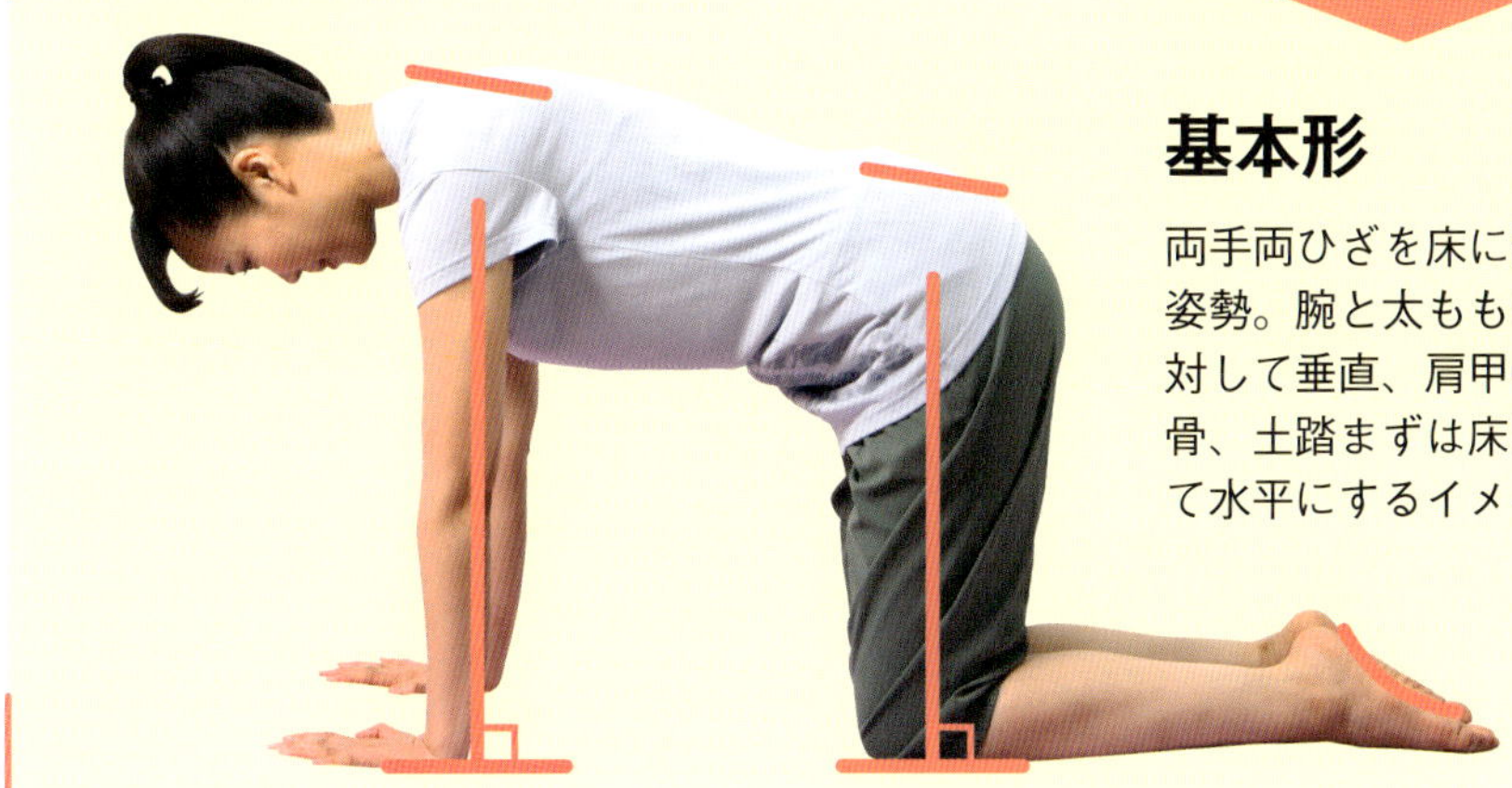

基本形

両手両ひざを床に着けた姿勢。腕と太ももは床に対して垂直、肩甲骨、仙骨、土踏まずは床に対して水平にするイメージ

3

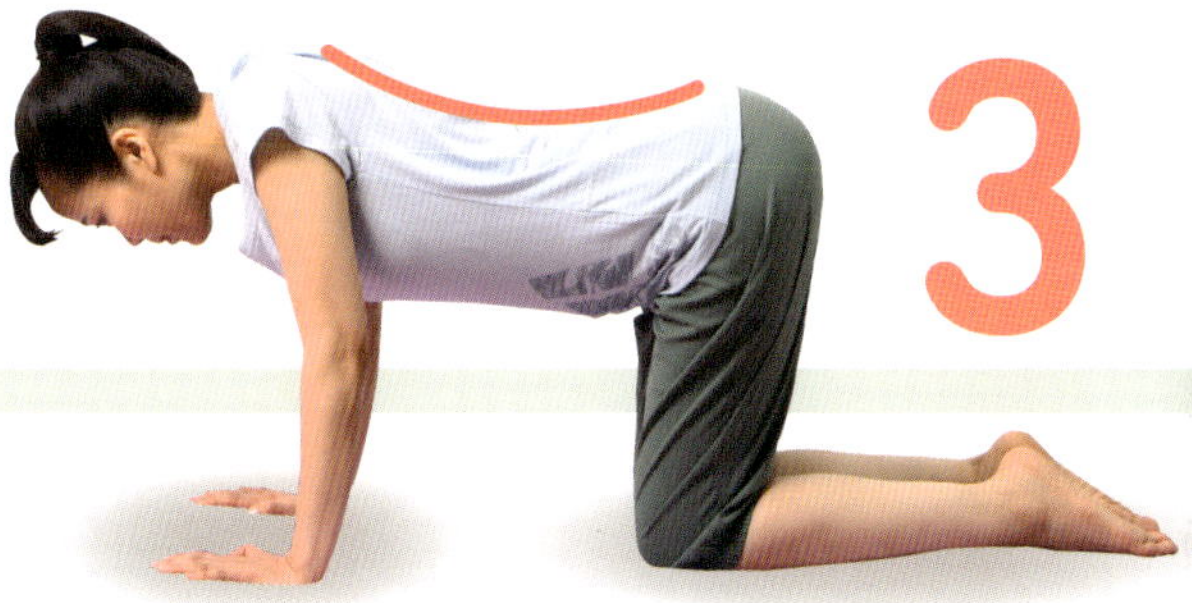

2の姿勢から1の状態に戻していき、そのまま胸郭を下ろし、キャット&ドッグのボトムポジションをとります

4

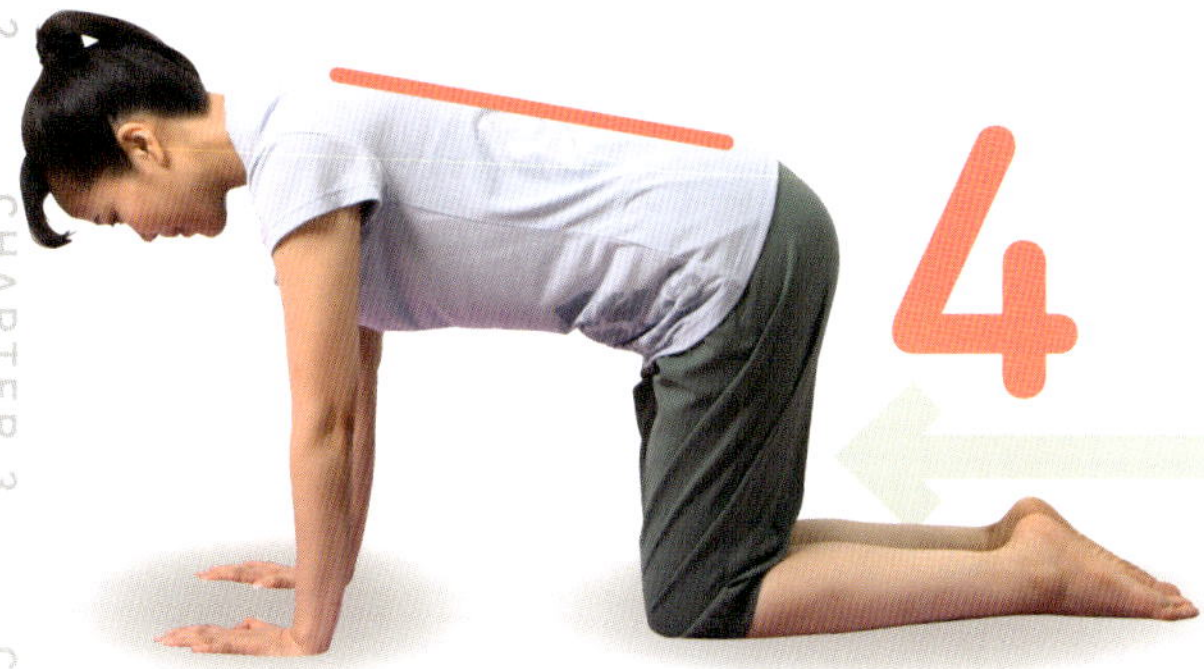

3の姿勢から再び1の姿勢に戻します

3

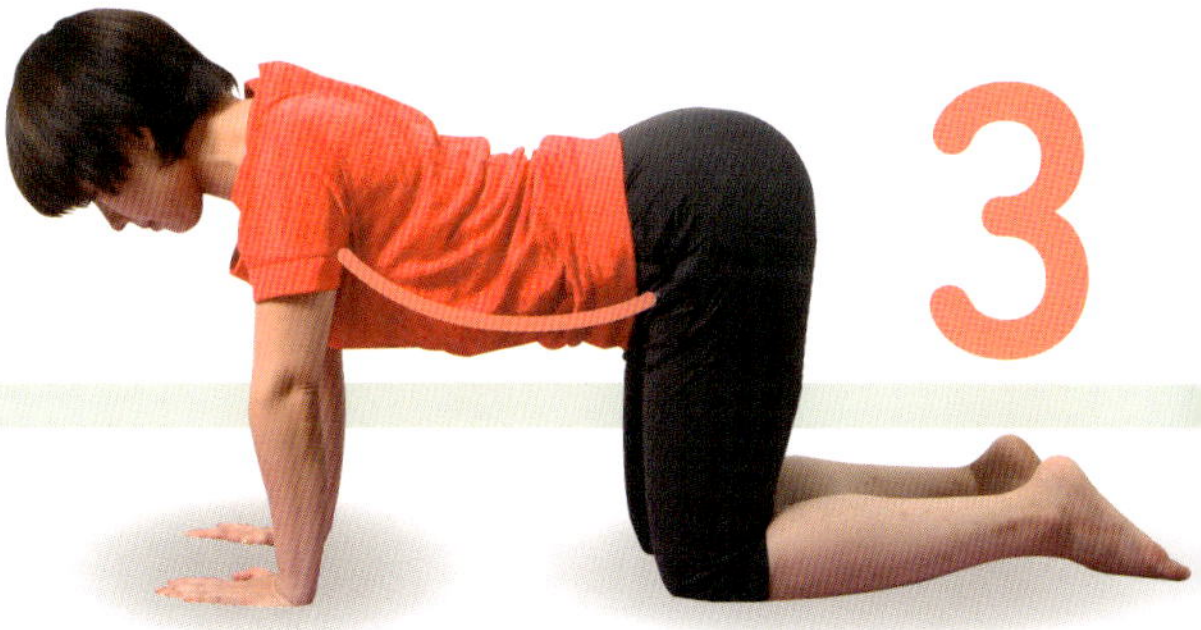

2の姿勢から1の状態に戻していき、そのままみぞおちを落としダウンポジションをとります

4

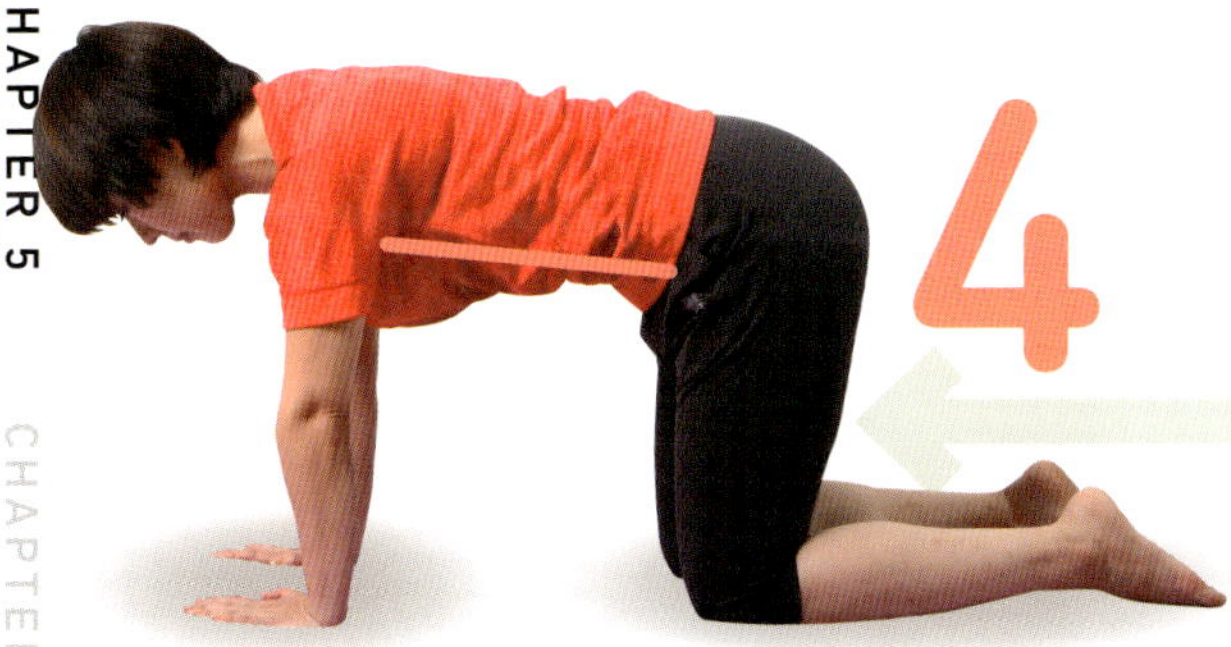

3の姿勢から再び1の姿勢に戻します

キャット＆ドッグ

片腕上げ

前方に伸ばした片腕をピンニングします。この状態で「キャット＆ドッグ」を繰り返して行います。地面に圧力をかけて安定を得ながら動きましょう。

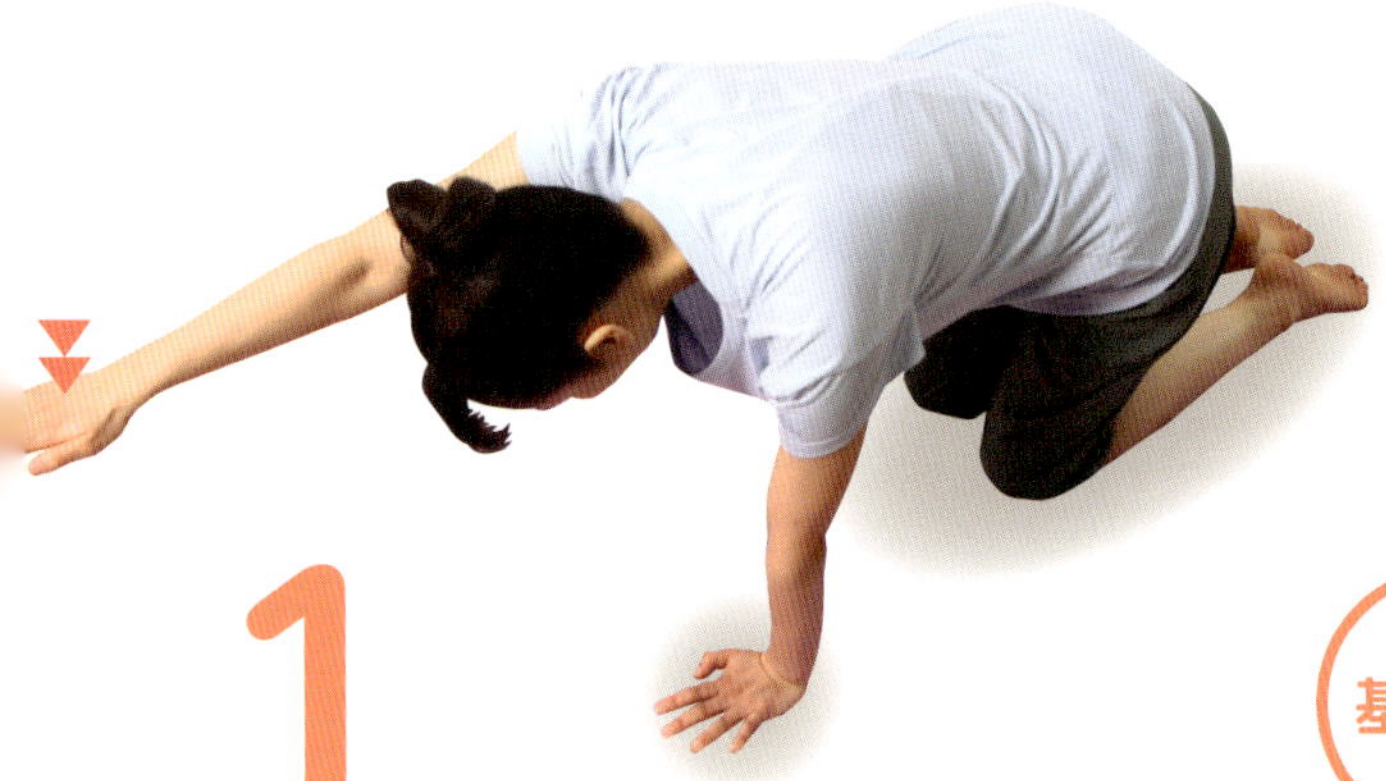

1

右腕を肩の高さで床に対して水平に保ち、その位置でピンニング

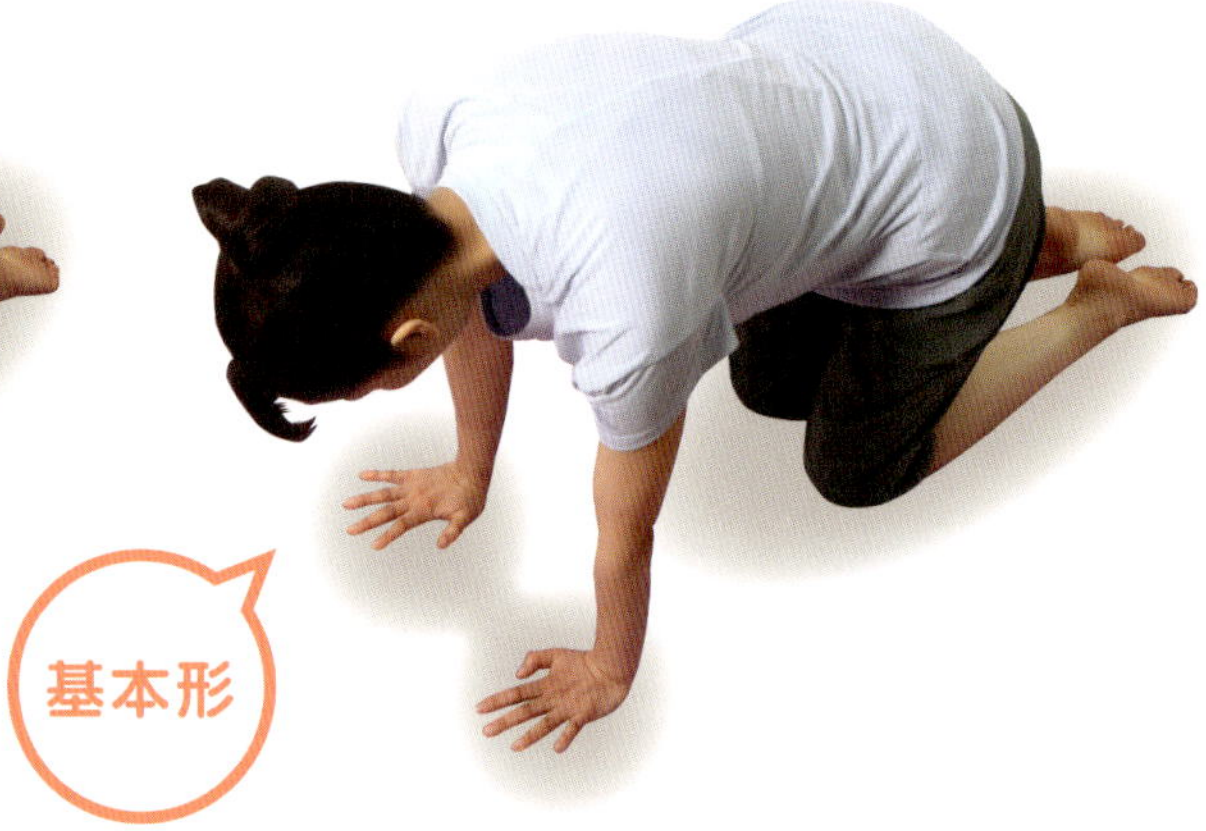

両手と両ひざを着き、腕と太ももを床から垂直に立てた基本姿勢をとります

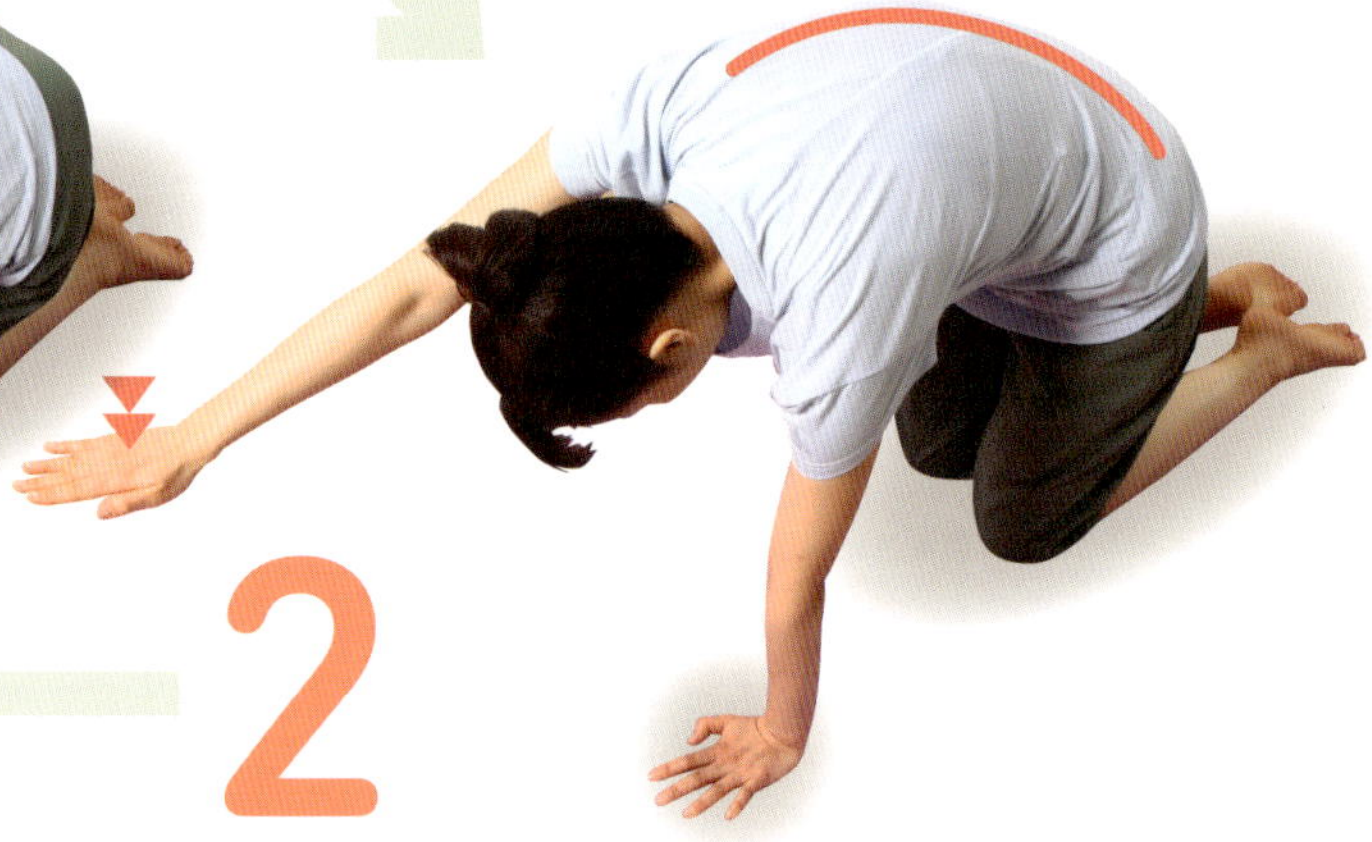

2

手の高さと頭の位置をキープしたまま、キャット＆ドッグのレイズポジションをとります

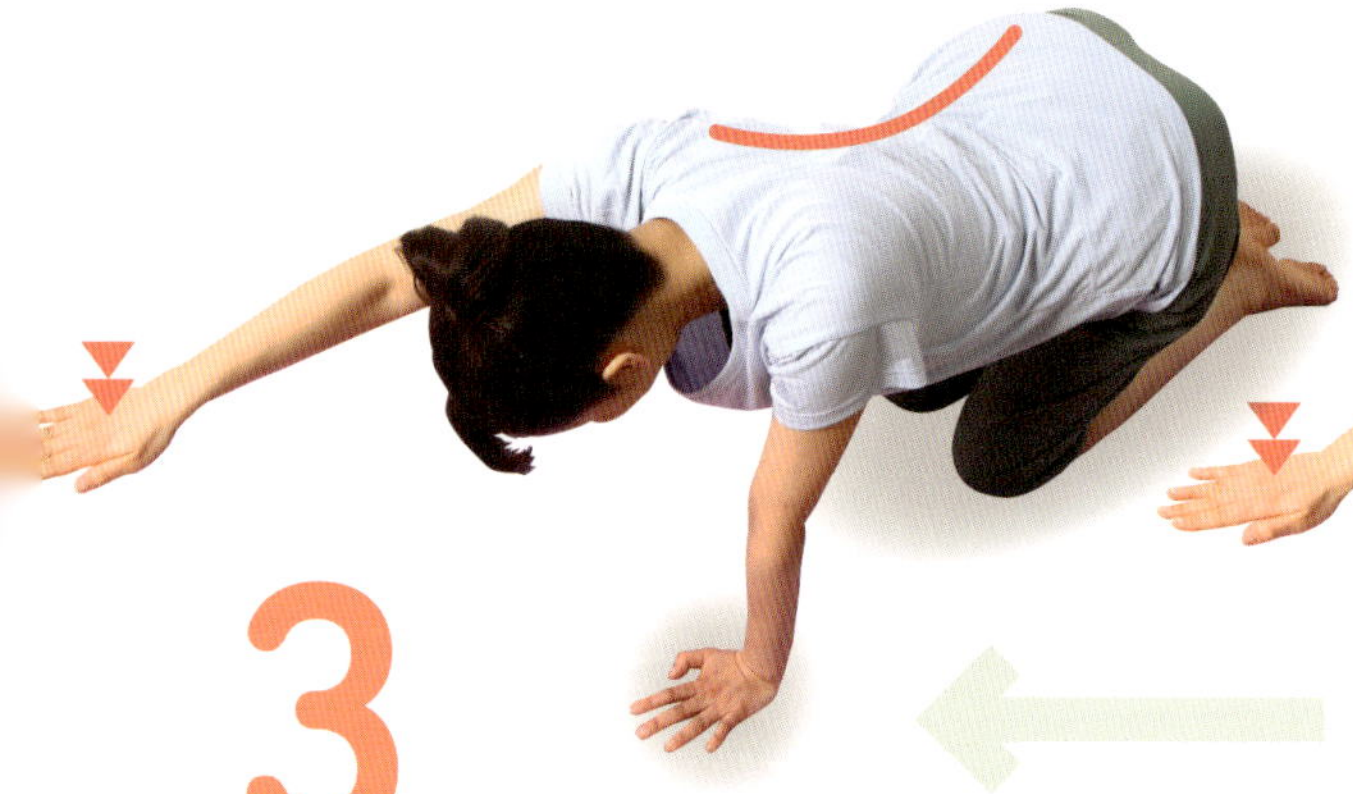

3

そのままゆっくりとダウンポジションをとります。手の高さ、頭の位置はしっかりとピンニングしておきます。左右両方の手で行いましょう

キャット＆ドッグ

片脚上げ

後方に伸ばした片脚をピンニングします。この状態で「キャット＆ドッグ」を繰り返して行い軸が作れていることを体感しましょう。

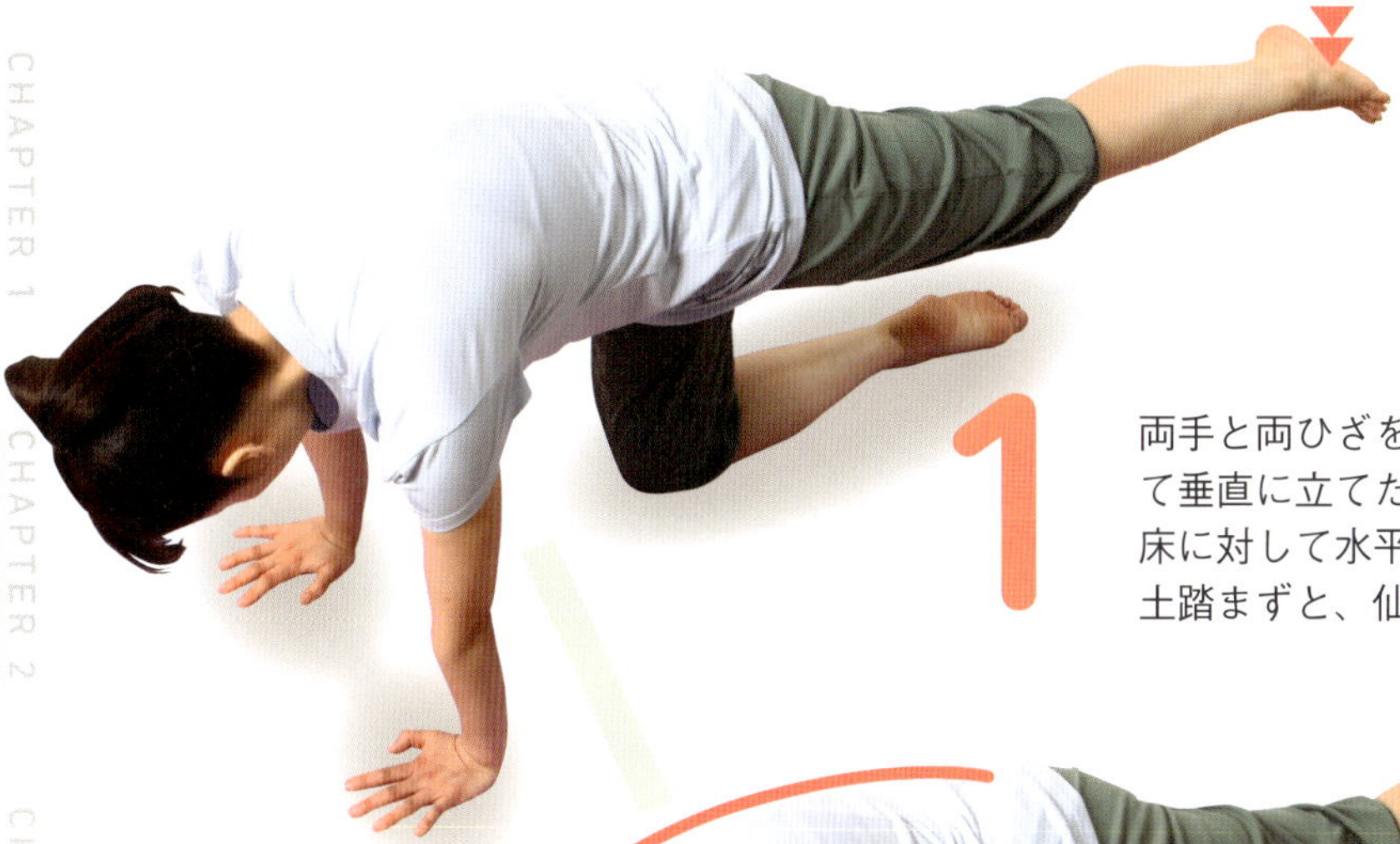

1

両手と両ひざを着き、腕と太ももを床に対して垂直に立てた基本姿勢の状態から、左脚を床に対して水平に上げてピンニング。左足の土踏まずと、仙骨に意識を向けましょう

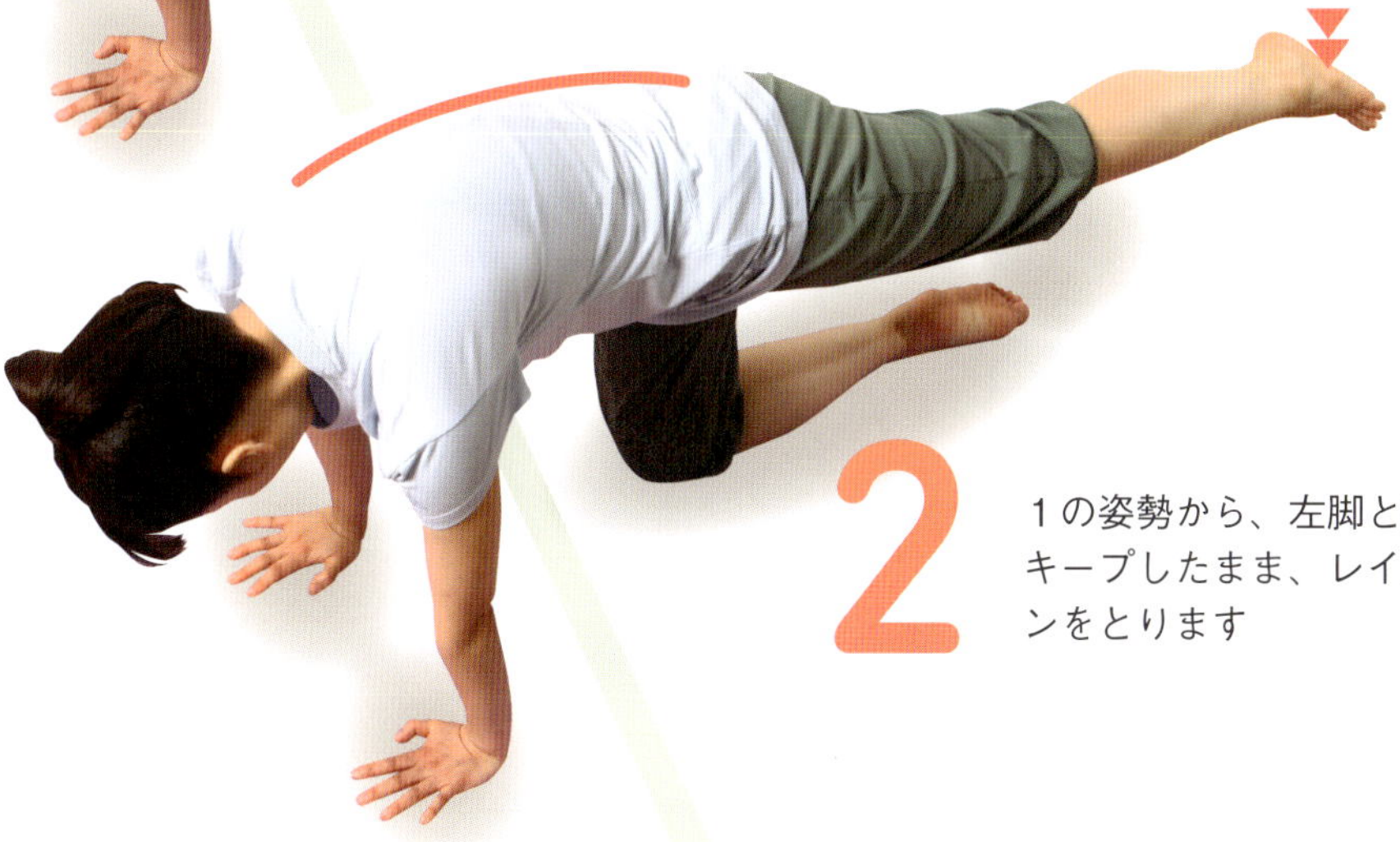

2

1の姿勢から、左脚と頭の位置はキープしたまま、レイズポジションをとります

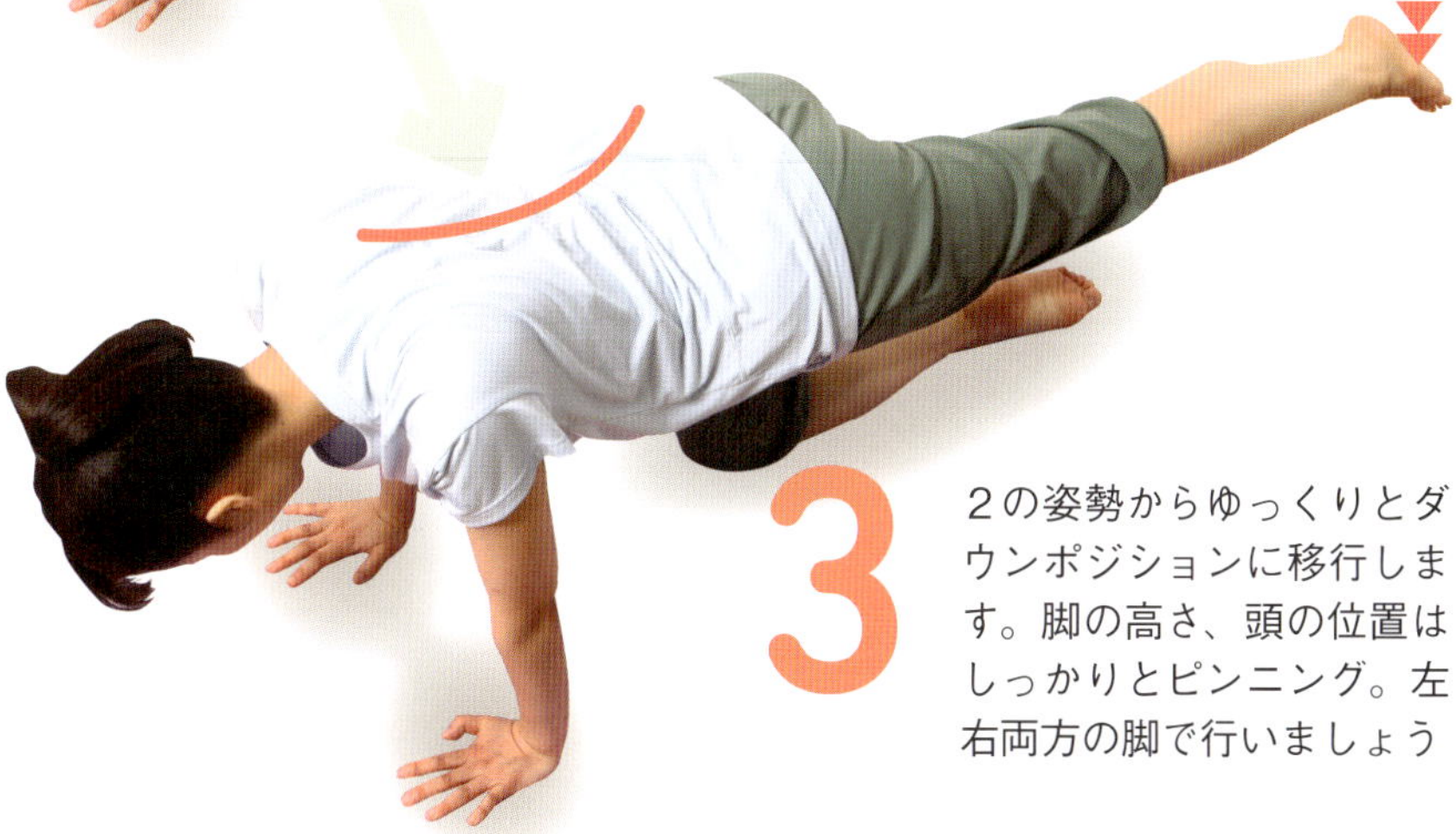

3

2の姿勢からゆっくりとダウンポジションに移行します。脚の高さ、頭の位置はしっかりとピンニング。左右両方の脚で行いましょう

キャット＆ドッグ

2点バランス（交差）

対側の手足を床から離して２点ポジションを作ります。前方に伸ばした手、後方に伸ばした脚をそれぞれピンニングし「キャット&ドッグ」をやってみましょう。

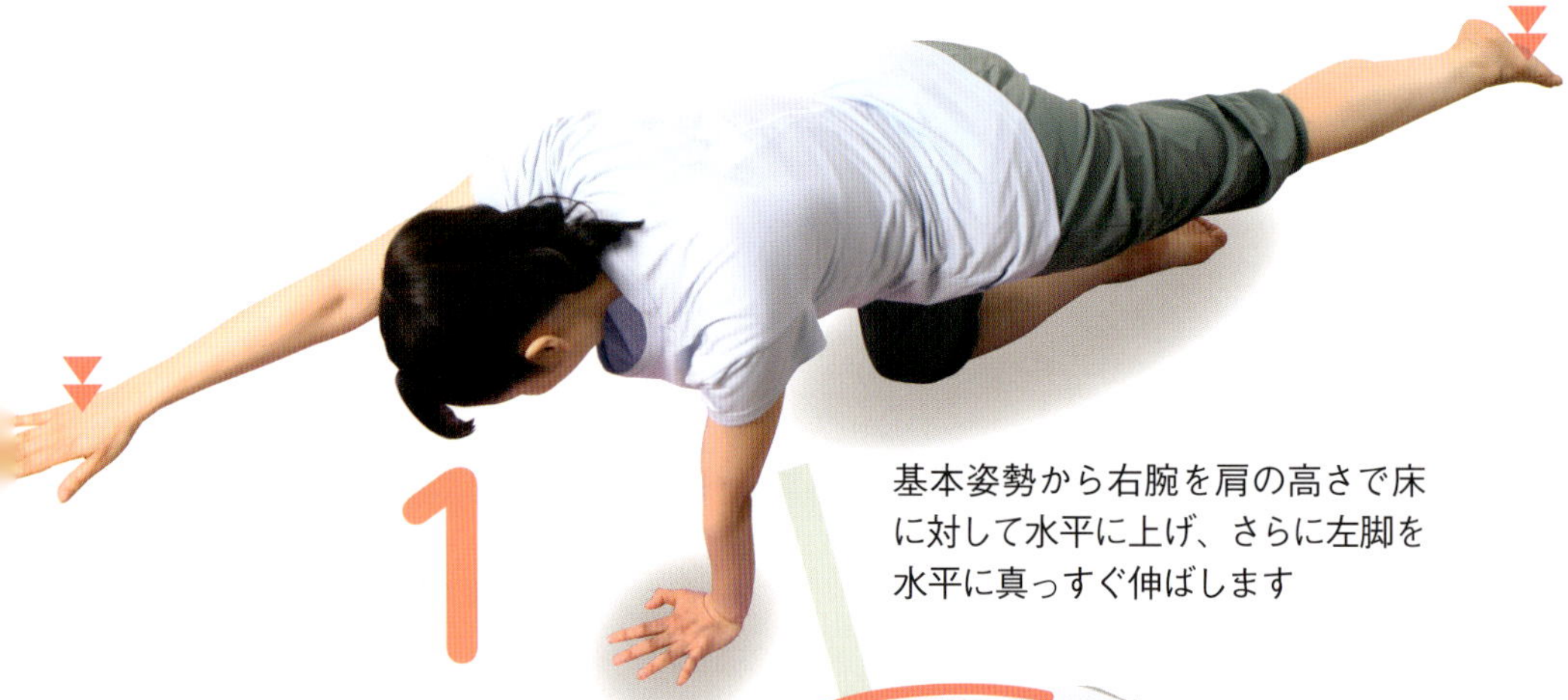

1

基本姿勢から右腕を肩の高さで床に対して水平に上げ、さらに左脚を水平に真っすぐ伸ばします

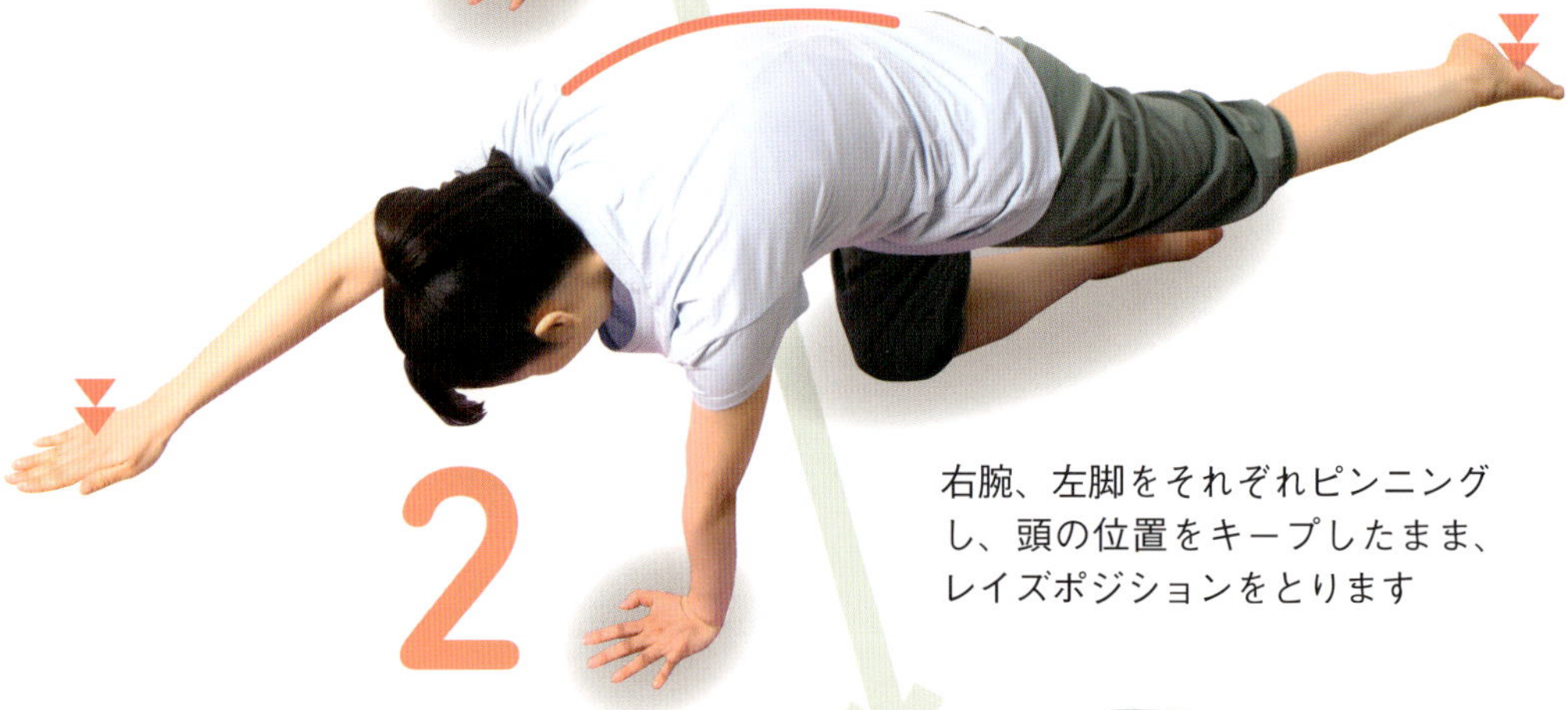

2

右腕、左脚をそれぞれピンニングし、頭の位置をキープしたまま、レイズポジションをとります

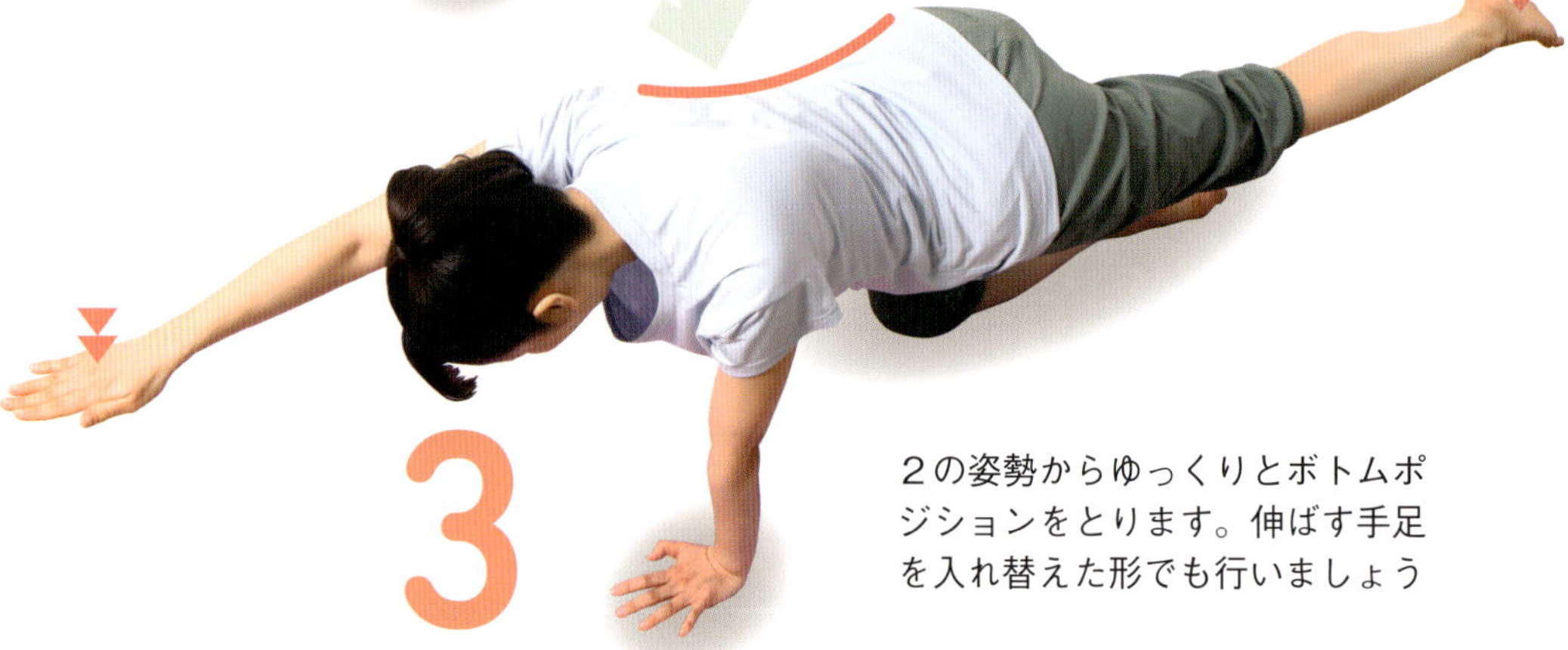

3

２の姿勢からゆっくりとボトムポジションをとります。伸ばす手足を入れ替えた形でも行いましょう

キャット＆ドッグ

2点バランス（同側）

同じ側の手足を床から離して2点ポジションを作ります。前方に伸ばした手、後方に伸ばした脚をピンニングし、「キャット＆ドッグ」を繰り返しやってみましょう。

1

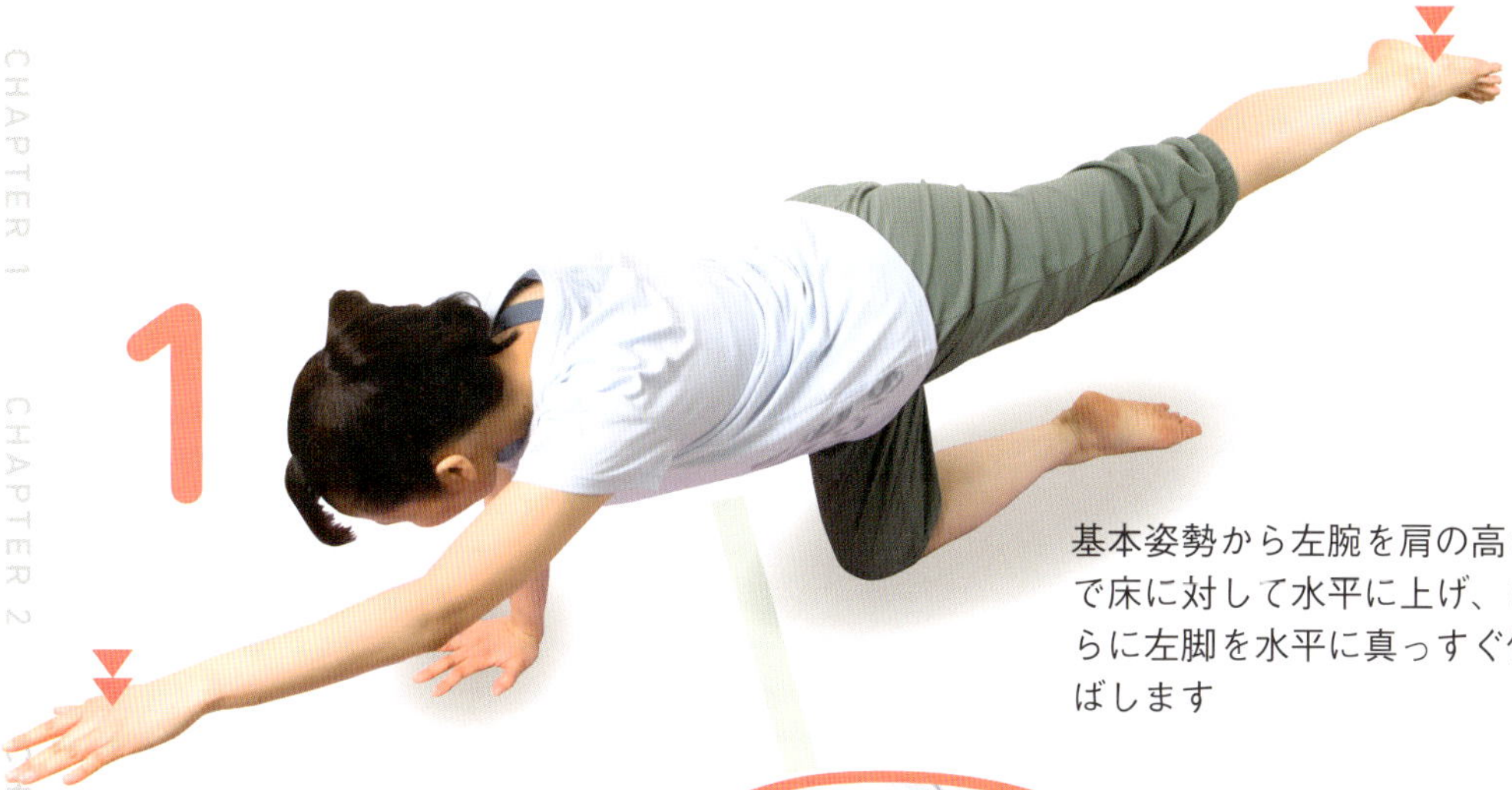

基本姿勢から左腕を肩の高さで床に対して水平に上げ、さらに左脚を水平に真っすぐ伸ばします

2

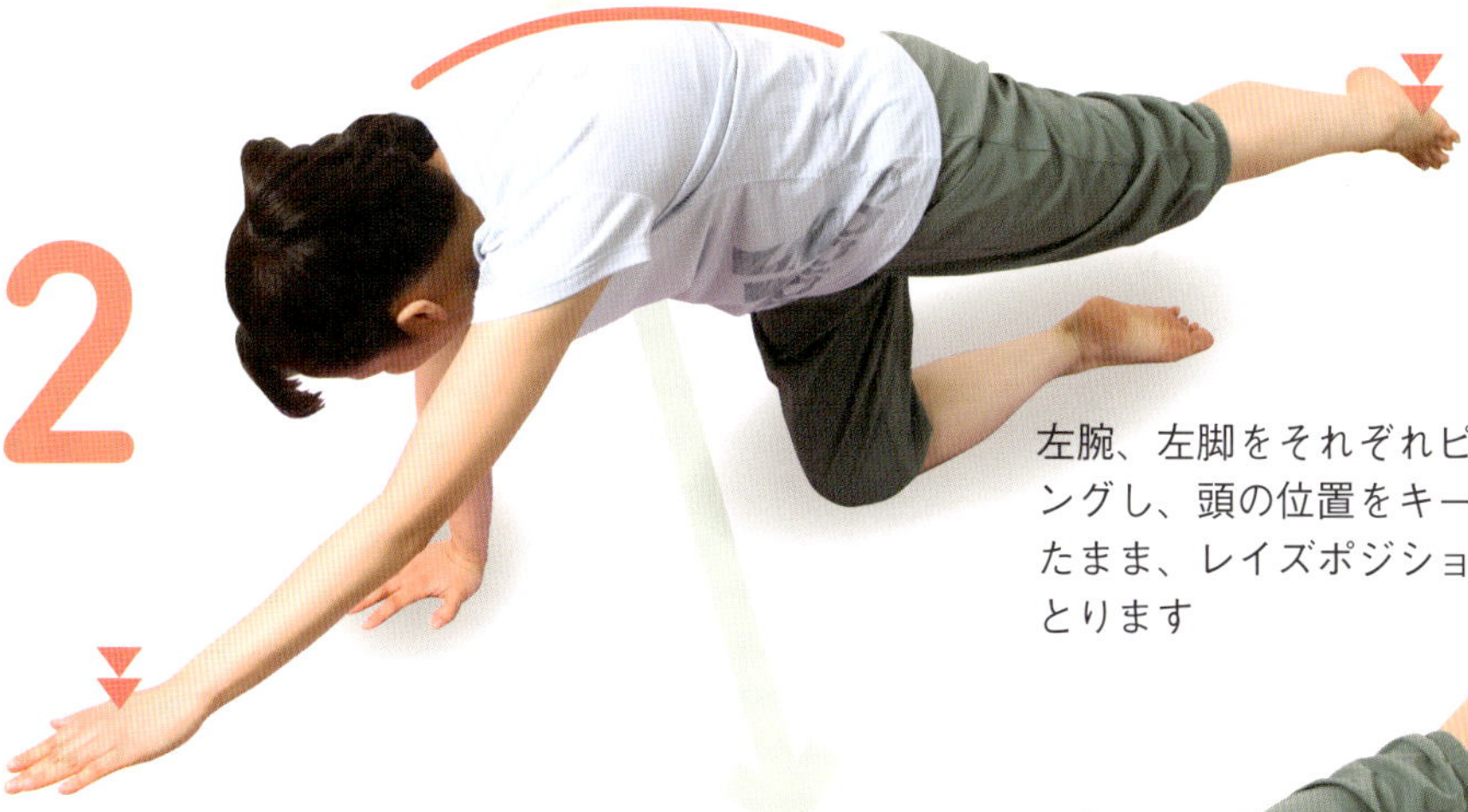

左腕、左脚をそれぞれピンニングし、頭の位置をキープしたまま、レイズポジションをとります

3

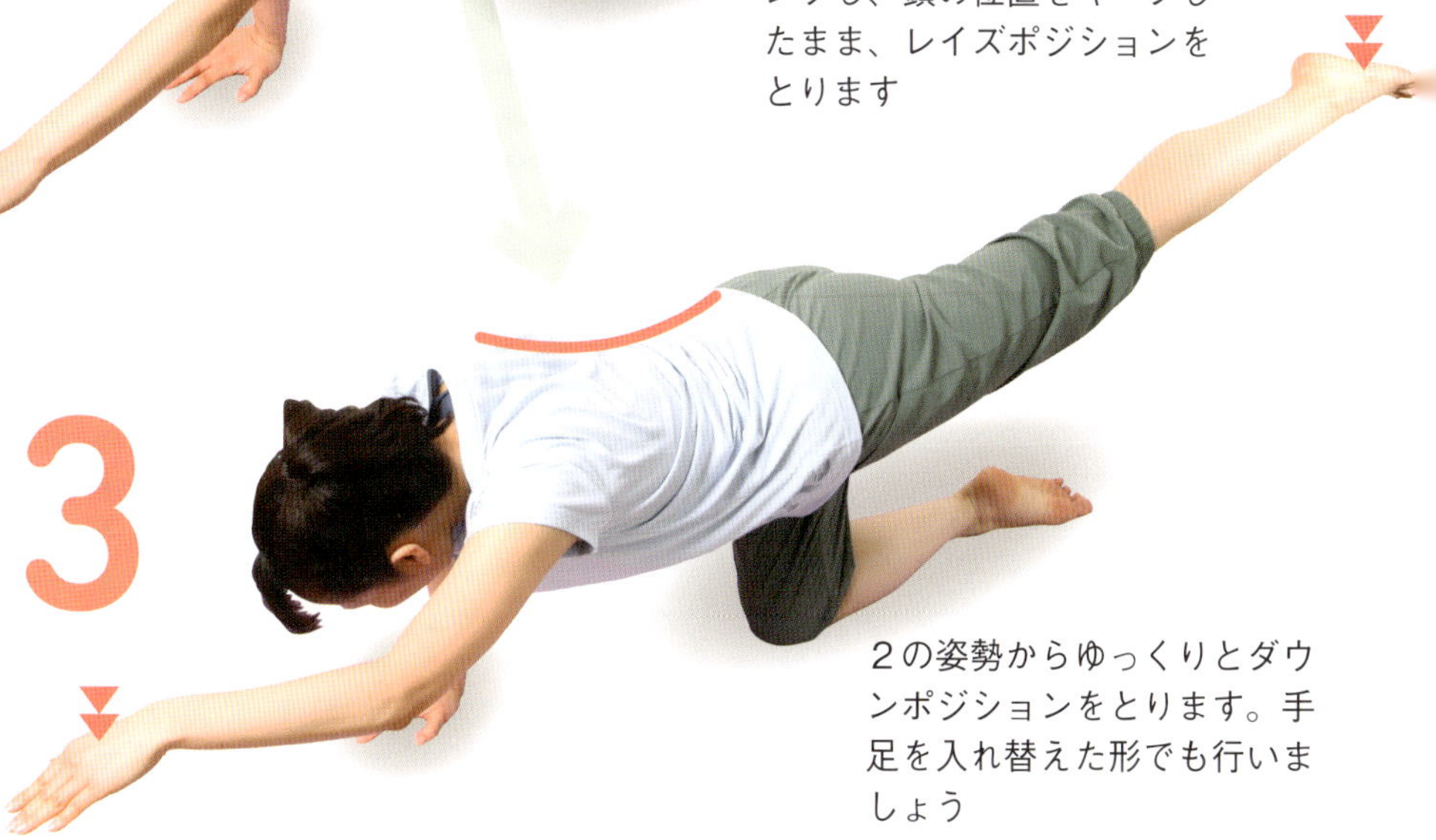

2の姿勢からゆっくりとダウンポジションをとります。手足を入れ替えた形でも行いましょう

CHAPTER 6

カラダに軸を作り上手にシフトさせる

軸トレーニング

CHAPTER 5までのトレーニングで軸を作り、シフトするための準備はできています。ここからは、軸の意識を明確なものにしていきましょう。軸の意識が備われば、あなたのカラダの動きは確実に良化されます。

CHAPTER 6

42

片脚上に軸を作る

長座の姿勢で左右に軸を移動させていきます。単に上体を傾けるのではありません。軸を意識して動きましょう。

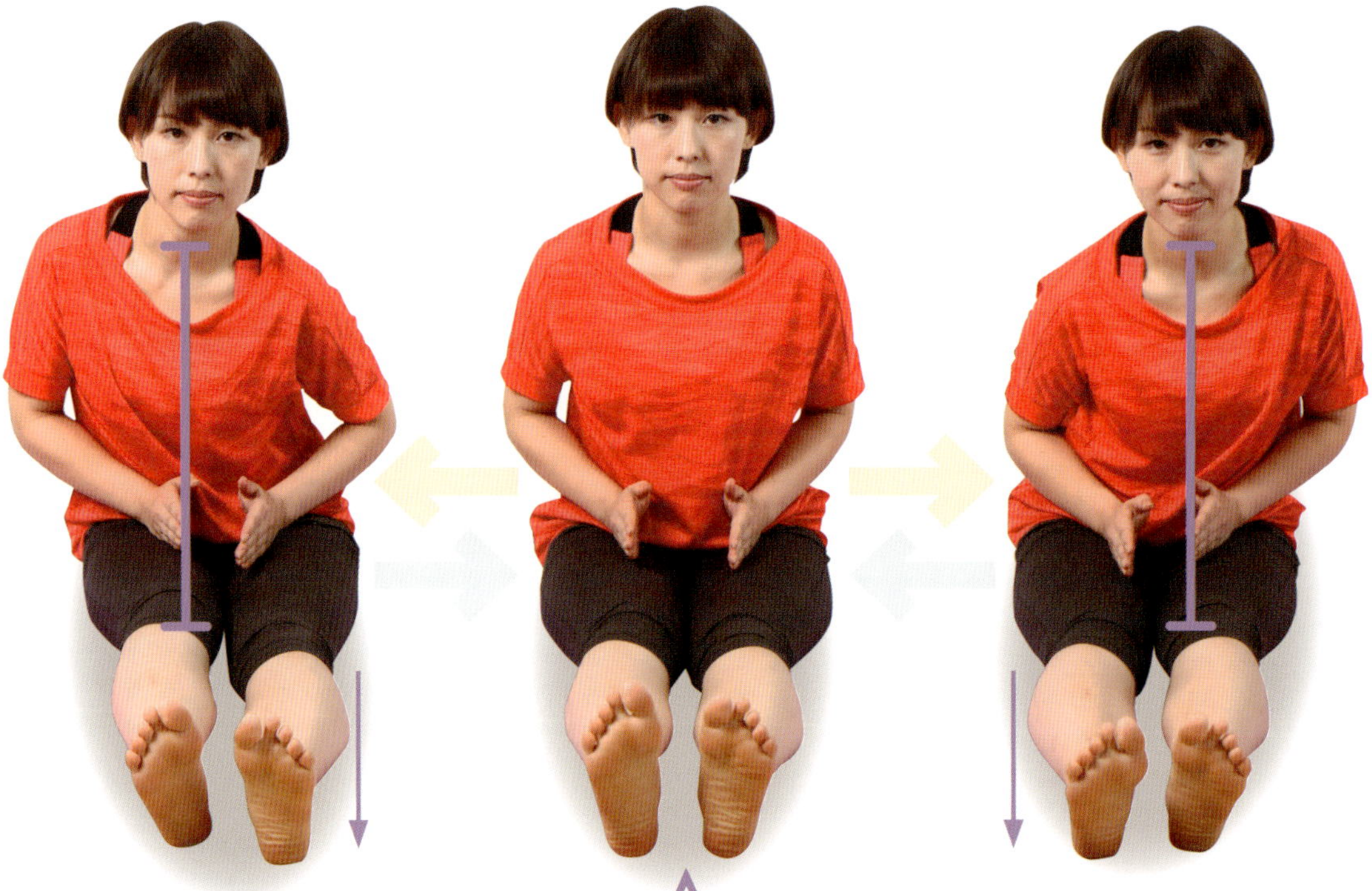

右

基本の姿勢から左脚を前に出すことで右脚の上にカラダの軸を作ります。頭の位置はしっかりと固定して、軸がブレないように注意しましょう

基本形

長座姿勢を作り、両手のひらを首の幅に開いた状態でお腹の前に構えます

左

基本の姿勢から右脚を前に出すことで、左脚の上にカラダの軸を作っていきます。土踏まずから首の付け根までが一直線になるように意識しましょう

43

軸トレーニング

軸を作り上体を回す

片側に軸を作った状態から体幹部を内側、外側に回していきます。顔は正面に向けたまま行いますが、軸の移動を意識できているとスムーズに動けます。

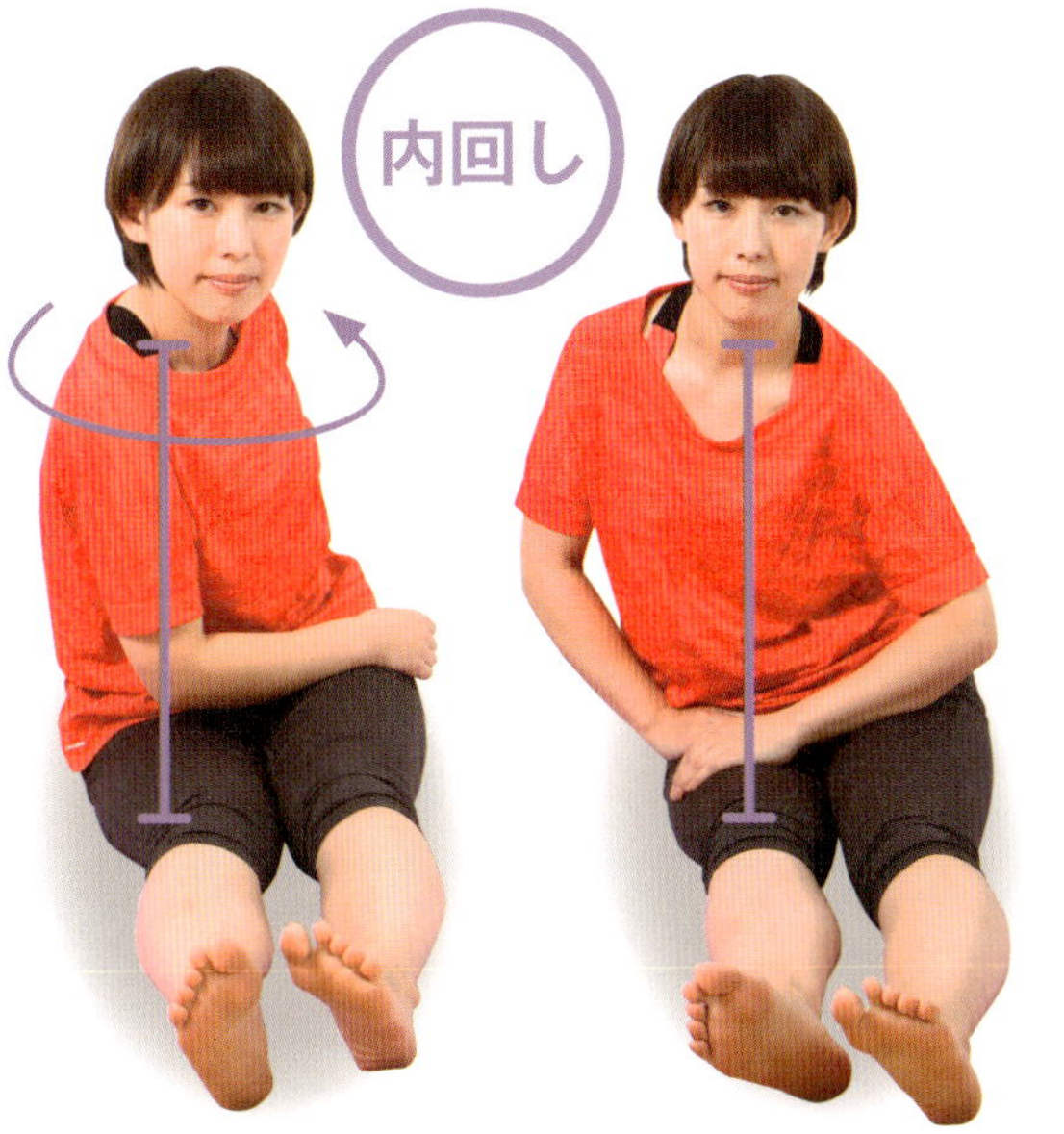

2 ← 1

1
正しい長座姿勢をとって、右脚の上にカラダの軸を作ります。その時、手は右の太もも辺りに置いておきましょう

2
顔を正面に向けたまま、上体を左側（内側）へ向けます。しっかりとカラダの軸が右脚の上にできていることで、上体の柔らかさと安定性を実感できます。同じように左脚にも軸を作って行いましょう

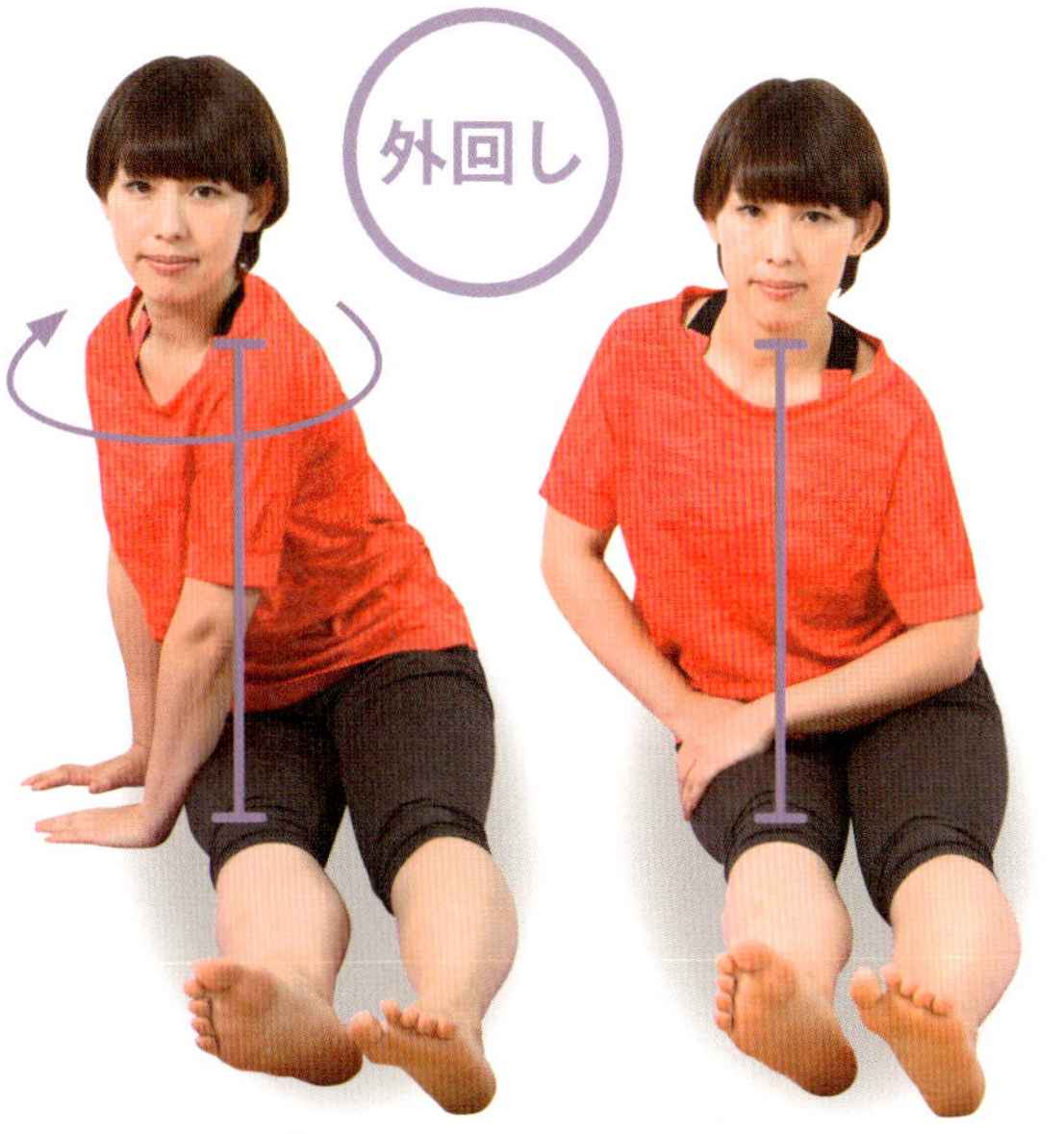

2 ← 1

1
正しい長座姿勢をとって、右脚の上にカラダの軸を作ります。その時、手は右の太もも辺りに置いておきましょう

2
顔は真っすぐ前を向いたまま、上体を右側（外側）へ向けます。右脚の上に軸を作れていると、スムーズに上体を回すことができます。同じように左脚にも軸を作って行いましょう

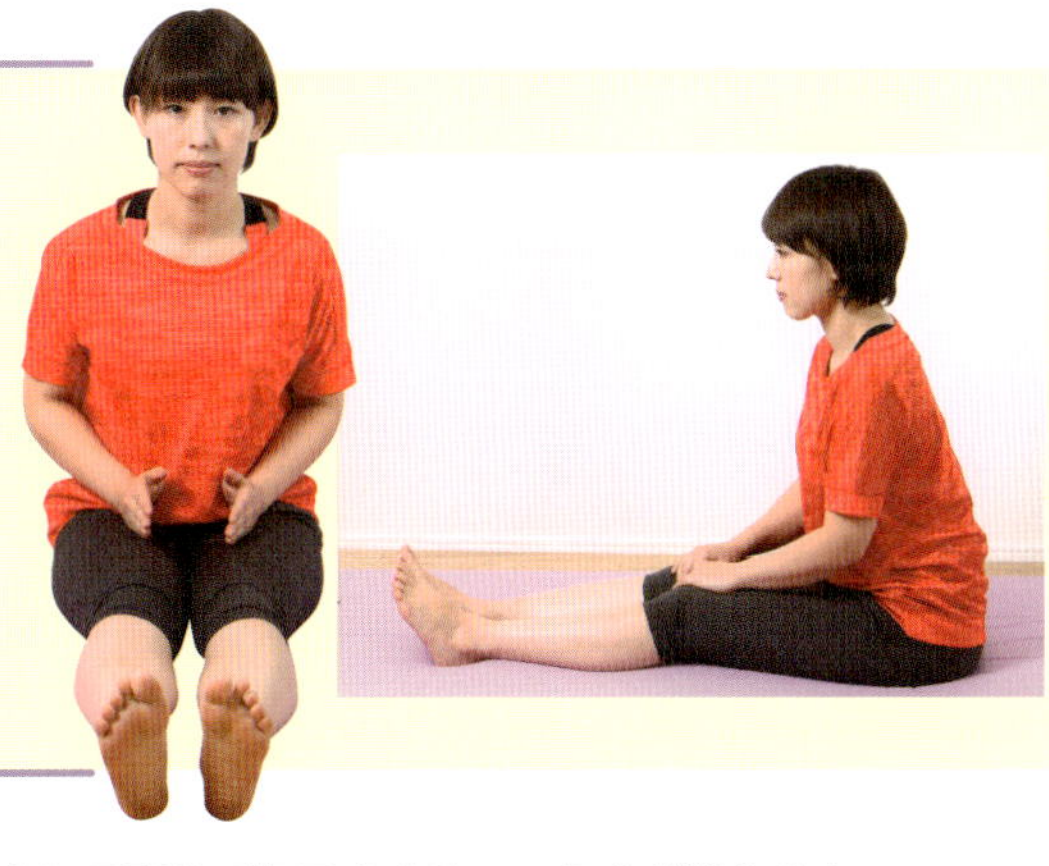

この運動のPOINT

正しい長座姿勢を作る

骨盤と肩甲骨を地面に対して垂直に立てるイメージを持つと、正しい長座姿勢を作ることができる

軸トレーニング

片脚を開いて側屈＆側前屈

長座の姿勢から片脚を抱え込み軸を作ります。ここからカラダを側屈させますが、軸がしっかりとできているとカラダを倒すことができます。

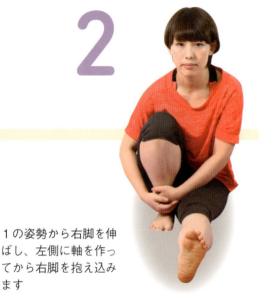

1

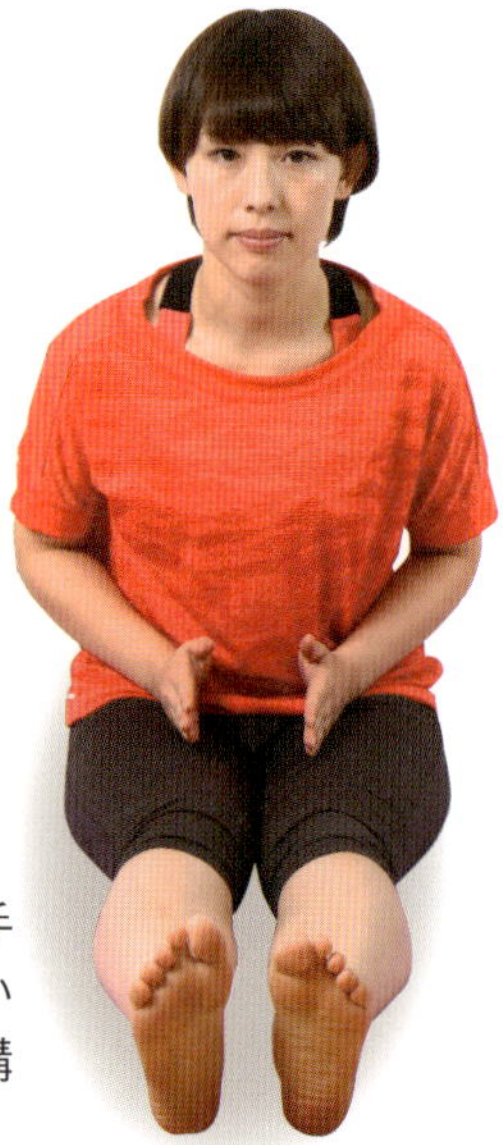

長座姿勢を作り、両手のひらを首の幅に開いた状態でお腹の前に構えます

2

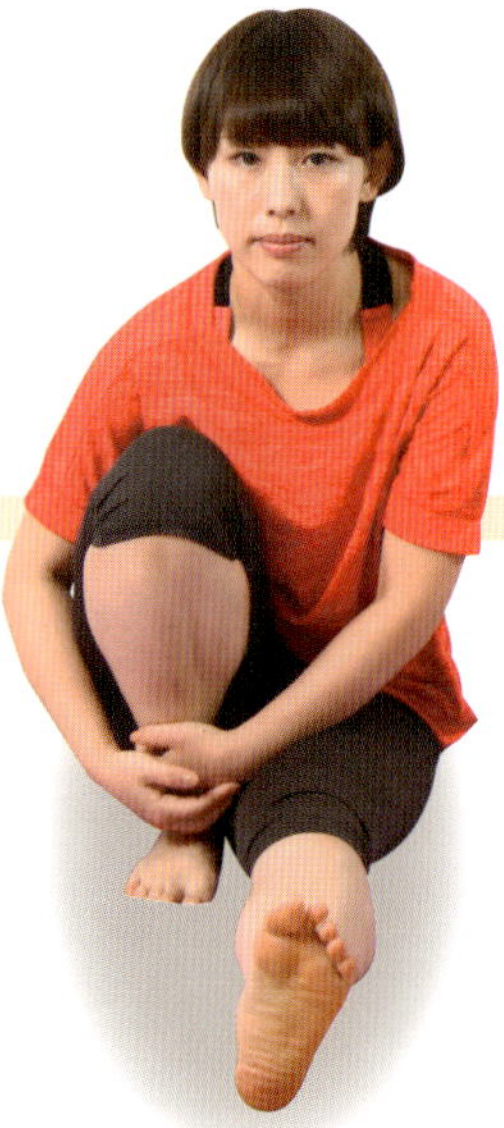

1の姿勢から右脚を伸ばし、左側に軸を作ってから右脚を抱え込みます

5

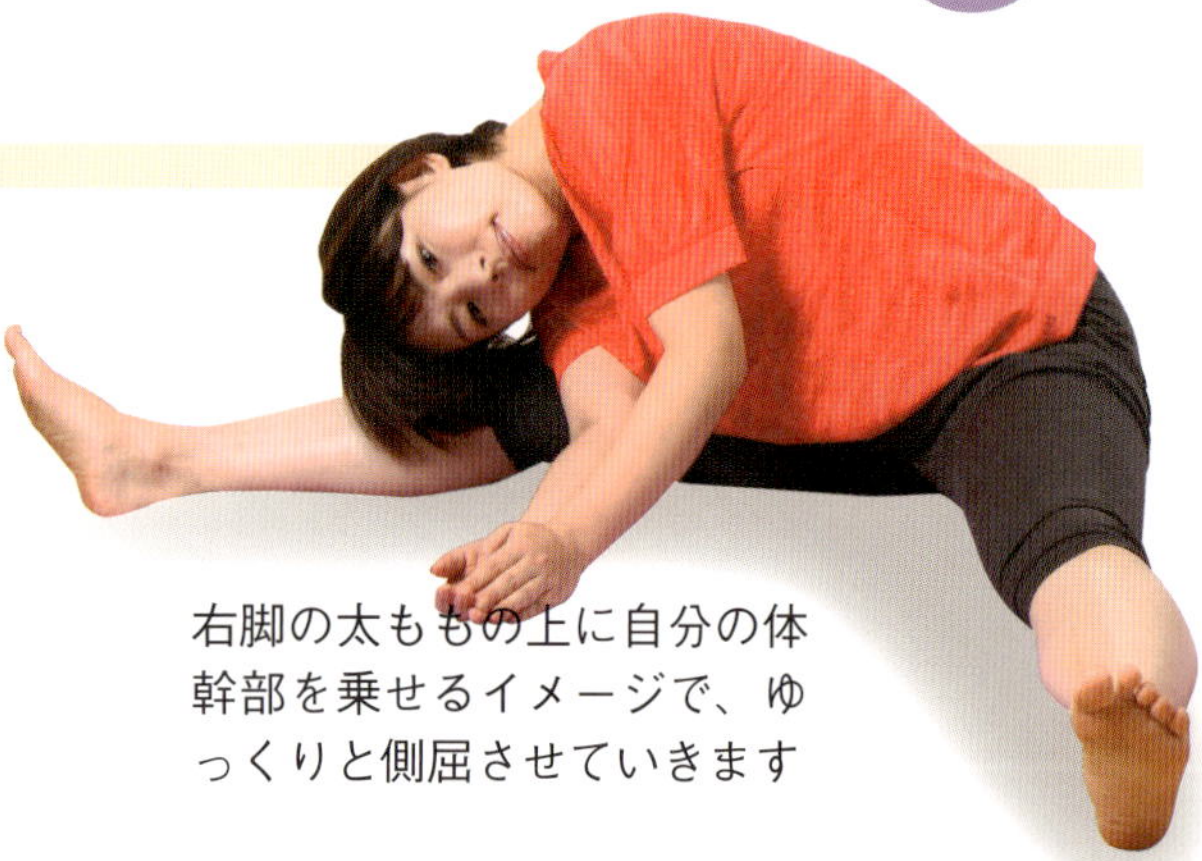

右脚の太ももの上に自分の体幹部を乗せるイメージで、ゆっくりと側屈させていきます

6

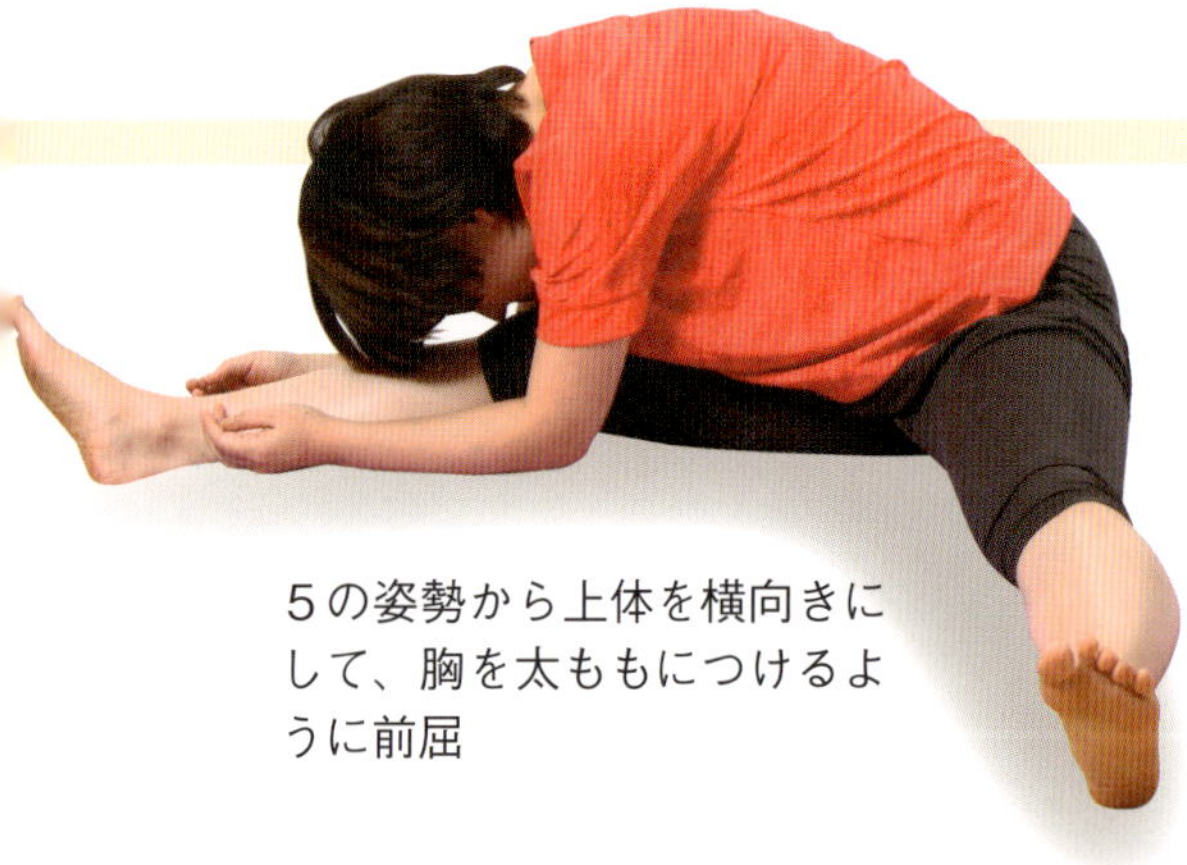

5の姿勢から上体を横向きにして、胸を太ももにつけるように前屈

タイプ別 CHECK!

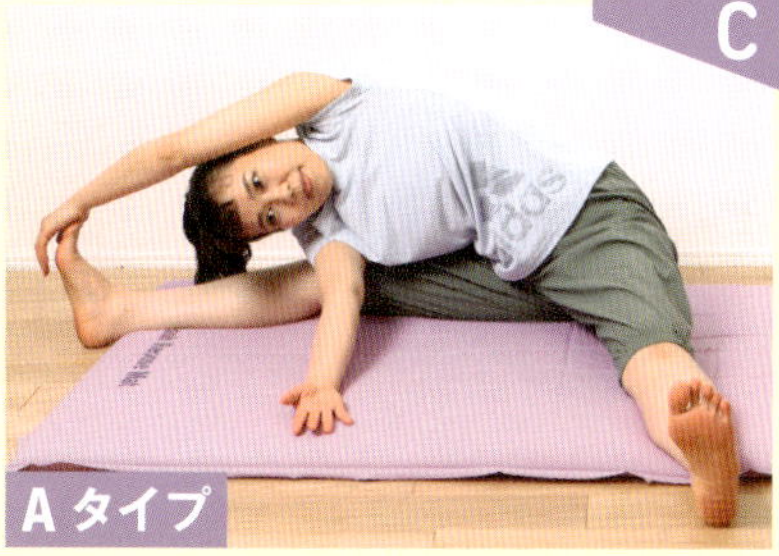

A タイプ

開脚側屈の際にAタイプの人は、上にくる手（左手）を上から下ろすようにする

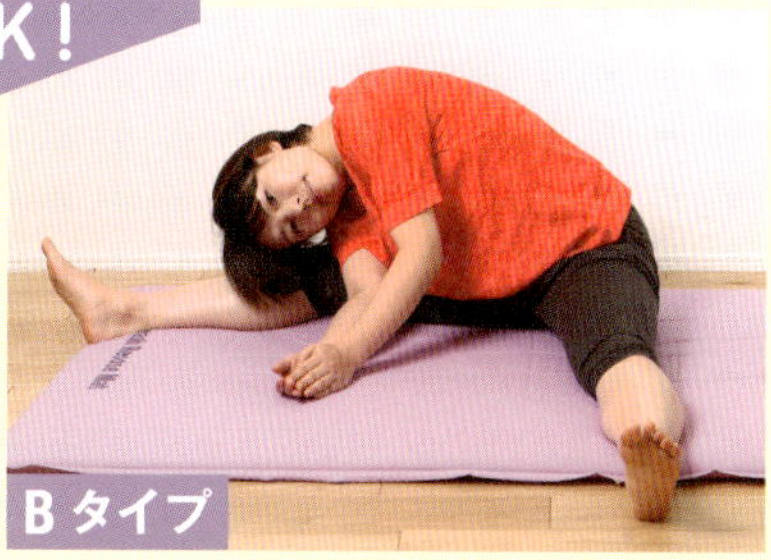

B タイプ

開脚側屈の際にBタイプの人は、下にくる肩（右肩）を下ろすようにする

3

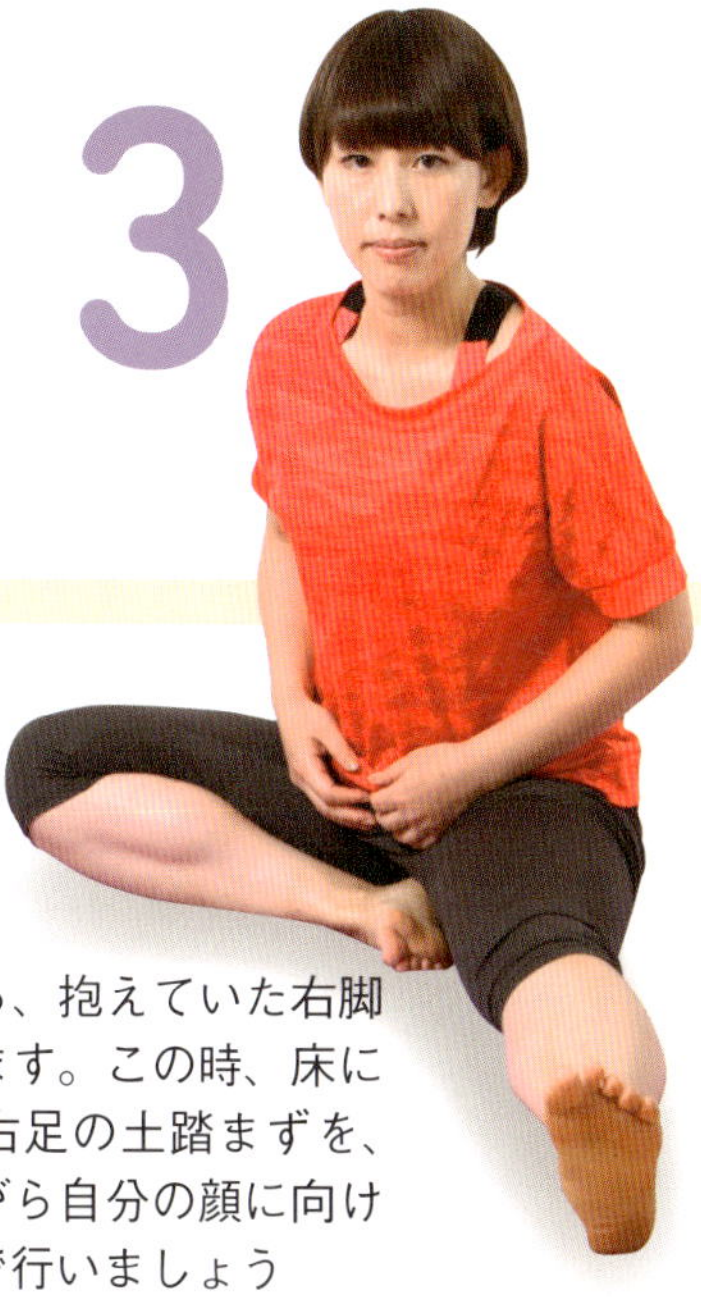

２の姿勢から、抱えていた右脚を横に倒します。この時、床に向けていた右足の土踏まずを、回転させながら自分の顔に向けるイメージで行いましょう

4

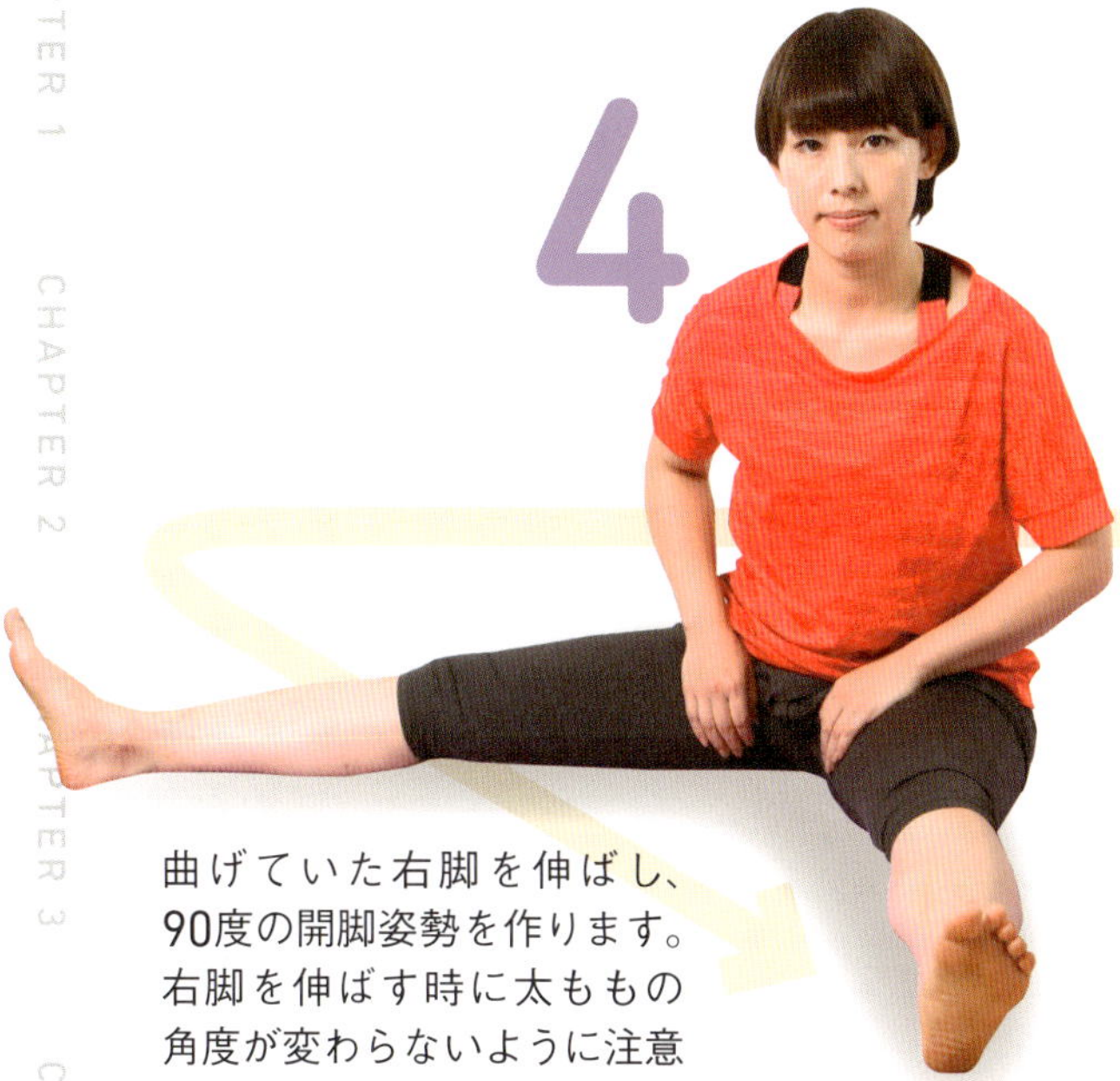

曲げていた右脚を伸ばし、90度の開脚姿勢を作ります。右脚を伸ばす時に太ももの角度が変わらないように注意

7

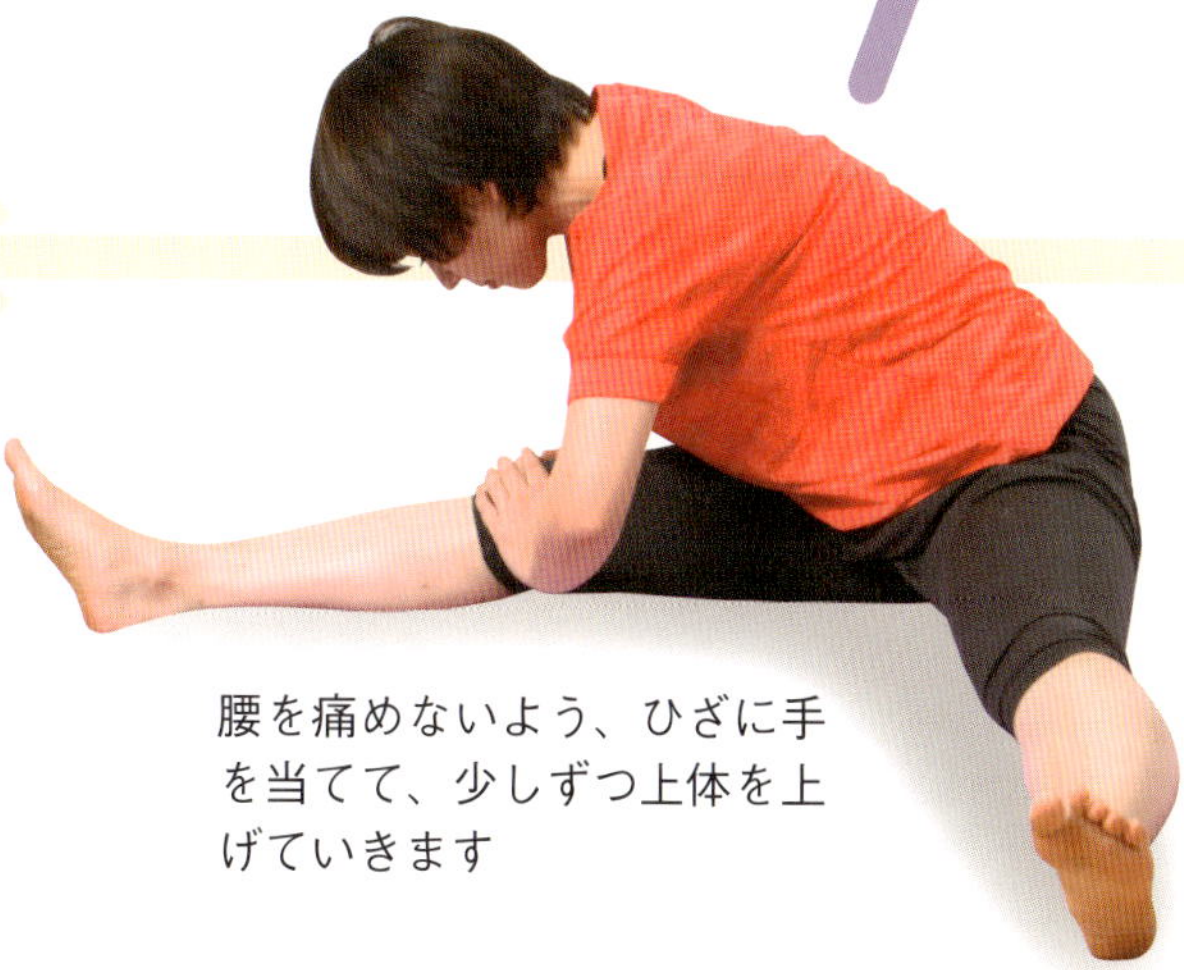

腰を痛めないよう、ひざに手を当てて、少しずつ上体を上げていきます

8

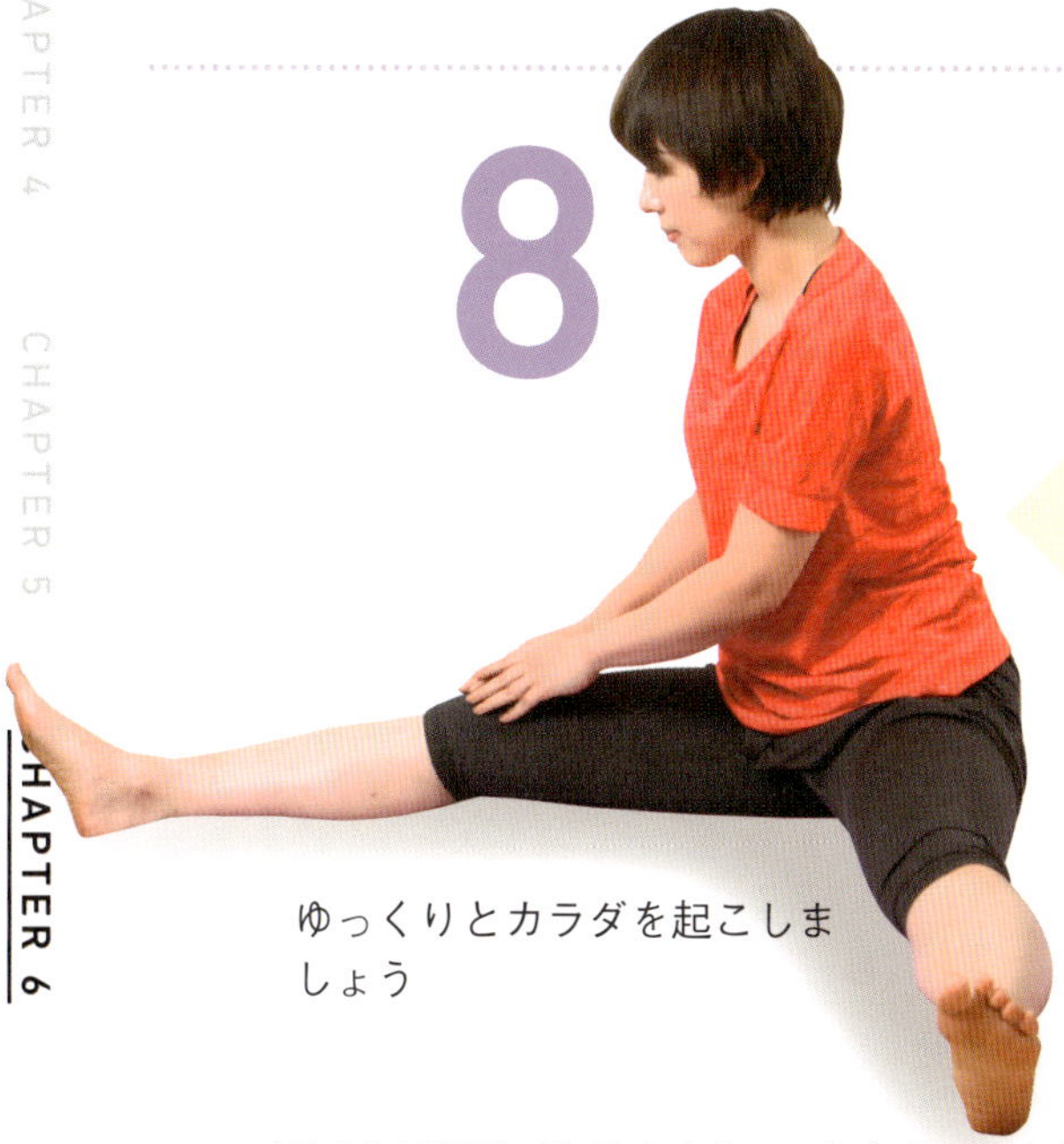

ゆっくりとカラダを起こしましょう

軸トレーニング

上体起こし

床に寝た状態から、ゆっくりと上体を起こします。この後、背骨の1つひとつを床につけるように上体を下ろしてインナー腹筋を行います

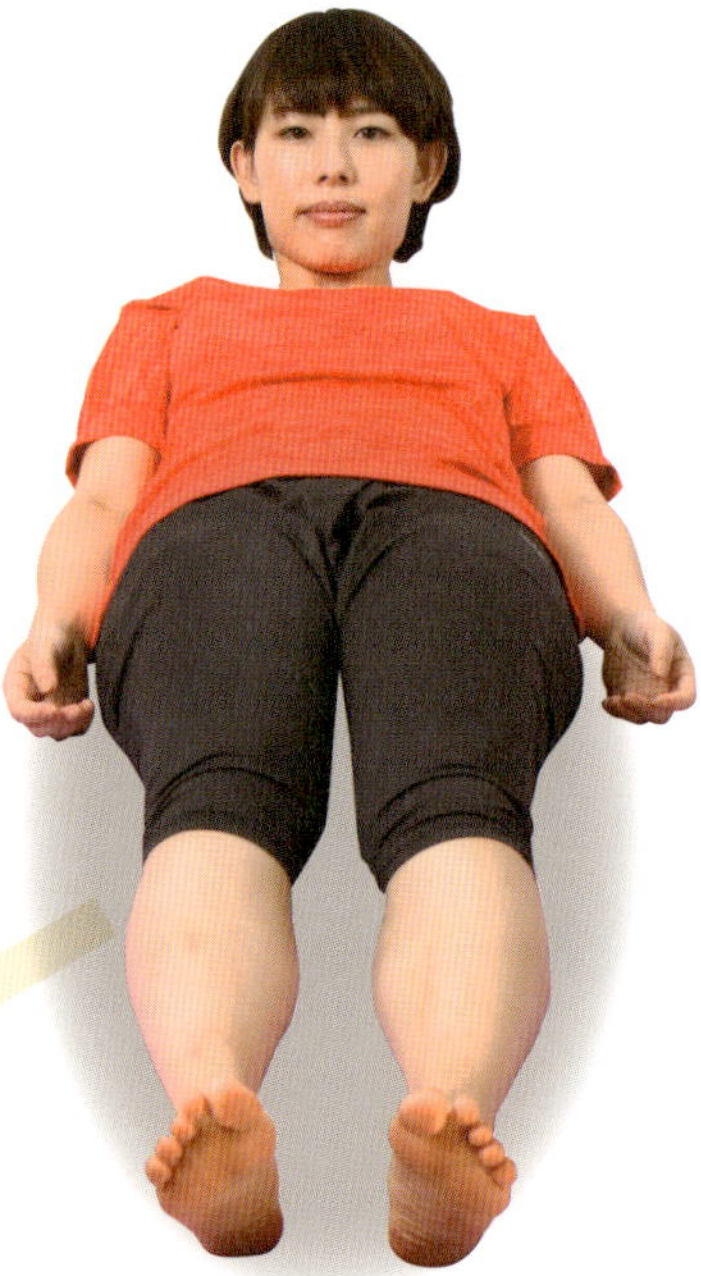

1
長座の姿勢からあおむけになり、肩甲骨が床に完全に着く直前で止めます。上半身が少し浮いているイメージ

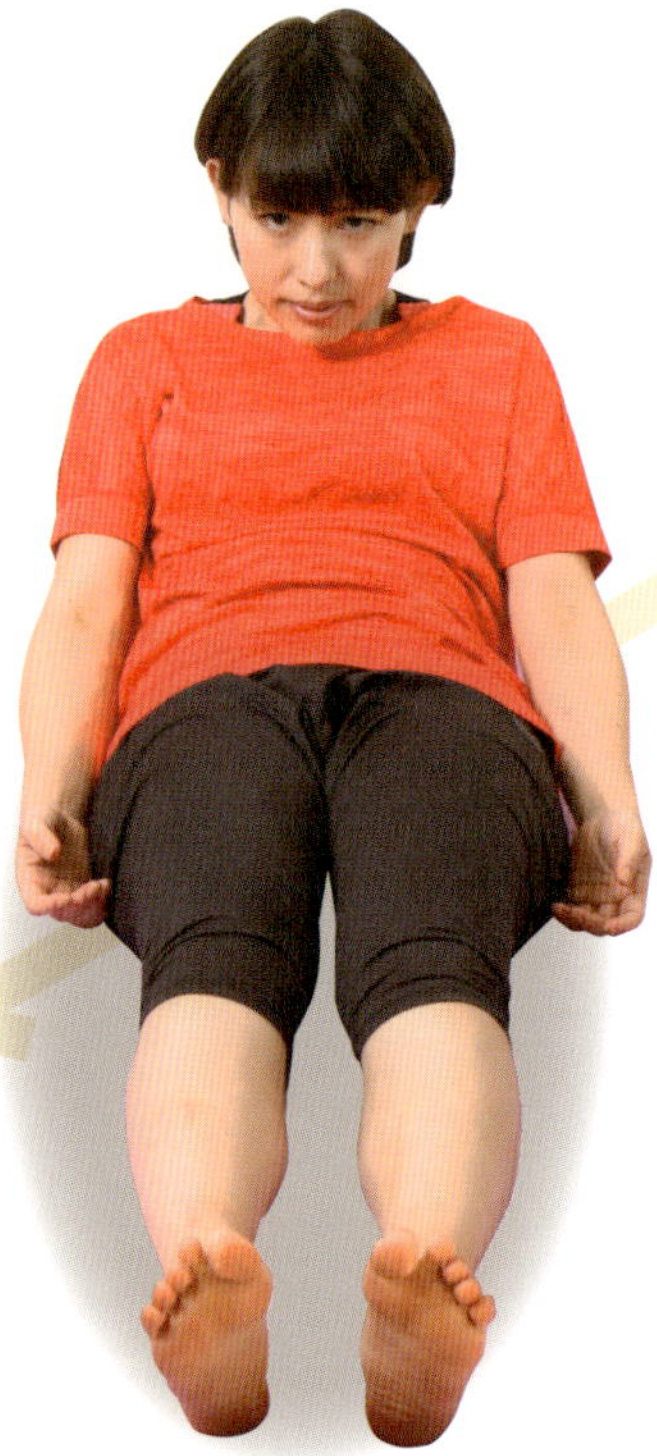

2
背骨を1つひとつ床から浮かせていくイメージで、上体を垂直に立たせていきましょう

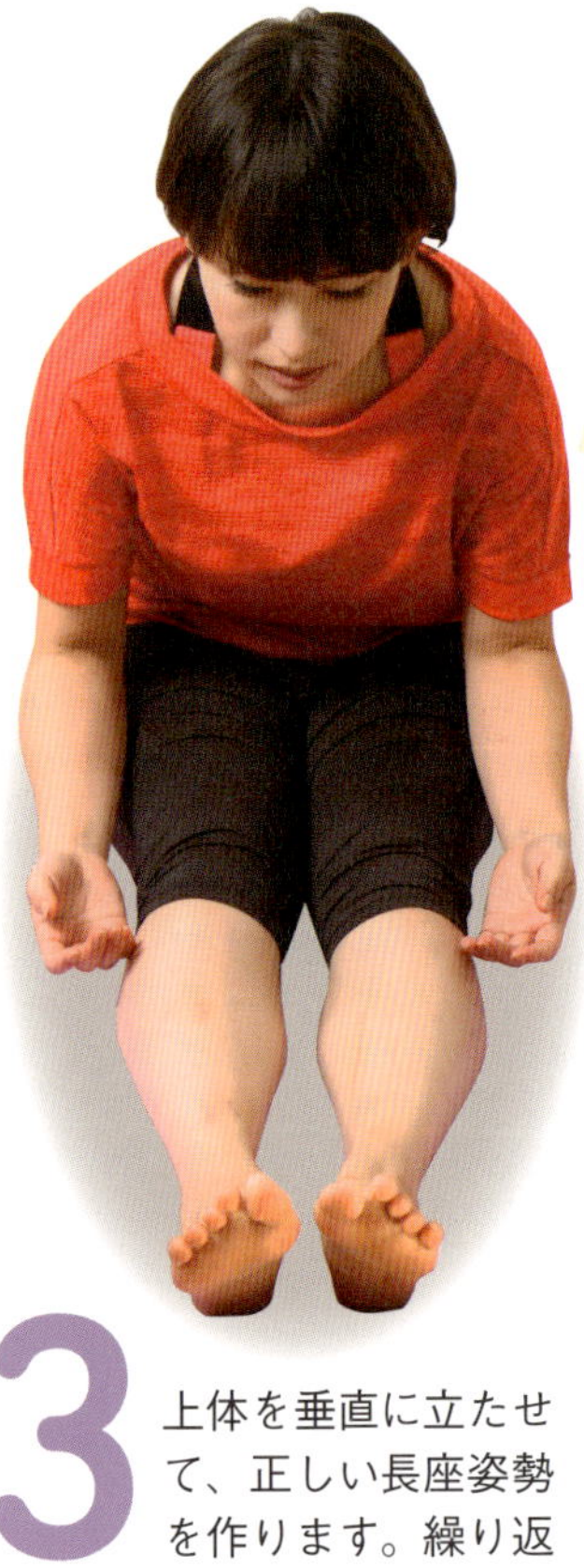

3
上体を垂直に立たせて、正しい長座姿勢を作ります。繰り返して行いましょう

軸トレーニング

上体起こし(I字軸キープ)

長座姿勢から片側に軸を作り、インナー（深部）の腹筋運動を行います。軸を保ったまま動作を続けることがポイントとなります。

基本形

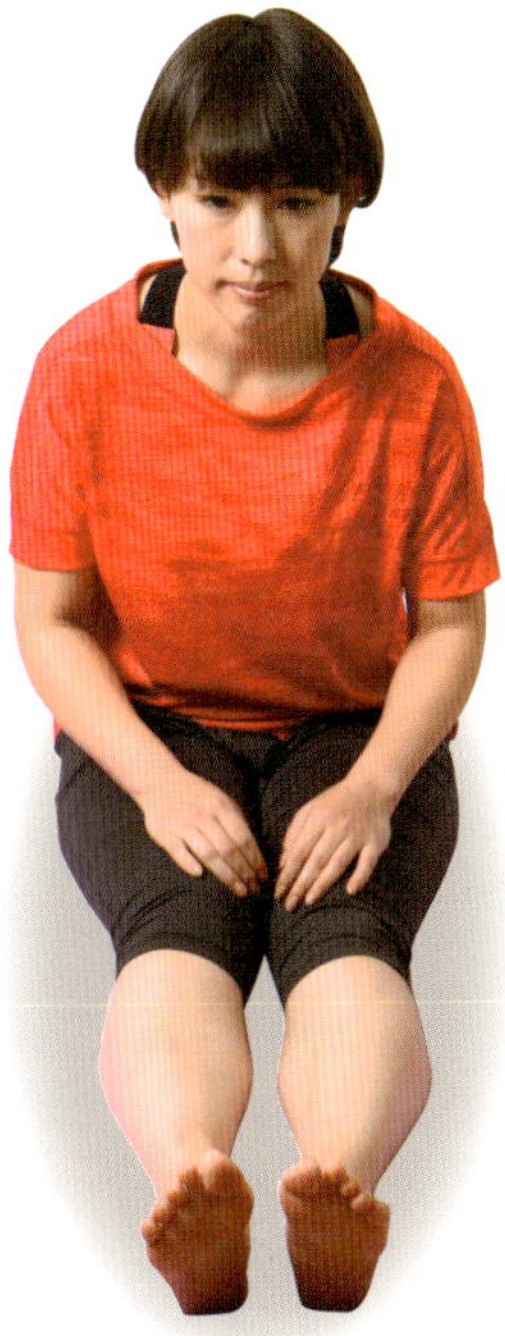

正しい長座姿勢を作ります

1

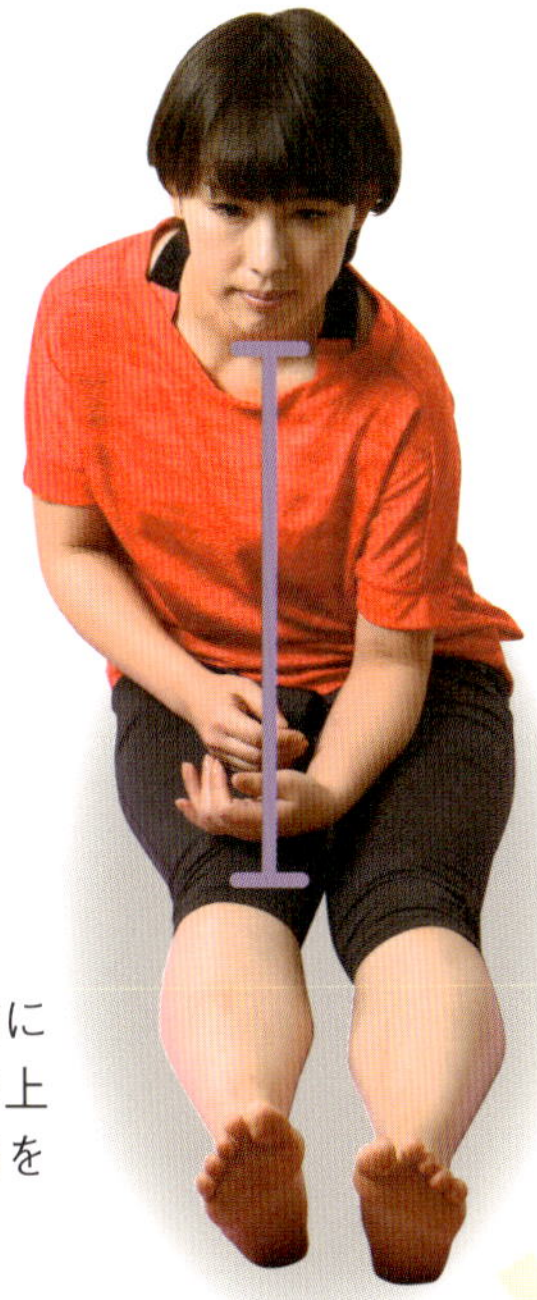

左脚を少し前に出し、右脚の上にカラダの軸を作ります

2

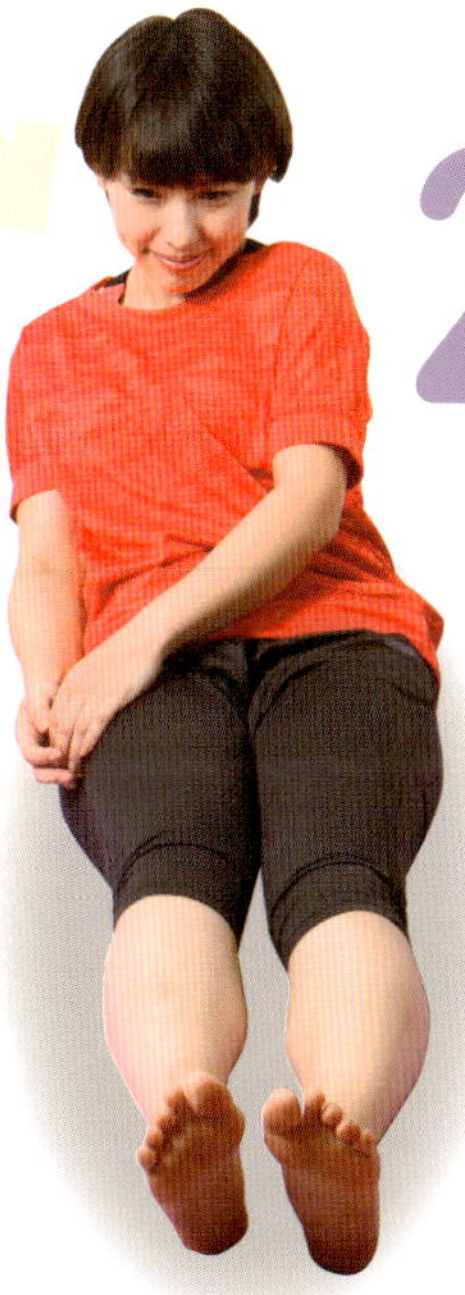

カラダの右側に作った軸をキープしたまま、ゆっくりと上体を床に下ろしていきます。この時、両手は完全脱力します

3

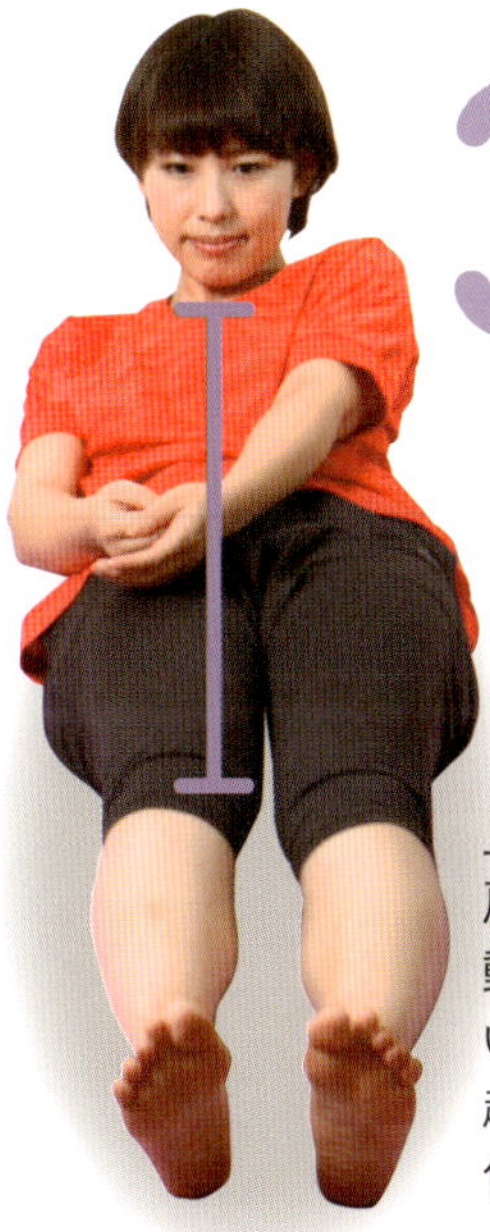

上体が少し起きている状態、肩甲骨が床に完全に着く前に動作を切り替えて、軸がブレないよう、同じ軌跡を辿り上体を起こしていきます。軸を左側に作った形でも行いましょう

軸トレーニング

上体起こし(U字軸キープ)

片側に軸を作った状態で上体を後方に下ろし、その姿勢のまま、軸を入れ替えてゆっくりと起き上がります。U字を描きながら、この動作を繰り返しましょう。

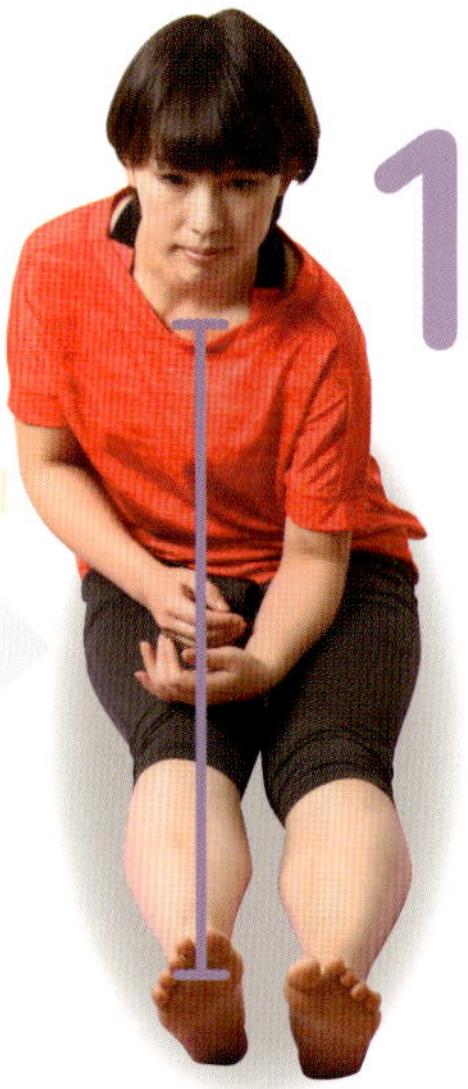

正しい長座の姿勢から左脚少し前に出し、右脚の上にカラダの軸を作ります

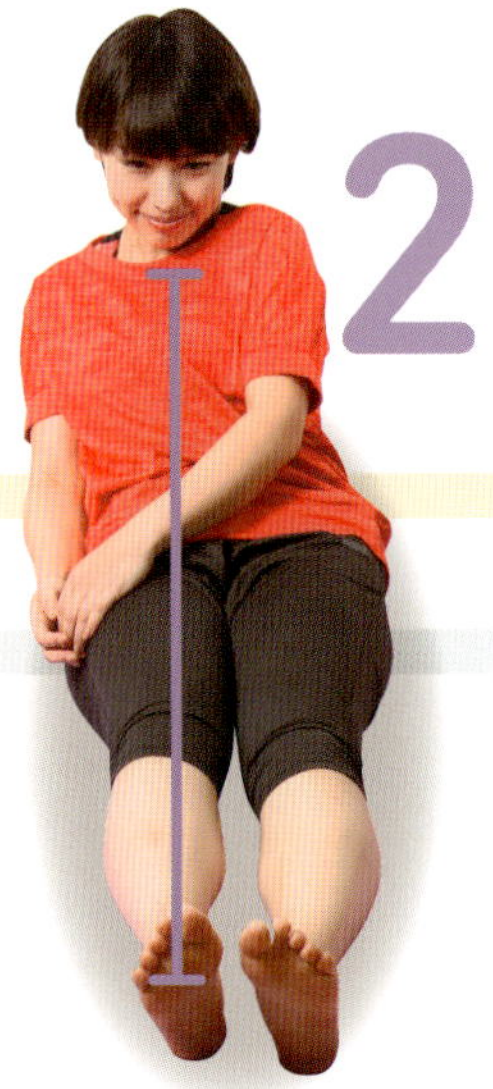

両手を右の太ももの横に置き、軸を右側に保ったままゆっくりと床に下ろしていきます

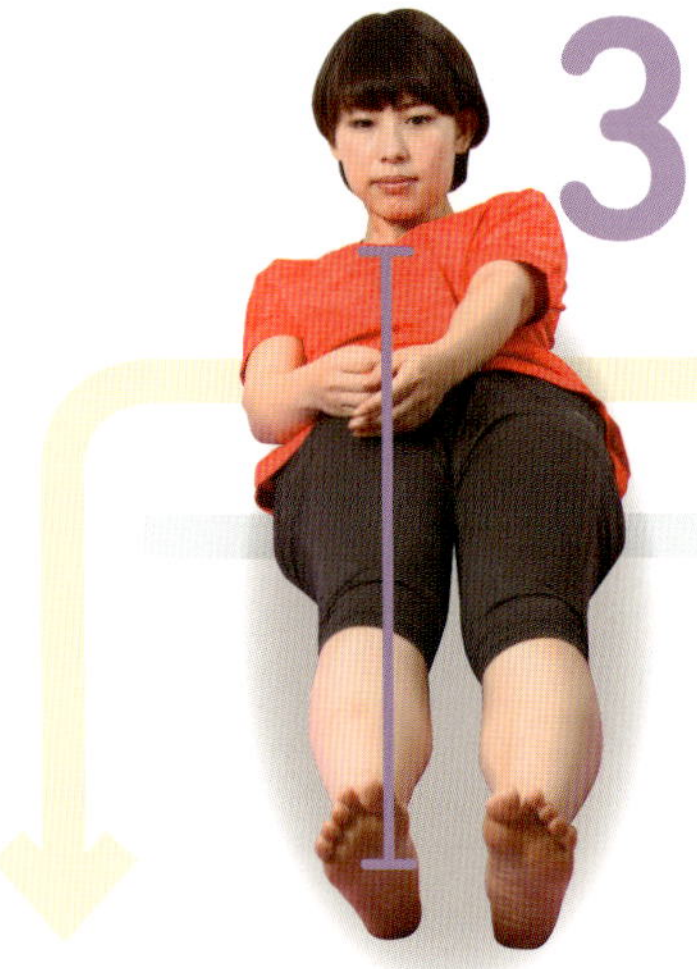

上体が少し起きている状態まで下ろしていきます

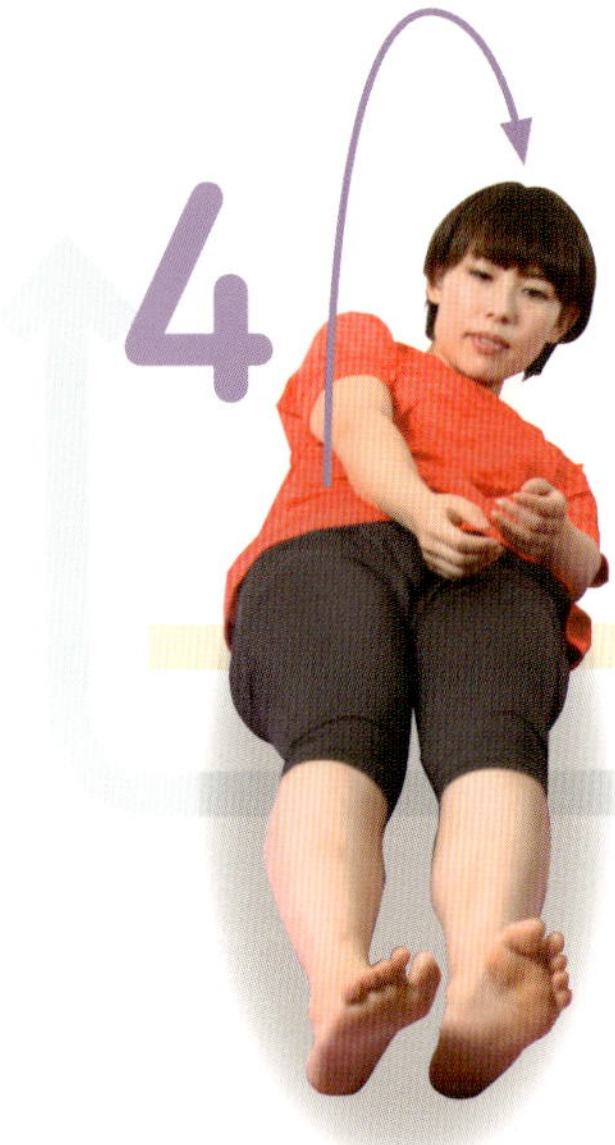

肩甲骨が床に完全に着く直前で、右脚上にあるカラダの軸を曲線的に左脚上にシフトさせます。この軸シフト(軸移動)はスムーズに行いましょう

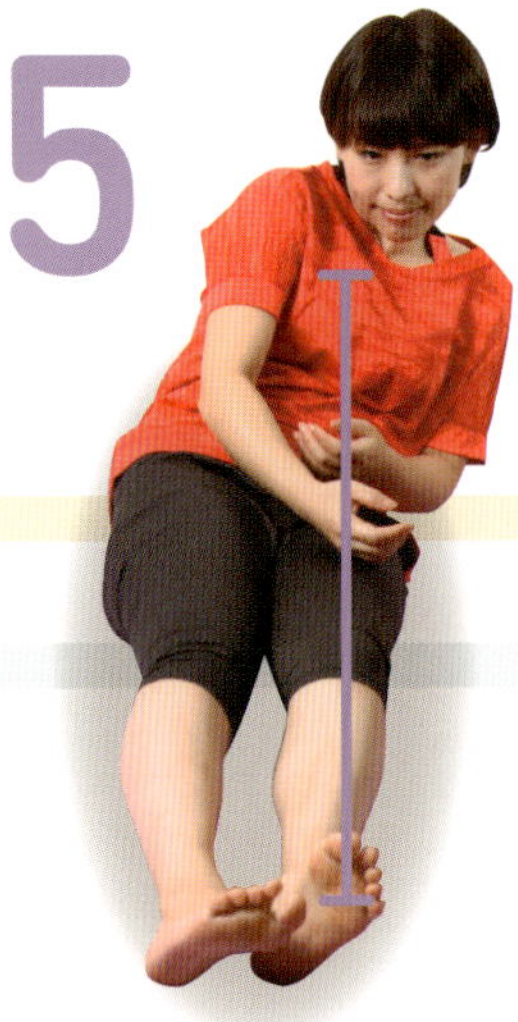

カラダの左側に軸をシフトでき、安定したことを確認しつつ、背骨をキャタピラーのように1つひとつ床から離しながら、ゆっくりと上体を起こしていきます

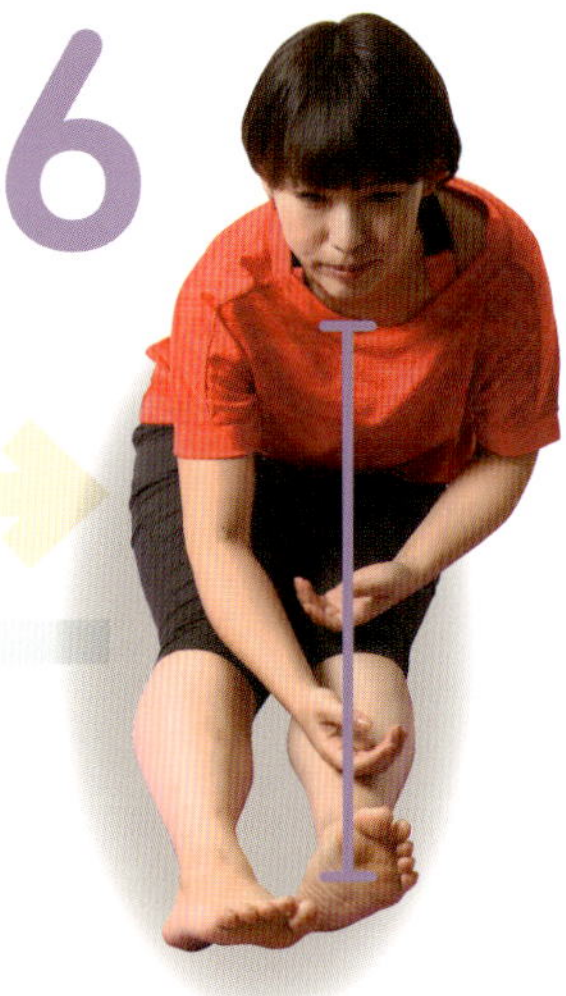

左脚の上に作った軸をキープしたまま、骨盤と肩甲骨を床に対して垂直に立てます。同じように軸を左軸から右軸にシフトさせる動きも行いましょう

CHAPTER 6

48

軸トレーニング

自然開脚からL字開脚

自然開脚から片ひざを抱え込んで軸を作り、L字形に開脚した後、上体を片側に乗り込ませます。この時、逆側に伸ばした脚にも軸を宿してみましょう。

1

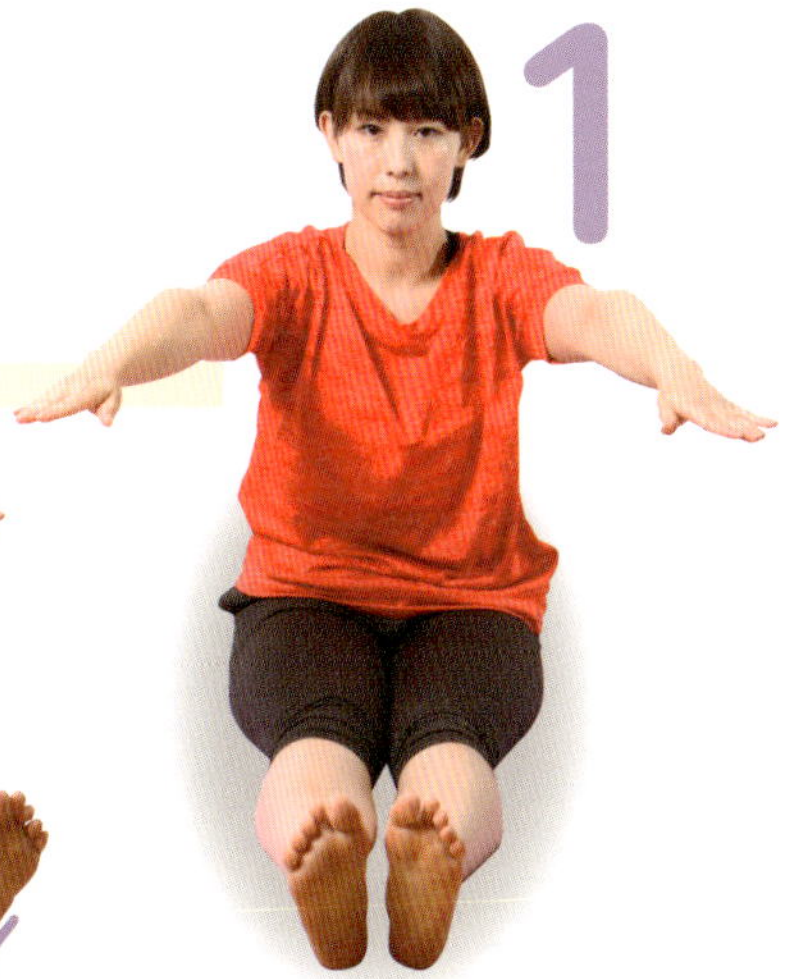

正しい長座姿勢を作り、両腕を自然開腕角度に広げて肩の高さでキープします

2

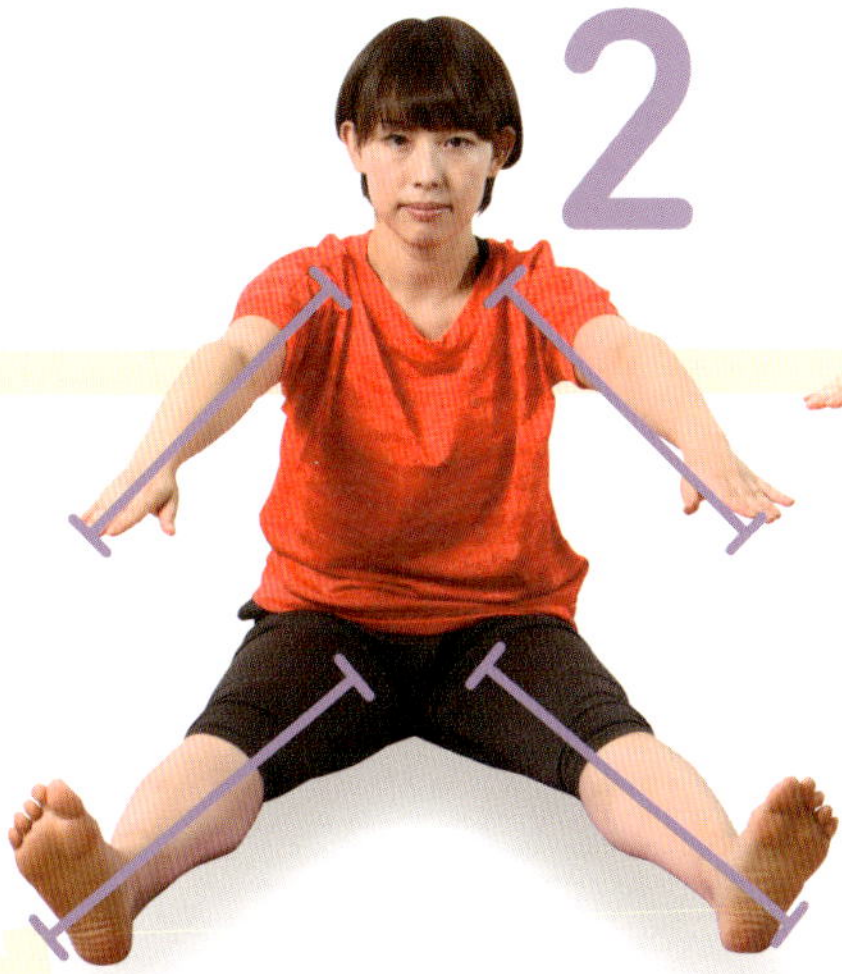

閉じている両脚を、両腕の角度に合わせて開き、自然開脚します

3

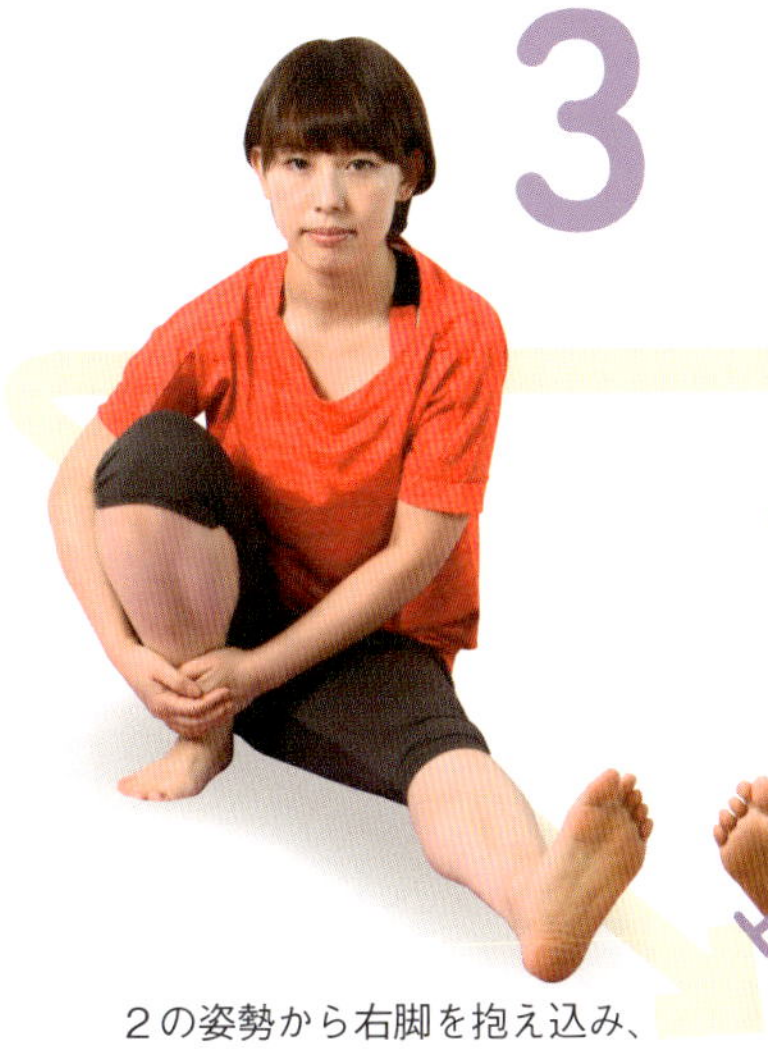

2の姿勢から右脚を抱え込み、カラダの右側に軸を作ります

4

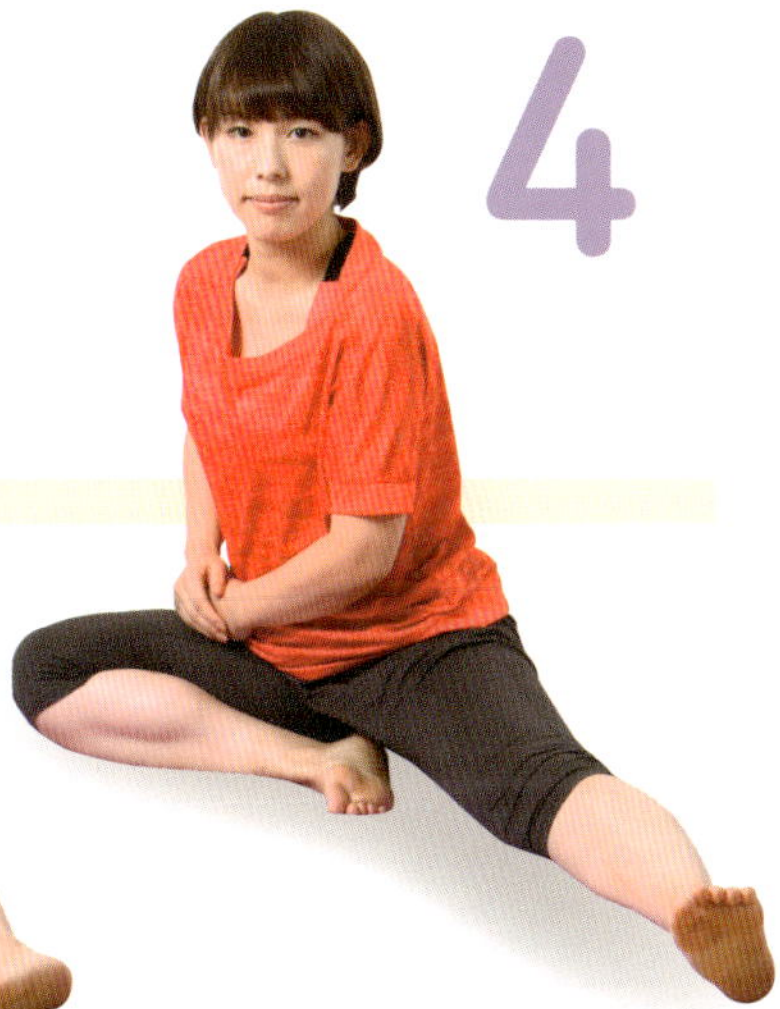

床に着けていた右足の土踏まずを天井に向けるイメージで、軸を保ったまま、右脚を外側へゆっくりと倒していきます

5

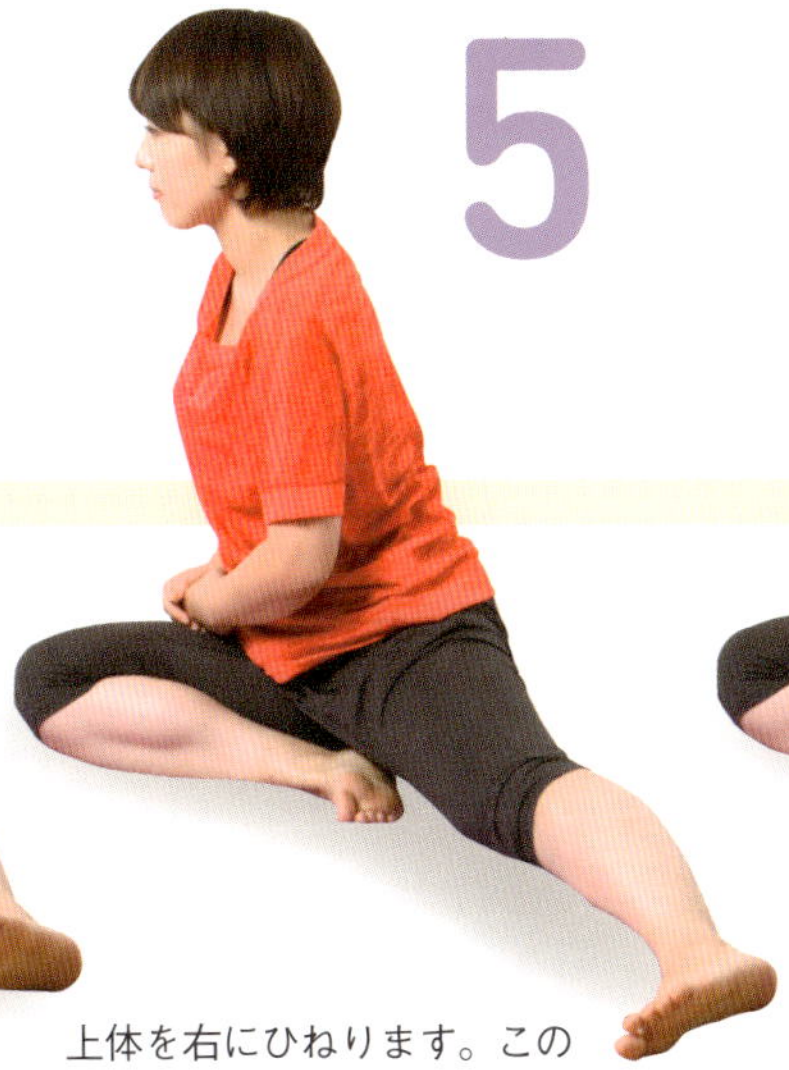

上体を右にひねります。この時、顔を右ひざの方向へ向けるイメージを持ちましょう

6

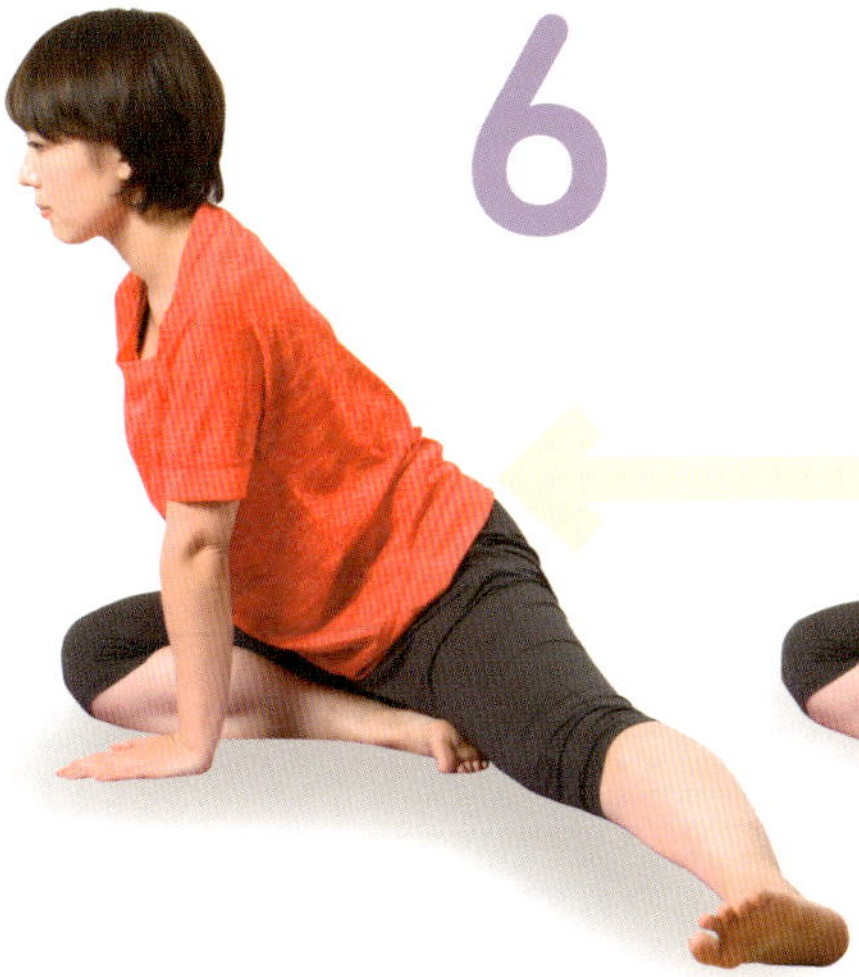

右ひざの左右にそれぞれの手を着き、右脚の上に上体を下ろしていきます。逆側にも同様に行いましょう

軸トレーニング

自然開脚での側屈＆側前屈

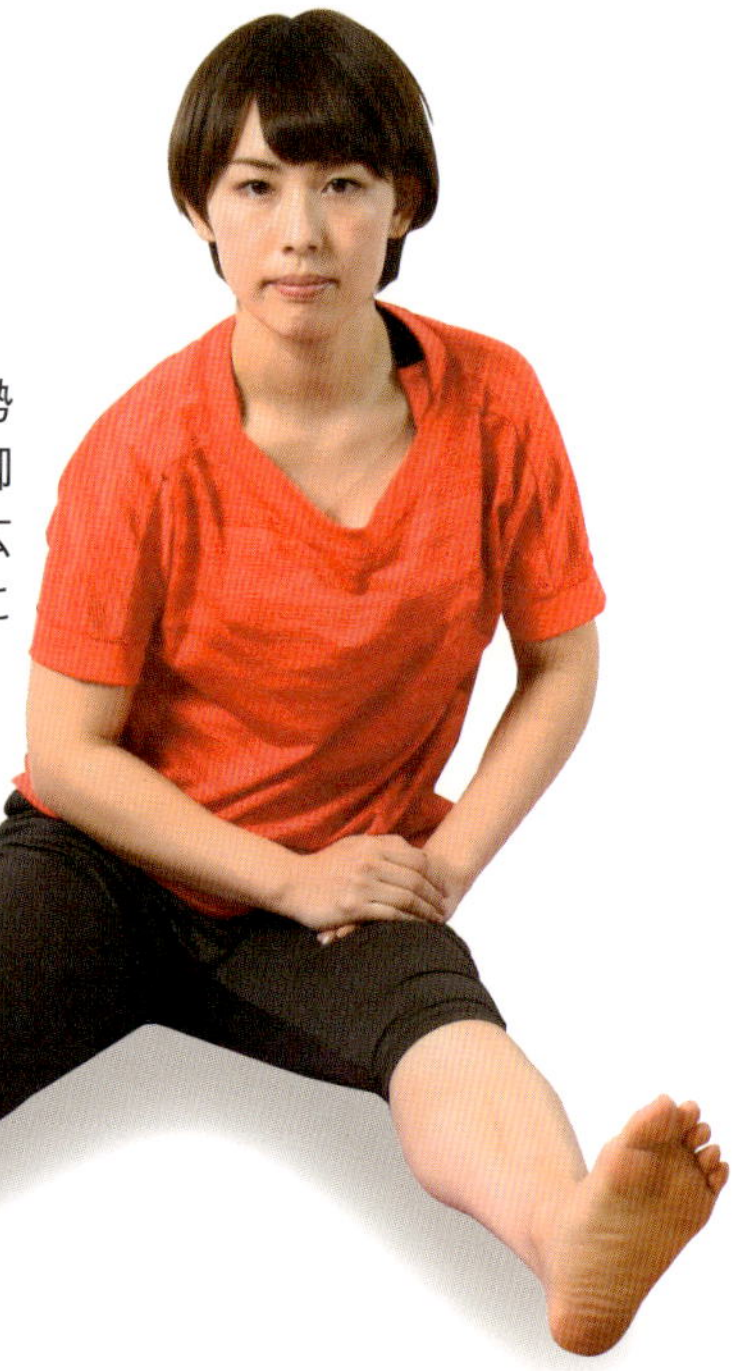

1

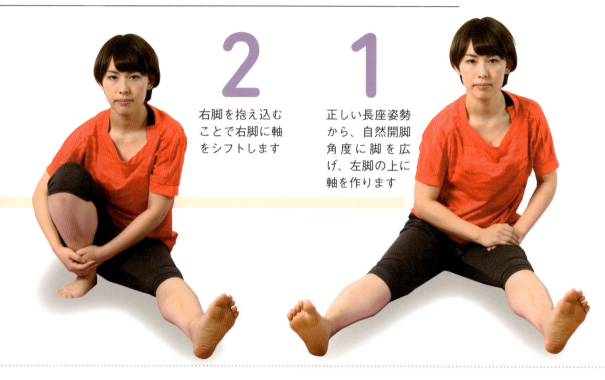

正しい長座姿勢から、自然開脚角度に脚を広げ、左脚の上に軸を作ります

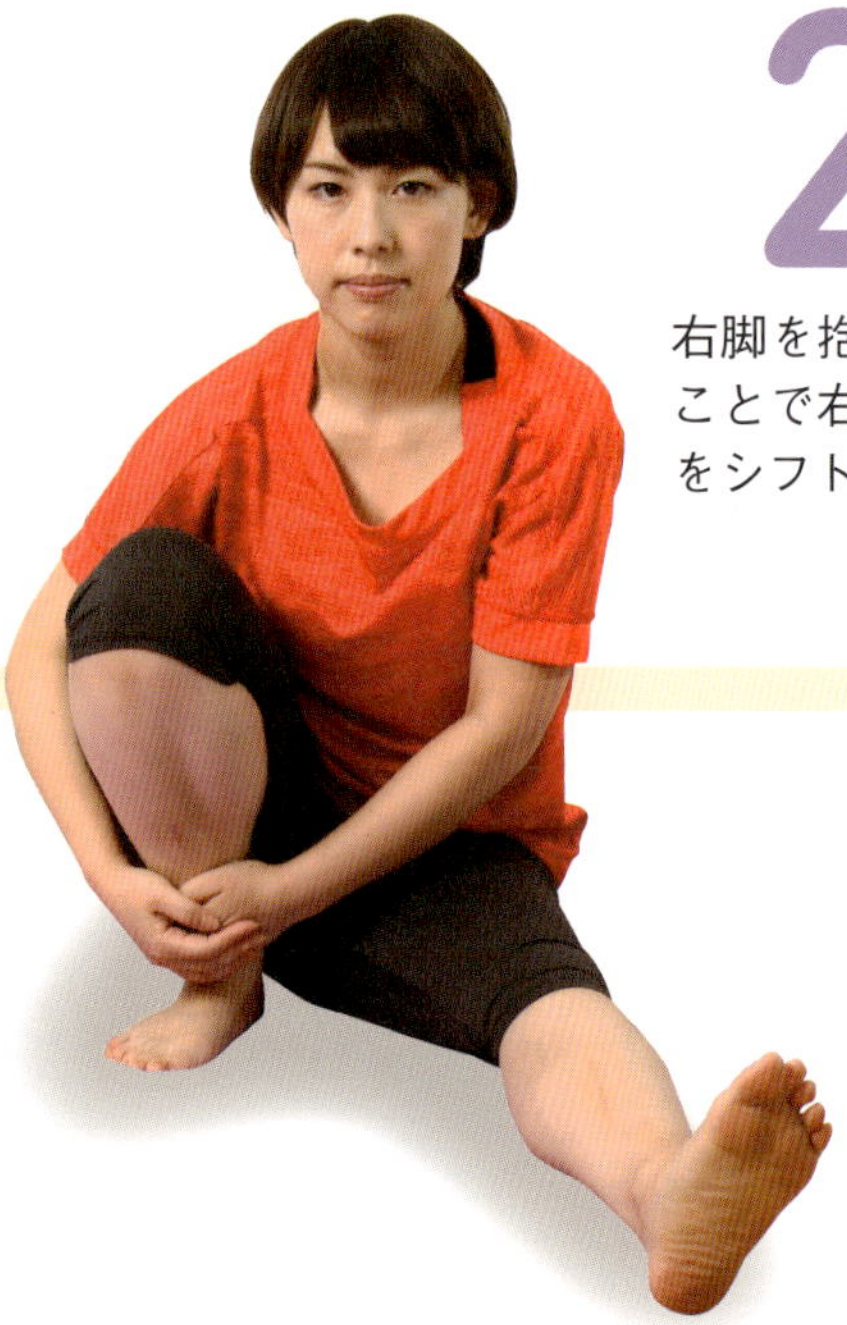

2

右脚を抱え込むことで右脚に軸をシフトします

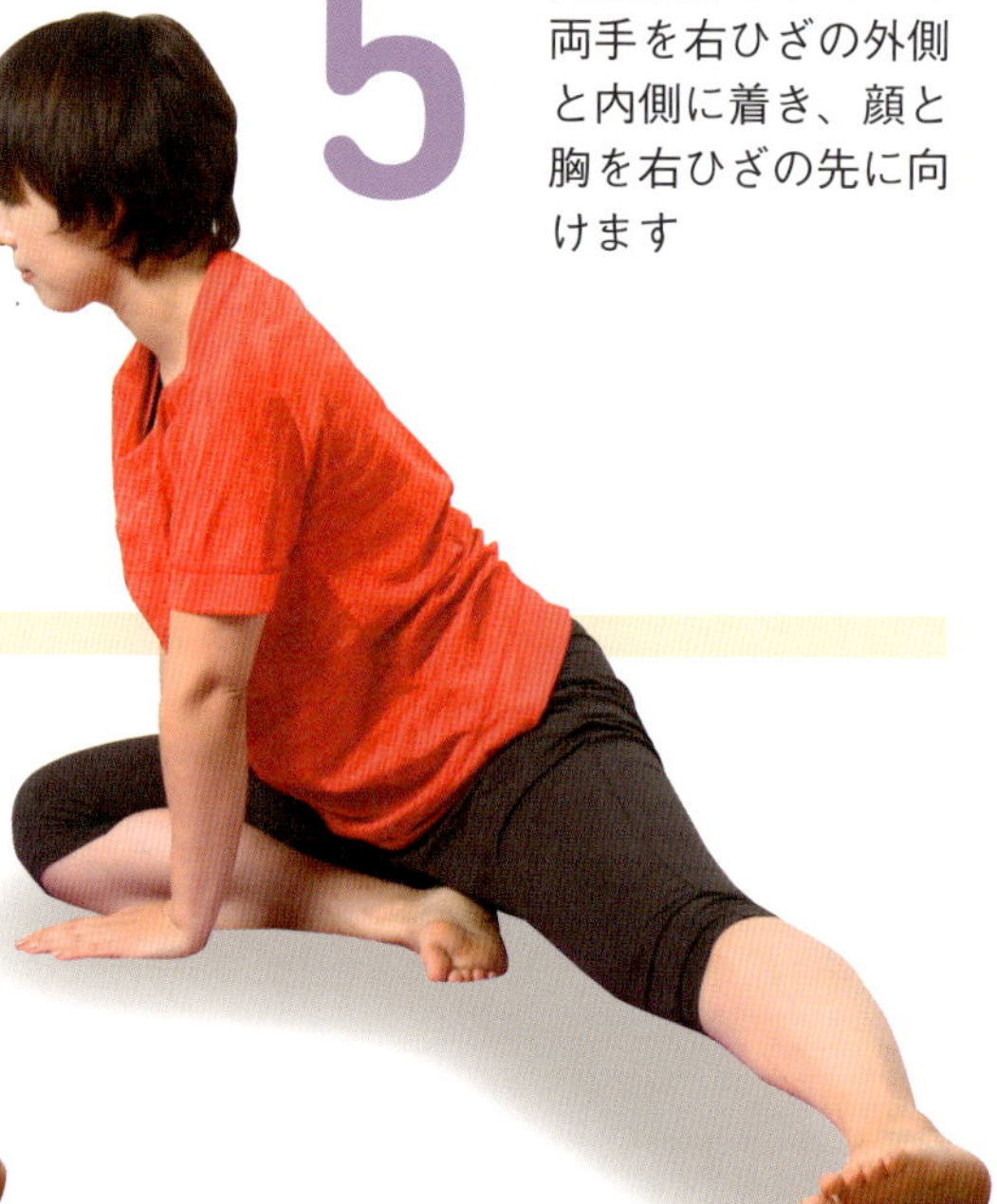

5

完全脱力をしていた両手を右ひざの外側と内側に着き、顔と胸を右ひざの先に向けます

6

５の姿勢から、そのまま上体を右脚の軸に沿って前に下ろしていきます

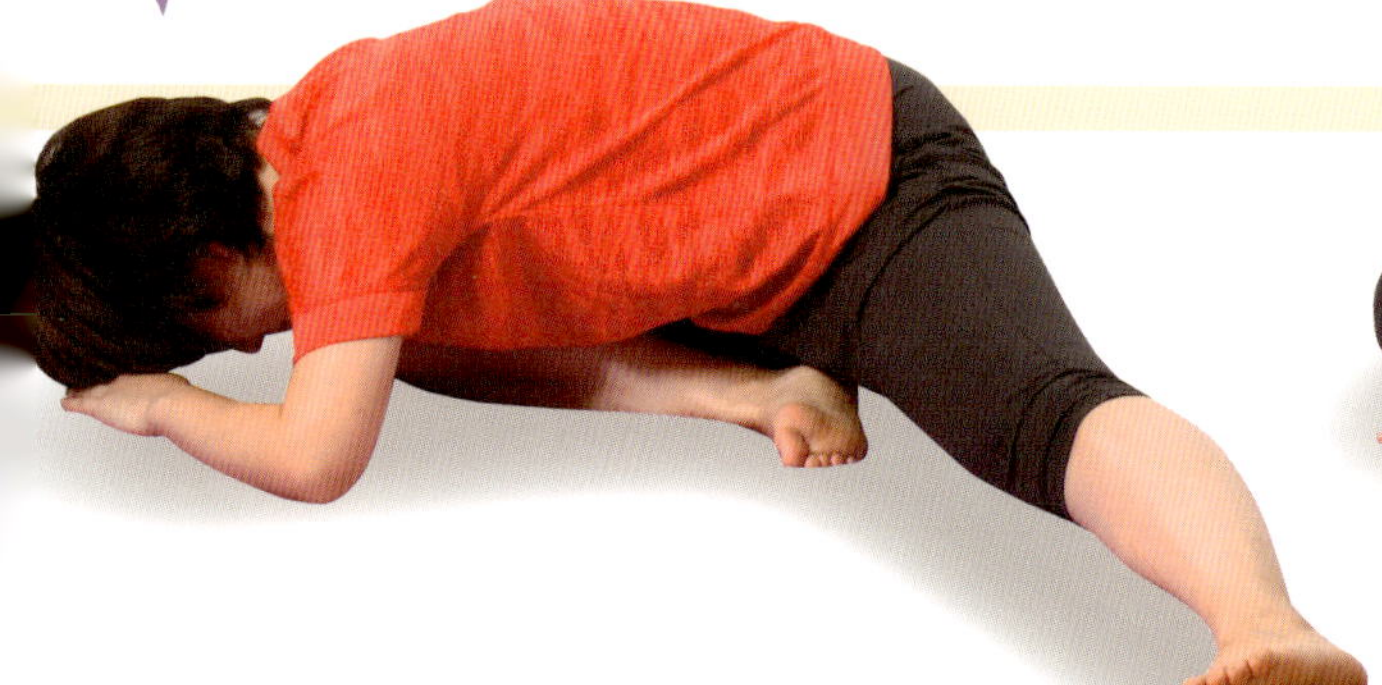

自然開脚から軸をシフトさせながら上体を倒していきます。脱力して重力に身を委ねていくことがポイントになります。

3

床に着けていた右足の土踏まずを天井に向けるイメージで、右脚を倒します

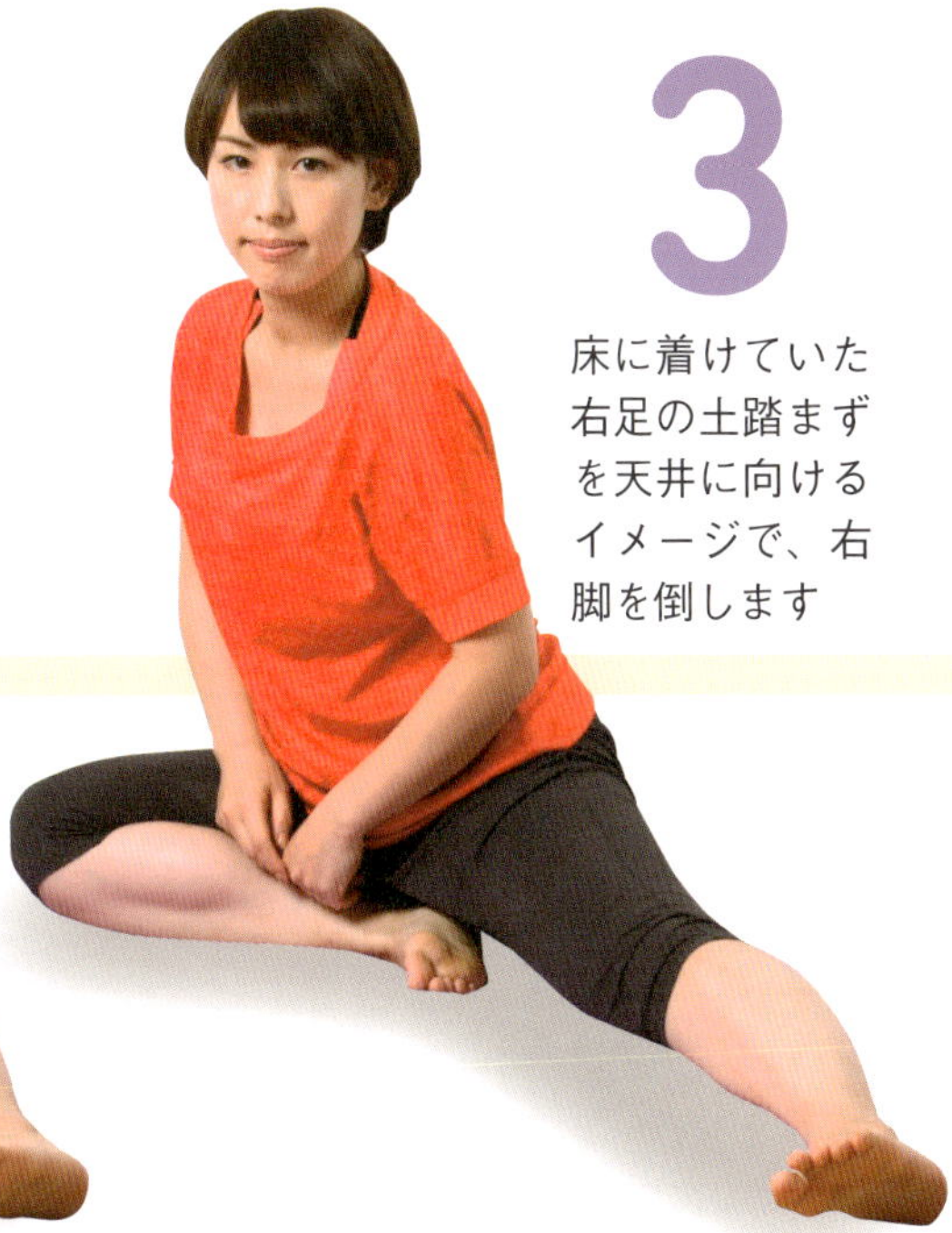

4

顔は正面を向いたまま、上体をゆっくりと右脚上の軸に沿って下ろしていきます

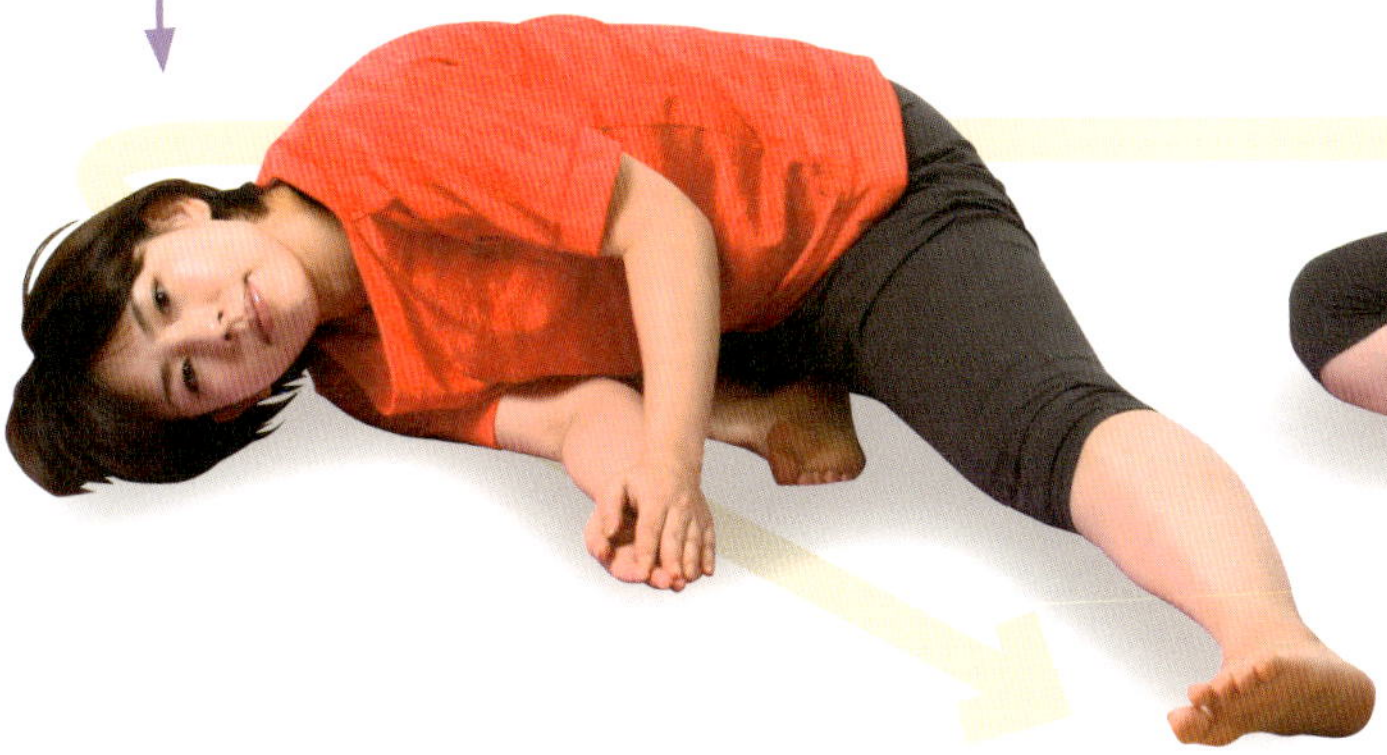

この運動のPOINT

近年、開脚がブームになっています。そのためでしょうか、「開脚＝カラダの柔軟性」であると思い込んでしまっている人がいますが、そうではありません。力《りき》んだ状態で無理矢理にこれをやろうとすると骨盤周りの可動性が減り、けがをしかねませんので要注意です。しっかりと軸を作り、それをシフトさせることで自然にカラダは軟らかく動きます。そのためにカラダの力みが自然に抜ける自然開腕開脚姿勢をとってからポージングに入ってください

7

床に両手のひらを着け、そのまま押し上げるように上体を起こしていきます

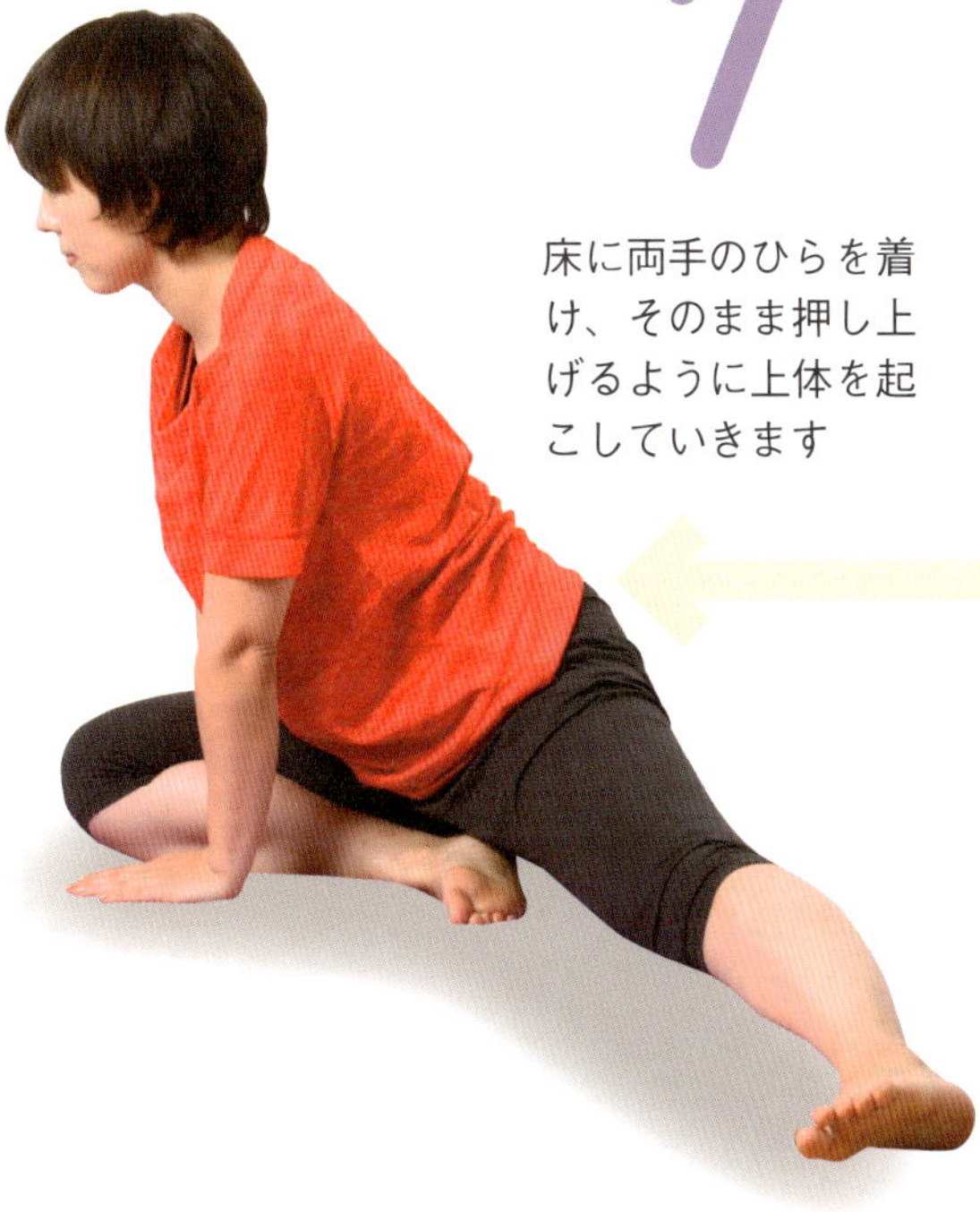

CHAPTER 6

50

軸トレーニング

自然開腕開脚での軸シフト

自然開腕開脚姿勢から左右の手足を交互に、前後に出し入れする動作です。手足の連動を軸のシフトを意識しながら繰り返し行ってみましょう。

基本形

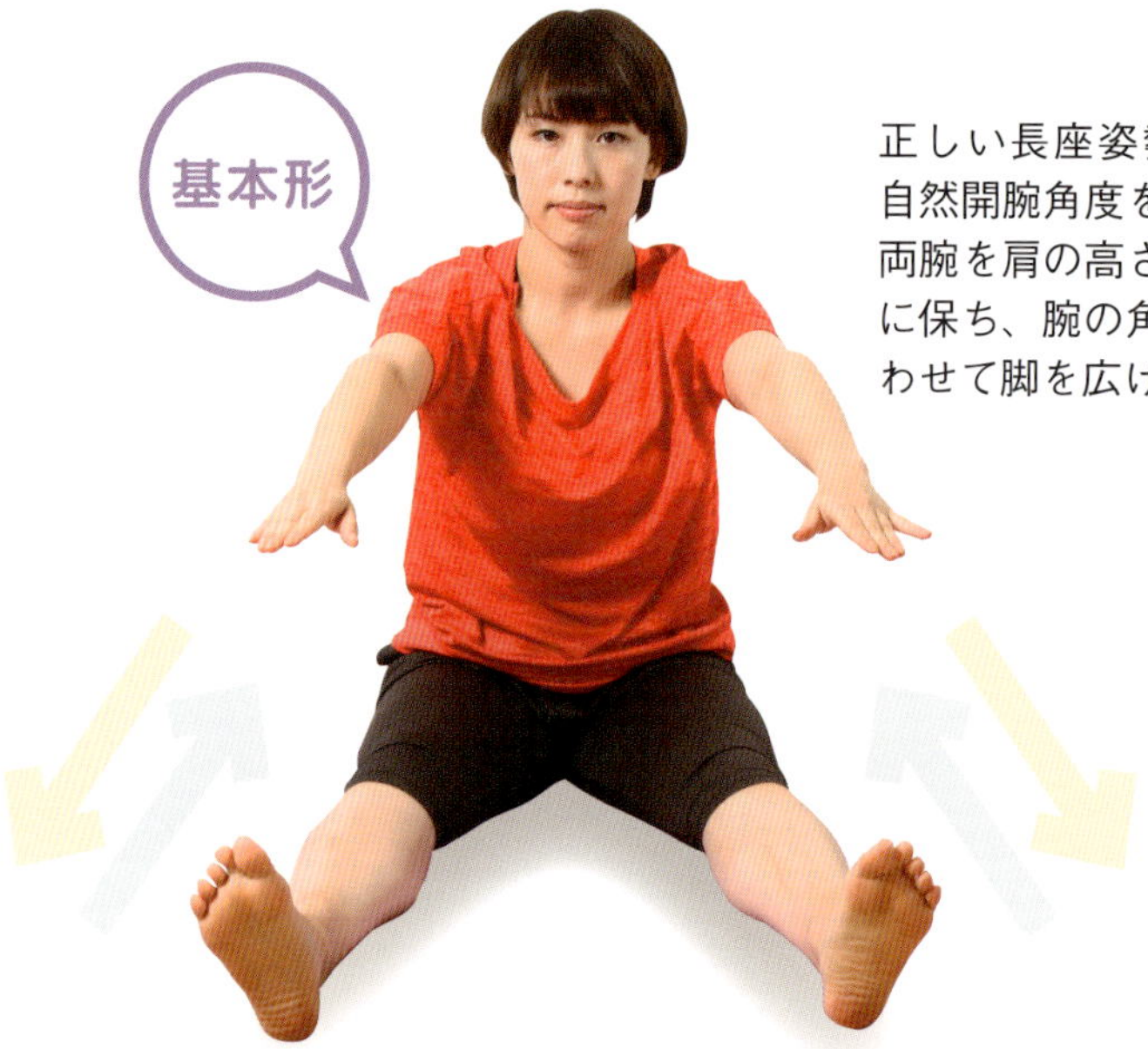

正しい長座姿勢から、自然開腕角度を作って両腕を肩の高さで水平に保ち、腕の角度に合わせて脚を広げます

右　左

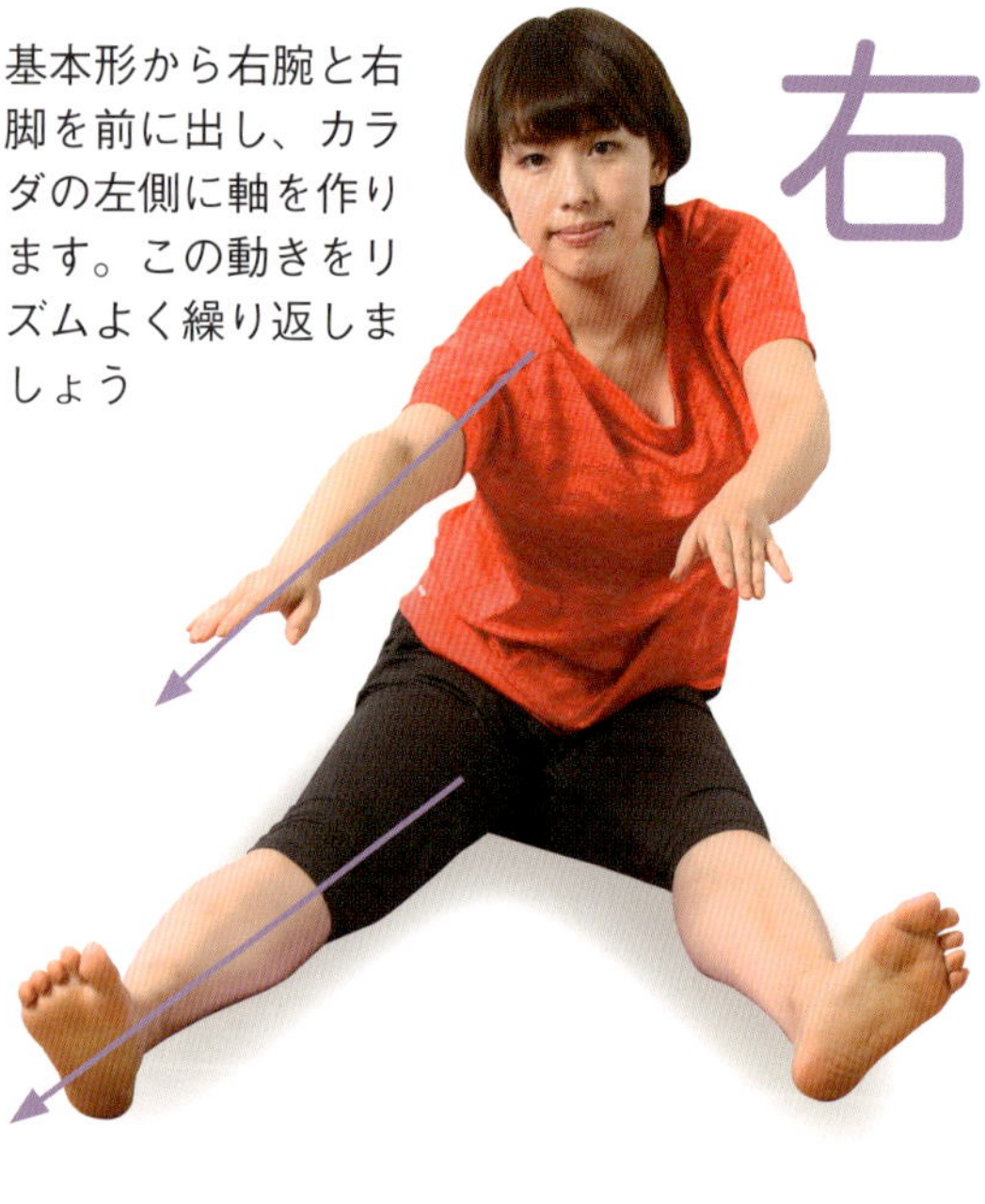

基本形から右腕と右脚を前に出し、カラダの左側に軸を作ります。この動きをリズムよく繰り返しましょう

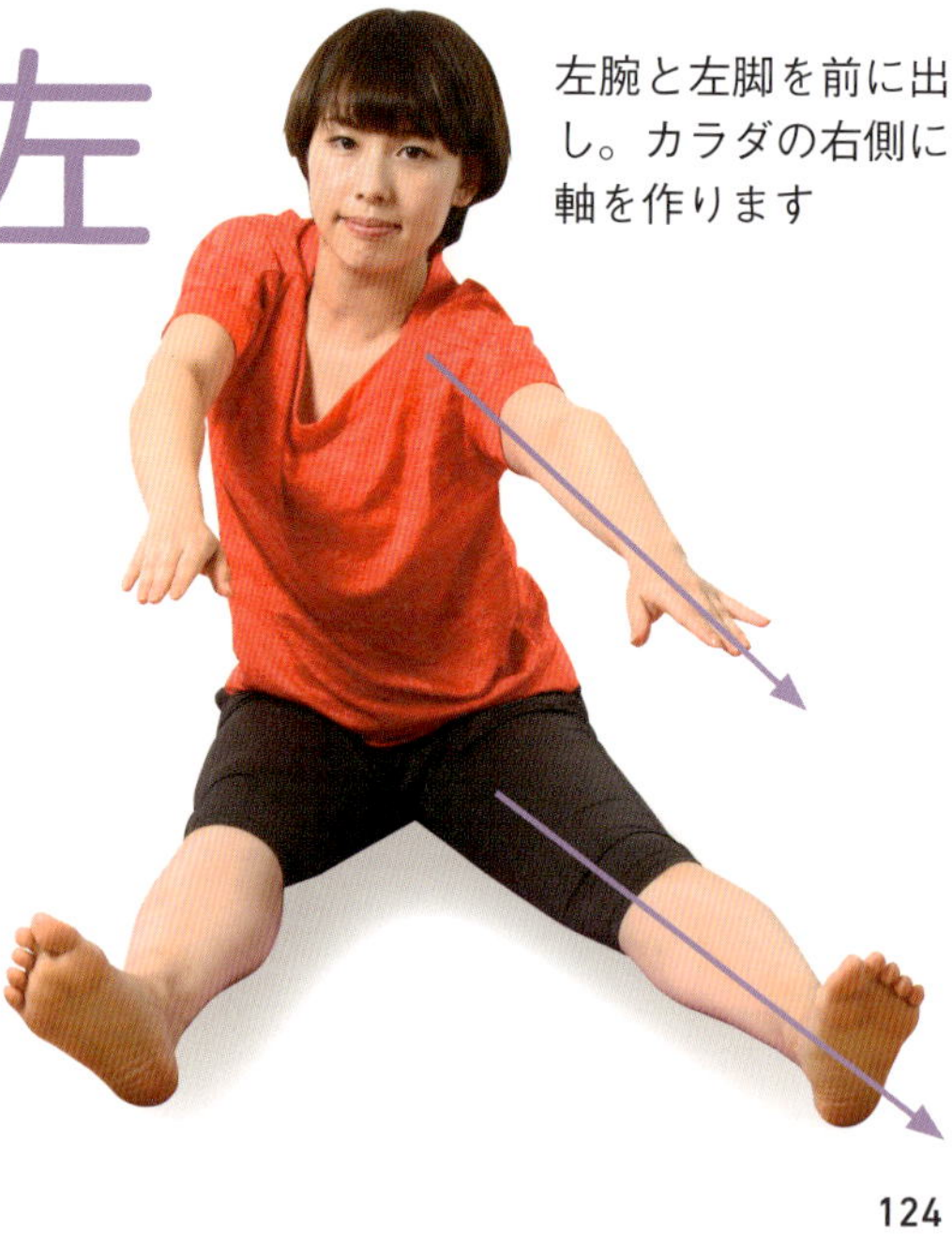

左腕と左脚を前に出し。カラダの右側に軸を作ります

軸トレーニング

軸シフトからの側屈、前屈

右ページで紹介した「自然開腕開脚での軸シフト」から、さらに上体を倒し込んでいきます。この動作も軸移動を意識しながら行いましょう。

1

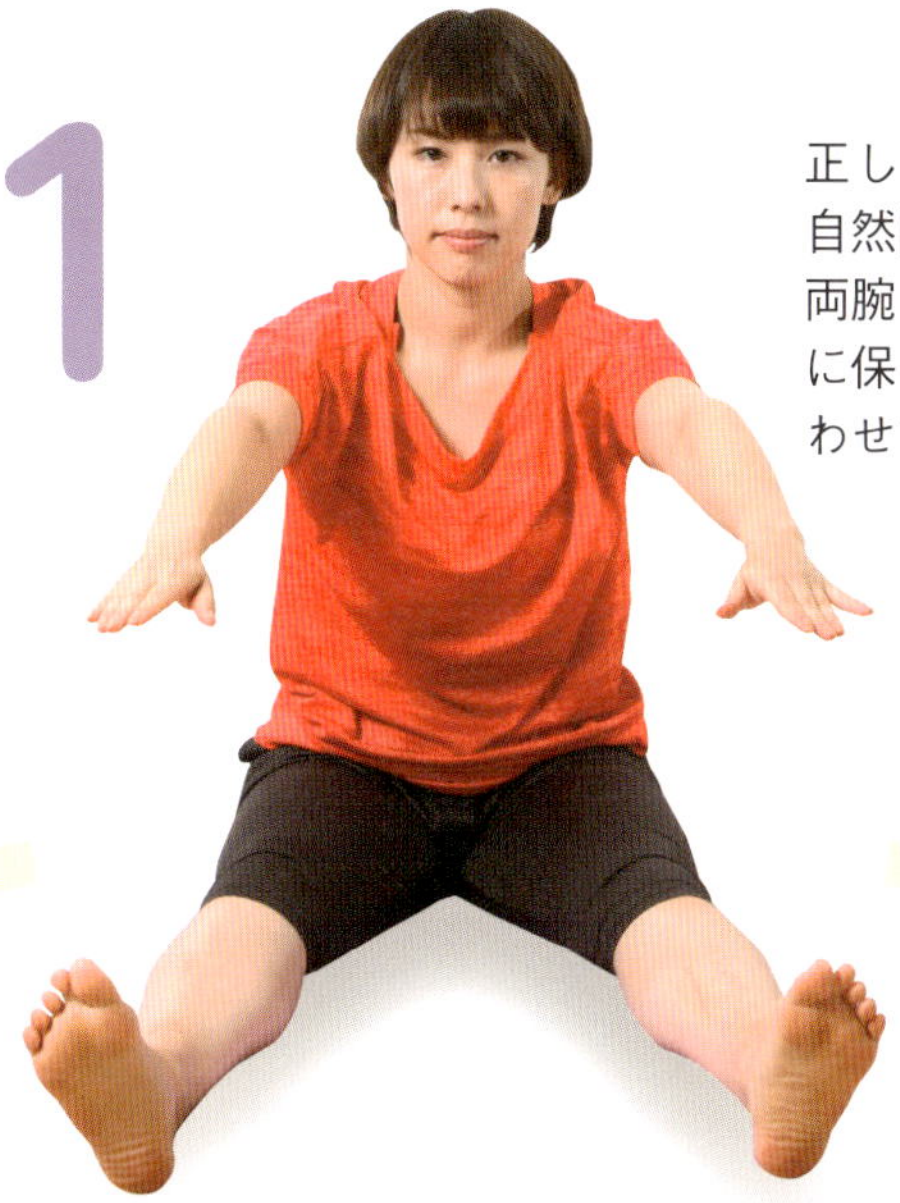

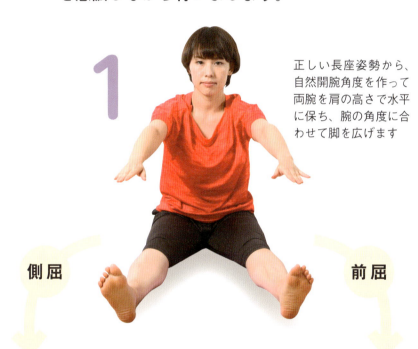

正しい長座姿勢から、自然開腕角度を作って両腕を肩の高さで水平に保ち、腕の角度に合わせて脚を広げます

側屈

前屈

1の状態から、ツイストの動きで右側に軸を作った後、力を抜いて右脚上に側屈していきます

1の状態から、ツイストの動きで右側に軸を作った後、力を抜いて右脚上に前屈していきます

3

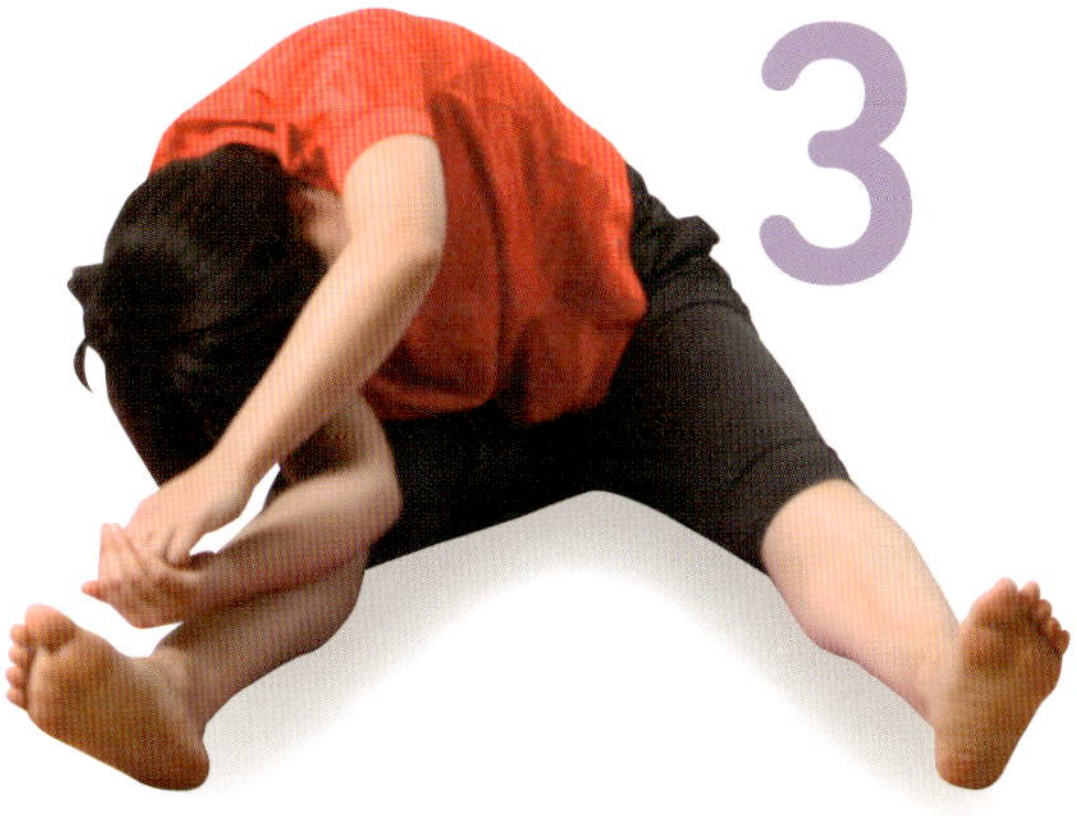

2

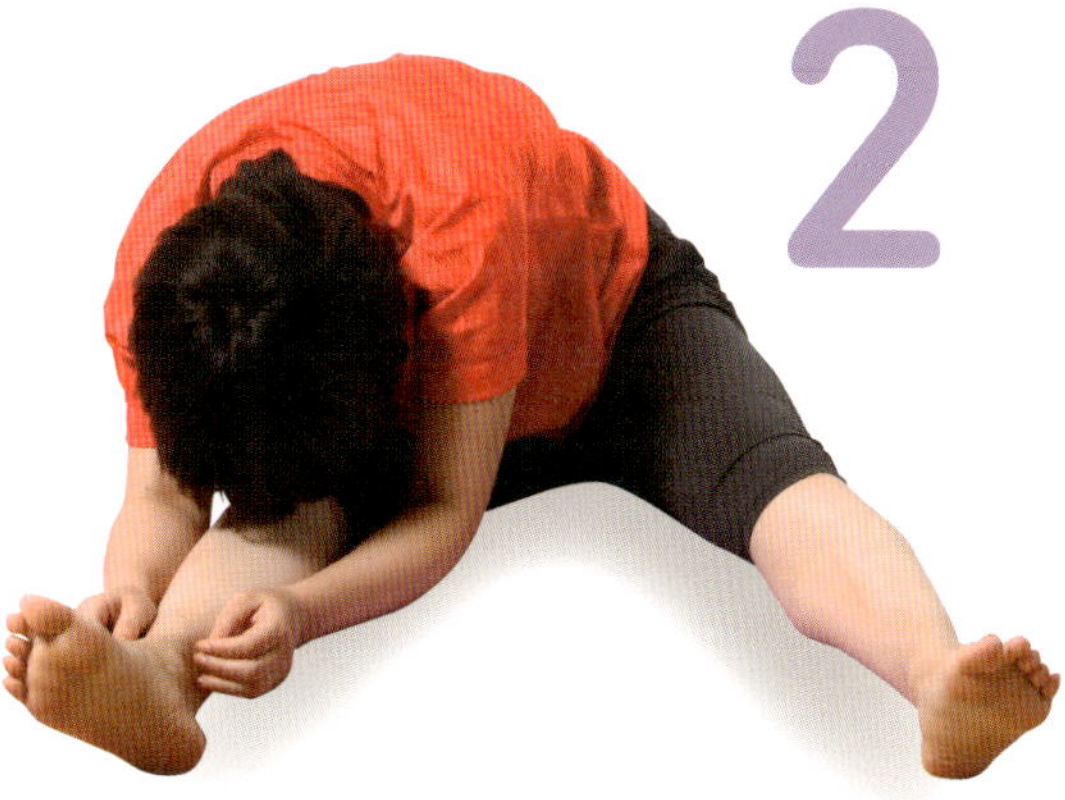

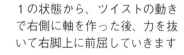

著者紹介 PROFILE

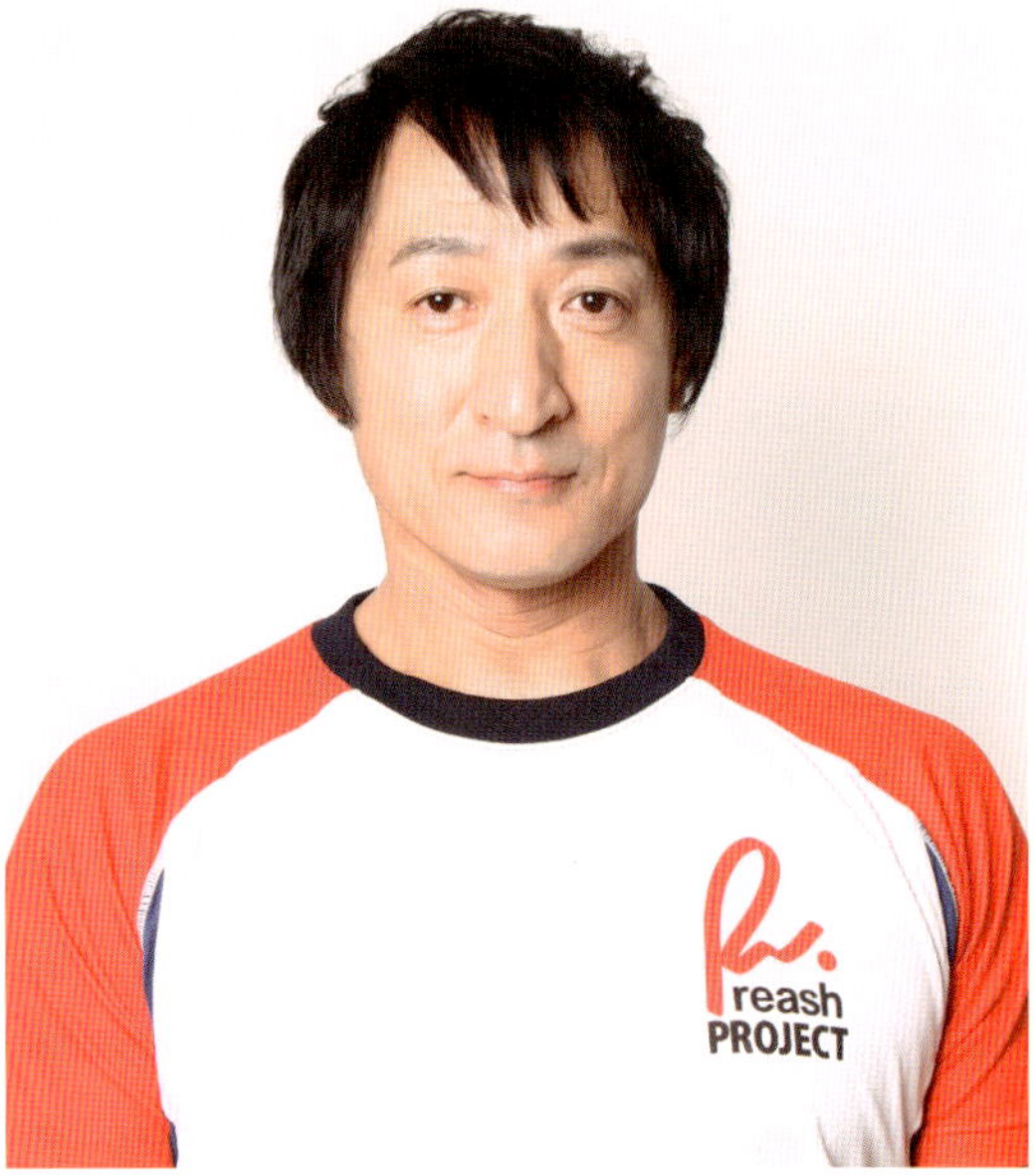

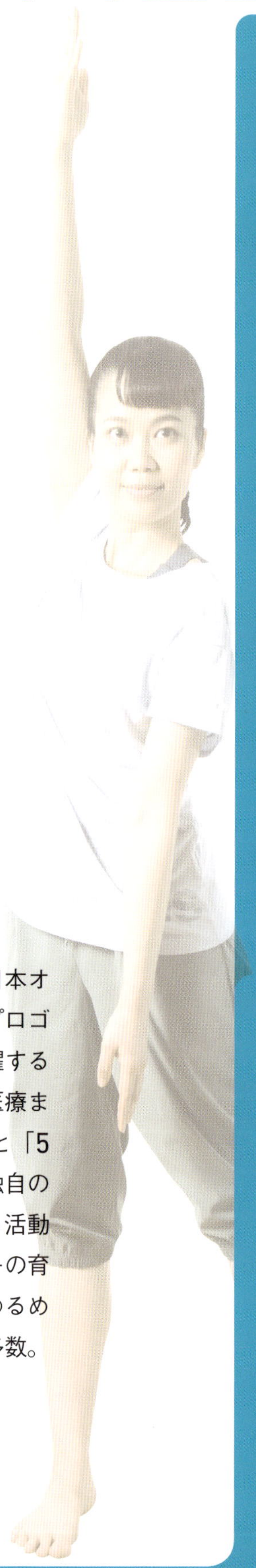

廣戸聡一《ひろとそういち》

スポーツ整体「廣戸道場」代表
一般社団法人レッシュ・プロジェクト代表

1961年東京都生まれ。千葉ロッテマリーンズアドバイザー、日本オリンピック委員会強化スタッフ。プロ野球選手、Jリーガー、プロゴルファーをはじめ、楽器演奏者、女優など幅広いジャンルで活躍するプロのコンディショニングから、一般の施療、介護、リハビリ医療までを担うフィジカル・スーパーバイザー。「4スタンス理論」と「5ポイント理論」を基幹に、身体の重心と軸の個体差を解明する独自の「Reash（レッシュ）理論」を提唱。この理論と実践を広める活動「Reash Project」を展開するほか、後進の施療家、トレーナーの育成にも積極的に取り組んでいる。小社刊の『筋肉は伸ばさず、ゆるめる! 4スタンスリポーズ体操』をはじめ、スポーツに関する著書多数。

毎日の 4スタンス理論で

痛み、つらさが消える本

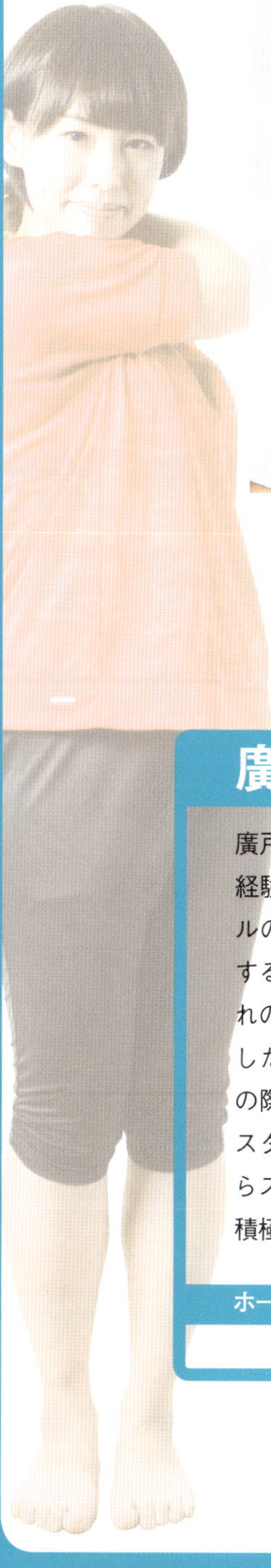

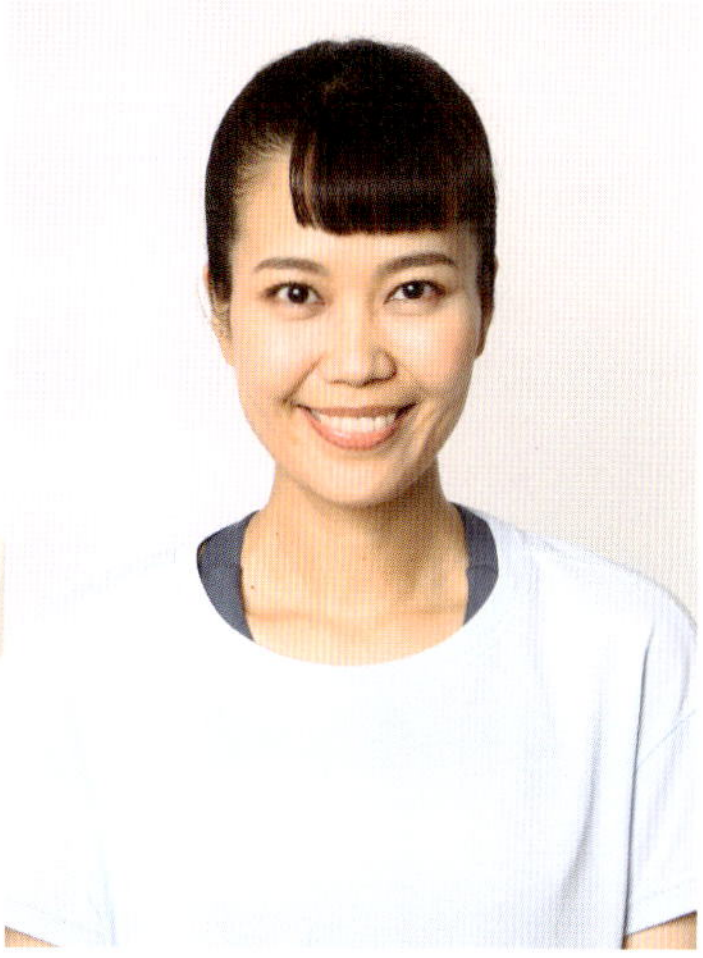

REASH PROJECT
マスター級トレーナー
島田麻衣

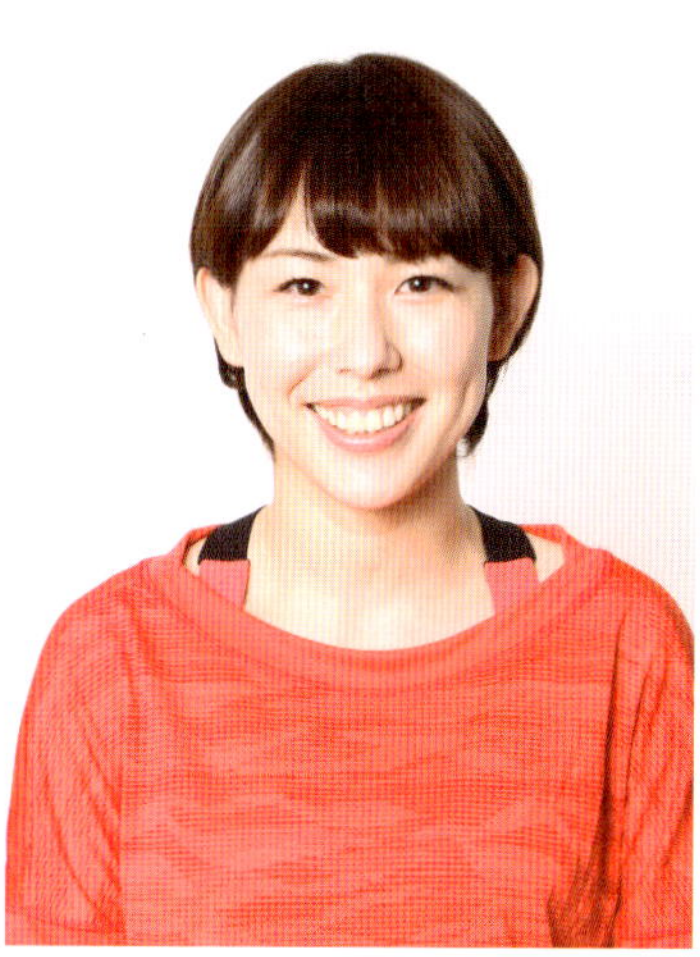

REASH PROJECT
マスター級トレーナー
園田麻衣子

廣戸道場

廣戸聡一が運営する施術所。プロアスリートのトレーナーやアドバイザーとしての経験、長年の整体治療の研究、そして多くの施術実績により確立した、オリジナルの自律神経治療法を受けることができます。また、主宰である廣戸聡一が提唱する総合身体理論『レッシュ理論』を用いて、1人ひとりの状況を把握し、それぞれのカラダに合った施術を行うことで「痛くなく、実感がないけれど治る」を実現した、世界一痛くない整体施術院。施術の際は、本作でも紹介している4スタンスタイプのチェックを行い、一般の方からスポーツ選手まであらゆる人を対象に、積極的に「カラダの使い方」を指導します。

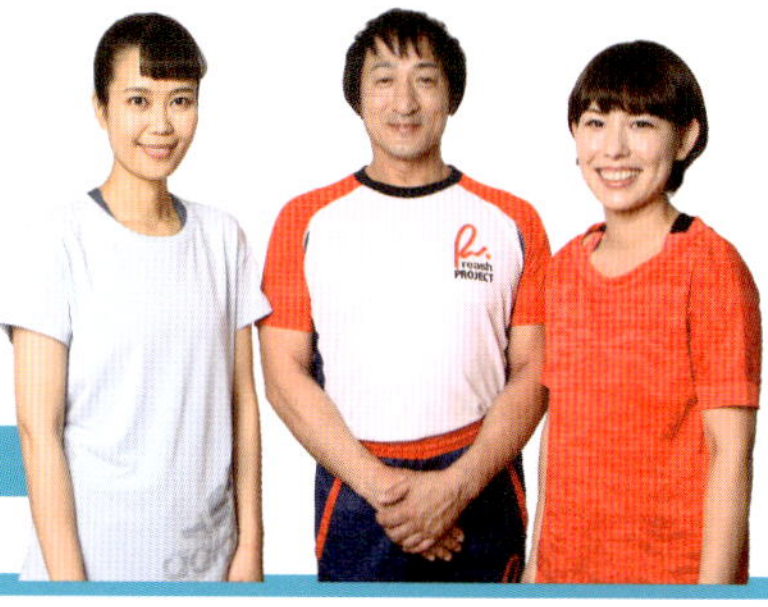

ホームページ：http://www.h-dojo.net

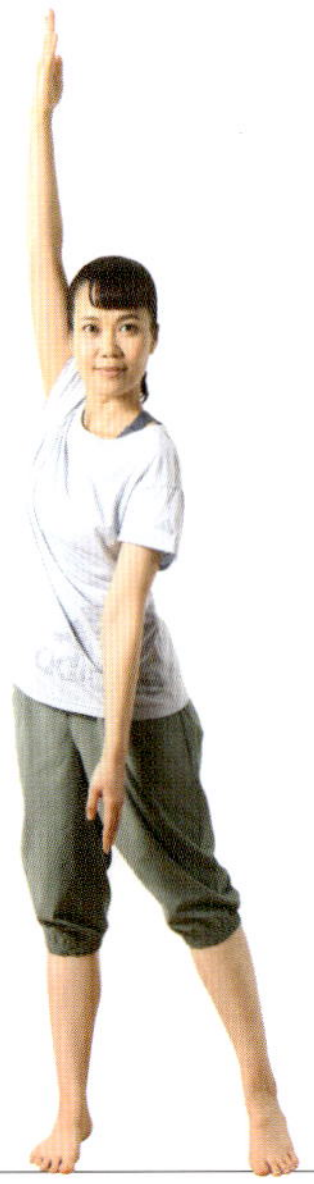

4スタンス理論で毎日の痛み、つらさが消える本

2017年3月25日　初版第１刷発行

著　　者	廣戸聡一（廣戸道場・一般社団法人Reash Project代表）
発 行 者	滝口直樹
発 行 所	株式会社マイナビ出版 〒101－0003　東京都千代田区一ツ橋2－6－3 一ツ橋ビル2F 電話　0480－38－6872【注文専用ダイヤル】 　　　03－3556－2731【販売部】 　　　03－3556－2735【編集部】 URL　http://book.mynavi.jp
編集・構成	近藤隆夫
編　　集	竹田亮一・倉本皓介（青龍堂）
写　　真	真崎貴夫
カバー・本文デザイン	雨奥崇訓
撮影実演	園田麻衣子・島田麻衣
ヘアメイク	麻里暁代
衣装協力	アディダス ジャパン株式会社
印刷・製本	シナノ印刷株式会社

※価格はカバーに記載してあります。
※乱丁・落丁本についてのお問い合わせは、TEL：0480－38―6872【注文専用ダイヤル】、または電子メール：sas@mynavi.jpまでお願いします。
※本書について質問等がございましたら（株）マイナビ出版 編集第２部まで返信切手・返信用封筒を同封のうえ、封書にてお送りください。お電話での質問は受け付けておりません。

Printed in Japan ISBN978-4-8399-6229-6 C0075